任月林
任旭飞 著

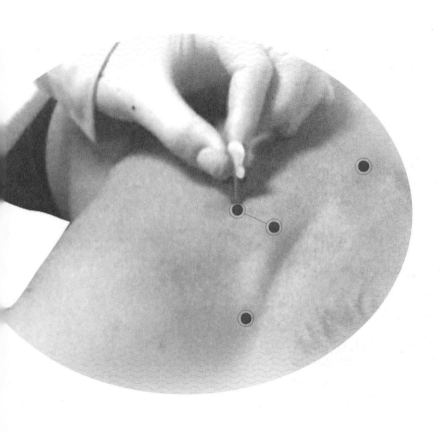

实用 针刀医学 治疗学

第2版

人民卫生出版社

图书在版编目（CIP）数据

实用针刀医学治疗学/任月林,任旭飞著.—2版.
—北京：人民卫生出版社,2016
ISBN 978-7-117-23108-4

Ⅰ.①实…　Ⅱ.①任…②任…　Ⅲ.①针刀疗法
Ⅳ.①R245.31

中国版本图书馆 CIP 数据核字（2016）第 211437 号

人卫智网　**www.ipmph.com**	医学教育、学术、考试、健康,
	购书智慧智能综合服务平台
人卫官网　**www.pmph.com**	人卫官方资讯发布平台

实用针刀医学治疗学
第 2 版

著　　者：任月林　任旭飞
出版发行：人民卫生出版社（中继线 010-59780011）
地　　址：北京市朝阳区潘家园南里 19 号
邮　　编：100021
E－mail：pmph @ pmph.com
购书热线：010-59787592　010-59787584　010-65264830
印　　刷：北京盛通印刷股份有限公司
经　　销：新华书店
开　　本：787×1092　　1/16　　印张：25
字　　数：490 千字
版　　次：2005 年 10 月第 1 版　　2016 年 9 月第 2 版
　　　　　2017 年 12 月第 2 版第 2 次印刷（总第 10 次印刷）
标准书号：ISBN 978-7-117-23108-4/R · 23109
定　　价：99.00 元

打击盗版举报电话：**010-59787491　E-mail：WQ @ pmph.com**
（凡属印装质量问题请与本社市场营销中心联系退换）

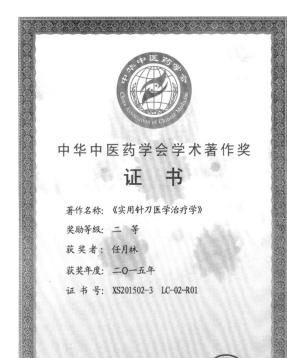

中华中医药学会学术著作奖

证　书

著作名称：《实用针刀医学治疗学》

奖励等级：二　等

获 奖 者：任月林

获奖年度：二〇一五年

证 书 号：XS201502-3 LC-02-R01

中华中医药学会
二〇一五年十二月

中华中医药学会学术著作奖

证　书

著作名称：《实用针刀医学治疗学》

奖励等级：二　等

获 奖 者：任旭飞

获奖年度：二〇一五年

证 书 号：XS201502-3 LC-02-R02

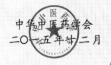

中华中医药学会
二〇一五年十二月

中华中医药学会科学技术奖

证 书

项目名称: 针刀微创治疗脑瘫肢体畸形的技术建
立及临床应用

奖励等级: 二 等

获奖者: 任月林

获奖年度: 二〇一〇年

证书号: 201002-14 LC-52-R-01

中华中医药学会科学技术奖

证 书

项目名称: 针刀微创治疗脑瘫肢体畸形的技术建
立及临床应用

奖励等级: 二 等

获奖者: 任旭飞

获奖年度: 二〇一〇年

证书号: 201002-14 LC-52-R-02

作者简介

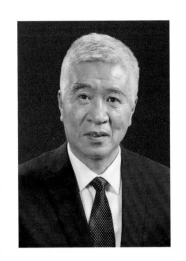

任月林，男，1951 年出生于山东省临清市，现任北京和谐康复医院院长、北京脑瘫医学研究院院长、中华中医药学会脑瘫针刀微创治疗与康复专家学组组长、中国脑病微创学术委员会主任委员、中华中医药学会科学技术奖评审专家、世界中医药学会联合会针刀专业委员会副会长。2016 年 8 月，于北京人民大会堂，在世界中医药学会联合会针刀专业委员会 2016 年会上被授予"针刀元老"称号。曾任泰山医学院教学医院副教授、副主任医师，中医针刀教研室主任，临清市人民医院党委纪检书记副院长，中华中医药学会针刀专业委员会副主任委员兼秘书长。曾担任全国高等中医药院校规划教材（第九版）《针刀刀法手法学》副主编，在国家级医学期刊发表学术论文 40 余篇。出版专著、合著 8 部，其中《实用针刀医学治疗学》（第 1 版）于 2005 年由人民卫生出版社出版，并于 2015 年获中华中医药学会学术著作奖二等奖。"针刀治疗骨性关节炎的研究"，2006 年获国家科学技术进步奖二等奖。"针刀治疗痉挛型脑瘫临床研究"，在 2006 年北京香山第 272 次科学会议上，被与会专家评价为脑瘫治疗的新途径，属"原创性创新成果"。"针刀微创治疗脑瘫技术研究"，2009 年 2 月在中国中医科学院由中华中医药学会组织召开鉴定会，获评"国际领先水平科研成果"，建议作为技术指南发布实施，2011 年该技术荣获中华中医药学会科学技术奖二等奖。与任旭飞编著《脑瘫针刀微创治疗与康复》，2013 年由人民卫生出版社出版。

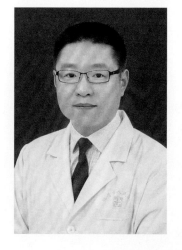

任旭飞，男，副主任医师。山东临清人，毕业于山东大学临床医学系，现任泰山医学院教学医院临清市人民医院针刀康复理疗科主任，兼任南昌大学第四附属医院客座教授、中华中医药学会脑瘫针刀微创治疗与康复专家学组秘书长、中华中医药学会疼痛分会常务委员、中华中医药学会针刀专业委员会常务委员、中国骨伤微创脑病专业委员会秘书长，山东中医药学会针刀专业委员会副主任委员。获得聊城市第六届青年科技进步奖，2015年度聊城市优秀青年知识分子荣誉称号。2016年由中华中医药学会授予成立"中国针刀医学名医任旭飞工作室"。

任旭飞出生于名医世家，父亲任月林为著名针刀医学专家，祖父任殿起曾为全国十佳医院院长、享受国务院政府特殊津贴的外科专家；受家庭熏陶，耳濡目染，从小就树立"大医精诚"的医学情怀，先后在国家级医学杂志发表论文20篇。擅长对痉挛性疾病、慢性疼痛性疾病的诊治，可在介入导引下经精细解剖定位完成高难度微创治疗，与其父任月林共同首创"针刀微创治疗脑瘫技术"；2005年完成专著《实用针刀医学治疗学》的撰写与校对工作。所撰写的"针刀微创治疗脑瘫技术"材料，2009年2月经中华中医药学会主持鉴定，认定该项技术是一项原创性成果，处于国际领先水平；2011年4月，该项技术荣获中华中医药学会科学技术奖二等奖，2012年8月《针刀微创治疗脑瘫肢体畸形的技术建立及临床应用》在《世界中西医结合杂志》上发表。2012年10月，参编全国高等中医药院校规划教材（第九版）《针刀刀法手法学》，将针刀神经触激术写入教材，满足了教学需求。2013年由人民卫生出版社出版发行撰写的专著《脑瘫针刀微创治疗与康复》。

看到任月林、任旭飞二位医师的著作《实用针刀医学治疗学》还是在 2006 年北京香山科学会议第 272 次以"针刀医学发展与中医现代化"为主题的学术讨论会上。当时我为会议执行主席之一，认真倾听了任月林医师的专题发言——"针刀闭合术治疗痉挛型脑瘫临床研究报告"。作为针灸研究学者，顿觉耳目一新，尤其是研究报告中提出的对肌痉挛造成挛缩、畸形，采用针刀"针"的作用触激神经产生应激反应，抑制神经对肌肉的传入冲动，使该神经所支配的肌群受到抑制，降低肌张力，消除或减轻肌痉挛；采用针刀"刀"的作用，切割松解挛缩的肌组织、切断部分紧张的内收肌群或跟腱，减弱肌肉或者肌腱的单元力量，促使痉挛肌和拮抗肌平衡，起到了矫形外科的作用，达到了矫正畸形之目的，而且通过临床观察其纠畸的效果持久和显著。这些创新，必将对针刀医学今后的发展起到有力的促进作用。

2005 年人民卫生出版社出版的《实用针刀医学治疗学》一书影响巨大，传统与创新相结合，理论与实践相结合，具有可实用性、可操作性，深受针刀医学工作者喜爱，极大地促进了针刀医学的发展、临床的普及推广。针刀医学在传统中医针灸学的基础上充分吸收现代西医及自然科学成果，提出符合临床实际的新理论、新认识。我们应当重视保护和建设针刀医学的知识产权，努力使之成为中国中医界有代表意义的有自主知识产权的项目。10 多年过去了，有关理论及临床实践又有了新的发展和提高，为了学术的传承与发展，任月林、任旭飞二位医师毅然执笔修订，推出《实用针刀医学治疗学》第 2 版。

第 2 版对针刀医学的前沿知识和成就进行了系统整理和规范，首次提出脑瘫的病理机制，锥体系病变次生"力平衡失调"导致运动障碍和姿势异常。依据锥体系病变导致效应器官力平衡失调，通过触激自主神经反馈调节运动神经，逆转异常信号传递，调节肌力，改善肌张力，达到纠正力平衡失调的目的，是一项大胆的创新，也是对针刀医学理论的补充。

从理论到精准定位，从应用解剖到手术入路，尤其是原创的针刀神经触激术、肌肉刺激术、切割纠畸术的三大技术和 49 种术式，分别对触激不同部位神经、刺激不同的肌肉、矫正肢体畸形的操作手法及技巧等进行了规范,特别是提出的抑制痉挛、改善肌张力、矫正畸形的脑瘫治疗原则,已成为临床圭臬。

　　将针刀微创治瘫目标定位在功能改变、功能康复上,避免了"徒有外形,而无功能,累赘肢体"的弊端。将解除患者痛苦、提高生活质量、促进身心健康作为治疗原则,这也是知识体系更新之后新的亮点,为针刀医学工作者开阔了眼界,同时也为针刀医学的发展作出了突出的贡献。

　　"大羹必有淡味,至宝必有瑕秽。"然瑕不掩瑜,故《实用针刀医学治疗学》第 2 版出版我乐为作序,以荐读者。

院士
国医大师　石学敏

2016.6.6

针刀医学是朱汉章教授首创的新的医学学科,《针刀医学原理》这部巨著是针刀医学理论体系的基础,应运而生的《实用针刀医学治疗学》旨在从临床实用性上使此新兴学科更趋至臻。2005年10月,《实用针刀医学治疗学》首次由人民卫生出版社出版,至今10年有余,截至2016年4月累计重印7次,并于2015年获中华中医药学会学术著作奖二等奖。

■ 这要感谢十多年来一直关注、喜爱、使用、宣传这部著作的广大读者,是你们赋予了这部著作强大的生命力。

■ 更要感谢领导的关怀、支持及授予的奖励、荣誉。

□ 2002年2月,聊城市科学技术委员会主持"针刀椎管内神经触激术"科技成果鉴定,来自北京、济南等地的12名与会专家一致认为是创新性国际领先水平的科技成果,为《实用针刀医学治疗学》的撰写铺垫了基础。

□ 2006年,国家中医药管理局中标课题"针刀治疗骨性关节炎的研究"获国家科学技术进步奖二等奖;"通过众多临床治愈的不同部位的骨刺或骨质增生病人验证,认识到针刀能够愈病的关键是对疾病的认识发生了根本转变。软组织损伤是形成骨刺或骨质增生的主要病因,而软组织损伤的病因是人体动态或静态平衡失调,病理因素是粘连、挛缩",佐证补充了朱汉章教授提出的"骨性关节炎的发病原因是关节内的力平衡被破坏,使关节周围软组织附着处应力增高所致"。据此理论,应用针刀疗法治疗骨关节炎,以进一步研究该病的病因和机理,为临床治疗骨关节炎提供新的思路。

□ 2006年,北京香山第272次科学会议专题报告"针刀治疗痉挛型脑瘫临床研究",针刀微创治疗脑瘫技术得到了知名院士、学者的充分肯定,认为这是对针刀医学的发展、创新。会议主持人、著名针灸专家石学敏院士评价:"任月林医生用小针刀为脑瘫的治疗开辟了新途径,挑战了治疗脑瘫的传统思维方式和方法,为实现针刀微创治疗脑瘫迈出了可喜一步,属原创性创新成果。"

□ 2009年2月,在中国中医科学院,中华中医药学会组织召开"针刀微创治疗脑瘫技术研究"鉴定会,获国际领先水平科研成果,认为该项研究科学实用,具有推广应用价值,是一项原创性成果,在国内外处于领先地位。鉴定委员会建议:本项目作为针刀医学研究的示范课题,应加大推广力度;所建立的针刀微创治疗脑瘫技术可作为技术指南发布,以作为行业标准予以实施。

□ 2010 年,"针刀微创治疗脑瘫肢体畸形的技术建立及临床应用"获中华中医药学会科学技术二等奖。

□ 2012 年,担任全国高等中医药院校规划教材(第九版)《针刀刀法手法学》副主编,其中的"针刀神经触激术"选自《实用针刀医学治疗学》。

□ 国家中医药管理局 2012 年 4 月在北京九华山庄召开中医医疗技术规范(适宜技术版)针刀类疗法技术分册编写会议。针刀类疗法八大技术中有三大技术("针刀矫形术""针刀肌肉刺激术""针刀神经触激术")选自《实用针刀医学治疗学》,针刀微创治疗脑瘫技术被确立为该技术持有者。

■ 还要感谢人民卫生出版社和再版此书的编辑。决定一部书是否再版,是需要眼光、胆识和风险意识的,再版体现了出版社高品位、高质量、高实用价值和常版不衰的预期要求和愿望。对作者来说,再版一部旧著,比完成一部新作更具成就感。因为书籍是科学技术的载体,真正的科学技术价值不是用金银能够衡量出来的,而是用时间和其实用性来考量的;经得起时间打磨和实践检验,最终被历史认可的作品,才是真正具有科学技术价值的作品。

■ 2015 年 10 月 16 日,人民卫生出版社发出《实用针刀医学治疗学》(第 2 版)同意选题的通知,始着手第 2 版的编辑整理工作。

□ 第 2 版将"病历书写及格式"调整至附篇。从 10 年前要求重视针刀病历的书写到 10 年后对病历的书写及格式有了充分的认识,通过 10 多年的临床磨练形成共识,认为针刀病历的书写特别重要。术前 5 个诊断是针刀医学的特色,原有疾病诊断、影像学诊断、西医诊断、中医诊断、针刀医学诊断;只有具备了这 5 个诊断并综合参考,才能称为明确诊断,行针刀治疗才能安全、才能有效、才能进行综合治疗。治疗一个病症,需要中西二种医学,采用三大技术,必须四诊合参,牢记明确五个诊断,要求医家六神有主,避防病家七慌八乱,施术重于九鼎大吕,毕生追求十全十美。对指导针刀临床操作和对针刀医学快速发展起到积极推动作用。

□ 抚今追昔,10 多年前的针刀医学基础理论研究方面的观点及针刀医学的临床研究文章,今天审视还是针刀医学的前沿科研方向,有利于针刀人开拓视野,鼓励探索,更为重点的是突出了临床实用要点,所以把它调整为第一章。

□ 脑瘫虽已不是不治之症,但是还是难治之症之一,是医学要攻克的重难点对象。我们抓住如何功能重建,而不是替代重建这个宗旨,以精雕细琢、修复完美的原则,为脑瘫生物力学的重建平衡提供了新的方法、新的技巧和新的理论,是从无到有的一块里程碑,是针刀医学的科研前沿,有很大的潜力和发展力。针刀治疗脑瘫随着科学技术的进步,研究手段的更新,相关学科的渗透,陆续形成了针刀医学的前沿性、前瞻性的临床研究方面的专著,其新技术、新知识,巧妙构思、匠心独具、言之有理、言之有据,得到了患者欢迎认可、国家的重视和奖励,故而第 2 版将作者最新提出的脑瘫治疗的概念和理论、具体的实践操作独立成章,作为重点推荐给大家。

■ 物换星移,青胜于蓝,事隔 10 多年后,像任旭飞一批早期追求针刀医学事业的人脱颖而出,挑起学术重担,担当主角,成为行业专家,是针刀专业技术人员队伍快速成长的标志之一,表明了江山代有能人出,世上新人超后人,为此我也特别欣慰。

■ 第 2 版付梓,正值朱汉章恩师仙逝 10 周年之际,谨以此书告慰恩师的在天之灵,以安抚恩师对学生的耿耿挂念之心,以表达我对恩师的绵绵怀念之情。同时,要特别感谢郭长青教授、董福慧教授给予的大力支持。耿长杰、王东辉、李志敦、陈泓州等同志作了整理校对工作,在此一并表示谢意。

任月林

2016 年 8 月

序

    针刀疗法是在 20 世纪 70 年代创立的一种新式疗法,针刀医学是在针刀疗法的基础上发展起来的一个新兴学科,它是针灸学与骨伤科手术学相结合的产物。在实践上,它把针灸针与外科手术刀的两种长处融为一体,形成了一套独特的诊疗技术,显著地提高了对慢性软组织损伤、骨质增生、慢性关节疾患等的治疗效果。在理论上,它从生物力学角度提出了人体动态失衡以及通过针刀治疗而恢复平衡的理论,在病因学和治疗学方面,为中医医学的阴阳学说赋予了一部分现代科学的内涵。

    自从 20 世纪 80 年代末以来,随着针刀医学的迅速推广,广大针刀医学工作者,不断地在原有基础上改进诊疗技术,扩大临床应用范围,并且通过大量的临床实践进一步发展了针刀医学理论。在这个发展过程中,针刀医学的创始人朱汉章教授无疑起到了举足轻重的作用,一大批学习掌握了针刀医学并锐志研究的专家学者也作出了各自的贡献,任月林、任旭飞二位医生就是其中的成绩卓著者。

    我作为一名针灸学术研究者,一向关注针刀医学的研究进展。这是因为针刀疗法除了发挥刀的剥离、松解作用以外,更重要的还有针的作用,即通过针刀的强烈刺激而发挥对机体功能的调整作用。所以认真研究针刀技术特点及其治病机制,也是对针灸学术的贡献。

    现在,我看到了任月林、任旭飞的新著《实用针刀医学治疗学》,书中介绍了作者研究成功的经皮脊神经触激术与针刀经皮交感神经触激术,通过调动人体自身的防护能力、调整能力和修复能力,显著地提高了对痉挛性疾病及痉挛性脑瘫等的疗效。书中还介绍了作者首创的 X 射线照射下的金属线十字交叉定位标志法,将影像学方法成功地用于针刀手术,提高了针刀施术的准确性。这些创新,必将对针刀医学今后的发展起到有力的促进作用,对于针灸学术研究来说也将会起到攻错作用。

    本书图文并茂,简明实用,确是一本独具匠心之作。故略书浅见,以向读者推荐。

冬青斋主人　　王雪苔

2005年8月,时年80岁

于中国中医研究院

月林是我最早期的针刀学习班学生，1987年南京针刀学习班期间曾担任学习班的班长，当时他就以勤奋好学、悟性较高给我留下了深刻的印象。他那种深钻细研、不弄明白不罢休的劲头令我十分赞赏，并很喜欢和他交谈。以后的实践也证明了他在针刀医学方面确有许多新的见解和成就，在同行中有较高的威信，并且一直担任针刀学会的历届核心领导成员。

月林从事针刀事业近20年来，潜心研究针刀医学理论。他思路开阔，勇于创新，观点新颖，曾有20多篇学术论文见诸于世，特别是在临床实践方面，积累了丰富的经验，颇有建树，成就斐然。并带出了一批像任旭飞这样致力针刀医学研究并在医、教、研方面取得突出成绩的针刀医学新秀。三年前我就对月林说过，要他把自己经过实践证明了的临床经验归纳整理成书，为推广针刀医学多做些工作。他欣然领命，发愤著书，勤奋笔耕，精雕细琢，终于成就了《实用针刀医学治疗学》这部专著，以图文并茂的形式，简洁明了的语言，几百例临床实例，详细的操作程序和手术入路方法，全面系统地进行了讲解和介绍，可以说是目前在技术操作方面具有理论与实践相结合的、实用性较强的指导性著作。

月林在不断探求疑难杂症更科学的治疗方法的同时，高度重视临床查体这一环节，把它作为开展针刀治疗的前提和基础加以强调，我以为很有道理。第一手资料不全面、不缜密，就不可能准确无误地进行诊断和治疗。尤其像月林原创的脊神经触激术及X线片金属标志线定位法，理论上有深度，思维上有创新，操作程序和入路方法讲得很到位，是针刀对疑难杂症更科学治疗的新突破。但是应强调必须经过正规培训，绝不可贸然行之。同时也希望更多的针刀医学同行们去探索、去验证，使之逐步得到深化和完善。

科学发展无止境。月林有他锲而不舍的治学精神，缜密大胆的创新意识，必定会在针刀医学发展中百尺竿头更进一步，做出更加骄人的成绩。

朱汉章
2005.5.23
于北京中医药大学

13

朱汉章教授发明的小针刀及原创的小针刀疗法1987年面向全国推广,由于疗效显著且直克各种疑难杂症,在国内、外迅速得到推广应用。2003年国家中医药管理局确立针刀医学为新的医学学科。

笔者先前是临床针灸医师,1987年学习应用针刀疗法从事针刀医学研究,对针刀产生浓厚兴趣还源于一个跟骨骨刺病人。其主要症状是足跟疼痛,拍X线片示跟骨结节处见有鸡嘴样骨刺,已影响正常工作、生活,当时用针灸加中药治疗月余症状不能缓解,外科建议手术或跟骨钻孔减压。学习针刀疗法后重新对病人进行检查,针刀医学诊断为足底腱膜挛缩,当即行针刀切割松解术,术后症状即刻消失,随访多年未见复发。当然,现在看来是针刀专业内微不足道的小病,但在当时还是让人兴奋的,至今使笔者记忆犹新。

日后通过众多临床治愈的不同部位的骨刺或骨质增生病人验证,认识到针刀能够愈病的关键是对疾病的认识发生了根本转变。软组织损伤是形成骨刺或骨质增生的主要病因,而软组织损伤的病因是人体动态或静态平衡失调,病理因素是粘连、挛缩。骨质增生病因是关节内力平衡失调,病理因素是关节周围软组织粘连、挛缩、变性。撰写的论文《论骨质增生》在《小针刀疗法论文集》1989年第1期发表。

影像诊断的椎间盘突出只要没有症状、体征就无需治疗。对腰椎间盘突出症用针刀椎管外切割松解是国内最早应用者,撰写的论文《小针刀治疗腰椎间盘突出症》在《中国骨伤》杂志1991年第6期发表。经过临床广泛应用针刀椎管外切割松解治疗腰椎间盘突出症,总结发现对根性受压腿痛症状明显的重度腰椎间盘突出症治疗效果差,并发现在施术中有触电放射感的病人疗效较好。于是在CT导引下针刀经皮进入椎管内行脊神经触激术,并将椎管内针刀触及神经根与针刀触激神经根后的位置变化用CT拍摄成像,经长达10年完成300例病历临床研究及精细的解剖定位X线片金属标记线体表定位法,2002年4月通过了国内领先水平科技成果鉴定。原创脊神经触激术改变了针对突出椎间盘病变进行治疗的传统模式,论证了针刀经皮椎管内触激神经根鞘膜治疗腰椎间盘突出症、下肢痉挛性疾病的机制,打破了针刀不能进入椎管内的禁区。

在触激神经靠自身生理反射、应激反应达治疗目的的思维方法启发下,对痉挛性疾病及痉挛性脑瘫等疾病采用针刀经皮脊神经触激术、经皮交感神经触激术,并配合针刀切割松解、肌腱延长术矫正畸形,临床上取得了确切疗效,对手术入路、操作方法都予以详细的论述。

没有创新就没有发展,昨日的创新,就是今日的传统,而今日的创新,又成了明日的传统。没有人敢闯"禁区","禁区"就永远属于关闭状态,医学理论和技术也不可能发展。本书着眼于治疗范围的拓宽、治疗技术的创新和突破,阐明了笔者在学术上的一些新思路、新观点和新技术,内容新颖实用。愿与各位同仁共同探求研究。

然而针刀医学毕竟是一门崭新的学科,虽然在临床上取得了巨大成就,获得了很好的疗效,但许多医务工作者对其获效之理目前尚不能作出科学的阐释,许多观点还不能被他人接受,不能从理论上找到令人信服的依据。社会上乱办班,办班乱,急功近利,"压痛点处扎针刀"、"痛点骨面"、"哪里痛就扎哪里"的简单意识,误导了对针刀医学的认识,也导致了临床诊治的失误,甚至造成一些不应发生的医疗差错、医疗纠纷,给这一新兴学科的发展带来了一些负面影响。这反映了医术发展、探索中难以避免的过程,也说明了针刀的基础理论研究和操作规范的制定相对滞后于临床应用。笔者在近20年的针刀治疗临床实践中结合目前全国针刀专科门诊、针刀专科医院及综合医院开展针刀诊疗的情况认为,针刀医师必须备有可靠的参考书,而目前针刀医师使用的《实用外科学》《实用骨科学》及《解剖学图谱》主要是为外科、骨科医师设计的。供针刀医师参考的工具书尚不能满足需要。因此,笔者苦心孤诣、潜心探索、博采众长,致力针刀医学临床研究、基础理论的研究,积累了大量的一手资料,决心撰著此书。

病历的书写是针刀专业的基础,虽与其他学科书写形式大致相同,但也有不同于其他学科的特殊性,必须引起重视,进行规范。而病史采集和临床检查则是针刀治疗获效的根本,更具严肃性和高要求,是重中之重。技术操作和手术入路要有章可循,程序科学。故在撰写中特别注重实用,由浅入深、循序渐进,全面系统地介绍了病历书写、病史采集、临床检查、诊断、鉴别诊断、技术操作的方式方法、具体环节的实施及各种疾病治疗的手术入路。绘制

　　了局部解剖示意图,结合局部尸体解剖图、体表触诊图、可清楚显示内部结构和身体外部标志。X线片定位图、体表定位图及手术入路图可直观地了解施术部位的组织结构和毗邻关系。具有形象、生动、直观、简明扼要、通俗易懂的特点,体现出理论与实践相结合、实用与指导于一体的特色。在诊断方面笔者结合多年临床经验提出了原患疾病诊断、影像诊断、针刀医学诊断、功能分析诊断法、综合分析诊断法等新的见解。在疾病治疗篇中收载了经过临床实践验证疗效确切的病种。在此基础上笔者力求从感性认识上升到理性认识,从而形成一整套比较规范的操作规程,应用于临床实践,旨在从实用性上为针刀医学工作者提供一个可资参考的临床操作依据,推动针刀医疗操作更具科学性,更规范化。本书在酝酿撰写过程中,曾得到朱汉章教授、宋文阁教授、董福慧教授等专家们的热忱支持,并提出了许多科学的具有前瞻性的建议和更高的要求,在此表示衷心的谢意! 本书参考、引用了有关论著文献中的资料,因书目较多,在此一并致谢。朱明祥、孔维宽、李树勇、孔德然、吕春云、张继英、秦怀玉、杨桃玲、邓礼泉、陈南平、金弦浩、胡永杰、段为民、祝雅囡、谢兴生、秦昕、夏冰、安刚(韩国)等同志作了大量材料整理、校对工作,在此深致谢意! 并对为撰写此书需要而提供治疗前后对比原始照片的患者朋友深致谢意!

　　由于临床资料尚欠丰富,加之文字表述可能词不尽善,恳请各位专家教授和同仁批评指正。若能起到抛砖引玉的作用,也算笔者为针刀医学的发扬光大尽了一点儿微薄之力。

任月林

2005 年 5 月

上篇　针刀医学基础理论研究和诊疗技术

中篇　针刀治疗手术入路

下篇　疾病针刀治疗

附篇　病历书写及格式

上 篇

针刀医学基础理论研究和诊疗技术

针刀医学基础理论研究

第一节 针刀医学与软组织损伤

一、针刀医学与软组织损伤疼痛

慢性软组织损伤疼痛,被认为是世界三大疑难病症之一,在人类同疾病的斗争过程中,到 20 世纪 70 年代世界上仍缺乏对慢性软组织损伤疼痛的有效治疗。20 世纪 70 年代后期,中国中医研究院长城医院朱汉章教授融会贯通西方的形象思维与东方的抽象思维,在现代西医学和古老中医学的基础上,创造性地建立了第三医学——针刀医学。笔者学习了相关理论并用其指导临床治疗 30 余年,认识到它有强大的生命力,针刀医学以其新颖、独特的理论,全面剖析了软组织损伤的病因病理,为人类彻底征服软组织疼痛展示了光明前景。

二、针刀医学对软组织损伤性疼痛的认识

针刀医学研究慢性软组织损伤,强调软组织的"动"与"平衡",软组织一旦失去"动"与"平衡"则成为病理的、进而表现以疼痛为主的临床症状。针刀医学认为动态平衡失调是软组织损伤疼痛的病因病理。

三、软组织损伤的病因病理

■ 骨质增生是病理产物,而不是病因。

■ 骨质增生病因是关节内力平衡失调,病理因素是关节周围软组织粘连、挛缩、变性。

■ 软组织损伤是形成骨刺或骨质增生的主要病因。

■ 软组织损伤的病因是人体动态平衡失调,病理因素是粘连、挛缩。

■ 软组织损伤和骨质增生类疾病可归类于中医之络病。《素问·缪刺论》曰:"今邪客于皮毛,入舍于孙络,留而不去,闭塞不通,不得入于经,流溢大络而生奇病也。"

人体正常情况下躯干、四肢的活动,在其功能范围内是自由的,可以完成它应该完成的动作,这叫动态平衡。病变软组织不能在其功能范围内自由完成它所能完成的动作,这叫动态平衡失调。动态平衡失调不仅指四肢和躯干的外在动态平衡失调,更主要的是内在动态平衡失调;人体内各种软组织在人体活动的时候都在自己特定的范围内做相对的运动,其运动方式有点的、有面的、有线的,也有综合的。人体有一个正常的生理调节范围,一般外力作用于人体,在生理调节范围以内不引起病理改变,当这种外力作用超出人体正常的调节范围,则出现一系列病理变化。软组织损伤一般分为3种,即暴力损伤、积累性损伤、隐蔽性损伤。在慢性软组织损伤中,积累性损伤最常见。外力损伤人体,人体必将产生生物力学上的各种变化,重则骨和软组织断裂,轻则部分肌纤维断裂、骨移位,正常的生物力学状态发生改变,肌肉、筋膜、肌腱、神经、微小动静脉等软组织遭到破坏,引起组织出血、渗出、水肿。人体的保护性机制对出血、渗出、水肿处进行修复,在修复过程中,极易出现组织的粘连、挛缩和结疤,形成新的病理因素作用于人体。粘连、挛缩、结疤限制正常软组织的相对运动,使它不能在特定的运动轨迹上完成自己的动作,产生制动。这就是内在动态平衡失调,也是慢性软组织损伤的最主要的病理机制。

四、对软组织损伤所致疼痛的认识

在许多疾病中,认识到疼痛是由软组织损伤引起,在此笔者着重谈一谈最常见的疼痛——腰腿痛。多种疾病可出现腰腿痛,但最常见的是腰椎间盘突出症。笔者根据30余年的临床实践、观察,发现腰椎间盘突出症所致的腰腿痛,最主要的病因病理是脊柱内外动态平衡失调、软组织损伤。脊柱的动态平衡有赖于脊柱周围的软组织维持,这些软组织可分为两大组,一组是直接起止于脊柱骨骼的,如腰部的半棘肌、横突间肌、回旋短肌、骶棘肌,棘上韧带、黄韧带和前后纵韧带,间接作用于脊柱的有斜方肌、阔筋膜张肌、梨状肌、下后锯肌、腹肌。当腰椎间盘突出,所致附着脊柱的软组织动态平衡失调,超出正常的代偿范围,则出现腰部软组织损伤,出现以疼痛为主的临床症状。病人所述病史,往往是"先腰痛,后腿痛",而出现下肢疼痛的原因是人体补偿调节的结果。人体是一个有机的整体,组织之间运动关系是协同的,腰部一侧的软组织损伤往往引起同侧下肢的软组织损伤而表现同侧下肢疼痛症状,临床查体所见压痛点有规律的分布,更为这种认识提供了依据。腰椎间盘突出症较常见的痛点分布于棘突间、棘旁、髂嵴中点、梨状肌体表投影区、股外侧中点、腘窝线中点、小腿后外侧、外踝等处,这些压痛点多在肌肉、韧带、筋膜的起止点或交叉处,压痛点的出现是软组织动态平衡失调持续牵拉、损伤的结果。腰椎间盘突出症的病人,经治疗临床症状完全消失,功能受限完全恢复,复做影像学检查,被认为引起疼痛的因素依然存在,这就提示我们腰椎间盘突出症所表现疼痛的原因不仅是神经根或硬膜囊受压,腰及下肢的软组织损伤所致的力平衡失调是椎管外损伤的依据,治疗也应以恢复脊柱内外动态平衡,治疗软组织损伤为指导思想。笔者认为影像学检查所看到的腰椎间盘突出、硬膜囊或神经根受压,在健康人中也存在,但发生腰椎间盘突出症的只有一部分人,只有引起脊柱生物力学的改变,脊柱一侧软组织或挛缩,或弛张,脊柱内外动态平衡失调,腰及下肢软组织损伤,才表现出临床症状,我们称这为腰椎间盘突出症。

五、针刀医学对软组织损伤疼痛的治疗

针刀闭合松解术是针刀医学治疗软组织损伤性疼痛的主要方法。在诊断明确、定位精确的基础上,施针刀闭合性松解术,剥离、切割松解病变组织的粘连、挛缩、结疤处,解除这些引起动态平衡失调的病理因素,以恢复软组织的动态平衡和生物力学平衡。以此理论指导临床治疗,对许多软组织损伤引起的疼痛可取得很好的效果。例如腰椎间盘突出症、腰三横突综合征、肩周炎、跟骨骨刺等行针刀术后,疼痛症状即刻解除,这就证明了腰椎间盘突出症疼痛的原因就是软组织损伤。从针刀治疗的疗效上,也证实了动态平衡失调是软组织损伤疼痛的病因、病理的正确性。另外,针刀医学的手法是治疗学中的重要组成部分,针刀医学的手法与传统的按摩、推拿手法不同,它有针对性与目的性,根据病变的软组织,施相应的手法,例如腰三横突综合征行针刀术后,施脊柱过伸过屈手法,跟骨骨刺行针刀术后,施足过度背屈手法,它与针刀闭合性松解术相辅相成,是针刀医学中不可缺少的主要环节。

针刀医学是中医学与现代医学的真正结合,是基于动的、辨证的基础来看待问题,因而它对于软组织损伤的病因病理,有着本质性的认识及一套完整的闭合性手术理论。

六、对腰椎间盘突出症的最新认识

笔者总结回顾多年来对病人施行椎管外松解术发现,大多数病人都能取得明显的效果,但有部分病人疗效并不满意甚至无效果。后在治疗中发现有的病人在针刀刺入腰椎深部肌群后患肢突发触电样放射感,当时认为是针刀刺入过深刺激神经根而出现的反射,是针刀的禁忌。但出现此反应的病人近、远期疗效往往较好。后通过反复细致地探讨研究,设计了安全有效的触激脊神经的手术入路,针刀直接触激神经根鞘膜,改变神经根与突出椎间盘的相互位置,使粘连

得到自身松解,而取得较好的治疗效果。

盲视下的针刀闭合术不可能剥离脊神经与周围组织的粘连,针刀治疗也不是西医手术模式的摘除椎间盘组织、解除压迫或溶盘化小间盘组织。针刀治疗椎间盘突出靠的是自身的生理功能所产生的应激反应。

针刀治疗腰椎间盘突出症椎管外松解腰臀部损伤或粘连的组织;而椎管内的治疗必须具备根性压迫症状、体征,如有椎管外的症状体征可同时治疗。

提示

■ 神经触激术是针刀医学的一个术式,它不能涵盖所有的治疗手段,一味地公式化套用就会造成迷惑。老年人各项功能都处在衰退期,过于强烈及反复密集触激使机体的调节处于抑制状态,就会造成对机体的伤害。更谈不上效果明显了。

■ 有些慢性软组织损伤,机体已经适应了这种不良环境。只是在外环境突然改变时机体难以适应,软组织为迅速适应突然改变的环境时产生调节紊乱,软组织充血水肿出现肌肉疼痛,刺激神经根造成神经鞘膜充血、神经根水肿产生窜麻感。早期可通过自身调节自愈,但可以反复发病。周而复始神经根周围软组织机化、结缔组织钙化造成椎间孔相对狭窄,因为局部组织钙化长期占位压迫、脊髓供血不足就出现持续存在的失神经营养症状,包括间歇性跛行、下肢怕凉、麻木、肌肉张力减退、肌肉萎缩。尤其是老年人根性症状大多都不明显。治疗应该循序渐进,给予机体一定的修复时间。另外,老年患者脊柱大多为多节段混合型病变。针刀治疗方案,早期以脊柱周围软组织松解为主。肌体修复一定时间后,责任病变节段就会显露出来,根据病情再确定是否给予椎管内治疗。神经触激术的临床应用切记:确定症状-体征一致,节段-侧别一致。

七、中医学是针刀医学的理论基础

世界针灸学会联合会主席王雪苔教授在 2004 年 10 月于澳大利亚召开的第6 届世界针灸学术大会上作了题为"论针灸特色"的主题演讲。文中指出:"至于针刀医学,本来就是针灸学与骨伤科手术学相结合的产物,它从生物力学角度提出的人体动态失衡以及通过针刀治疗而恢复平衡的理论,也并未超出中医理论框架。所以,应当自觉地植根于中医学之中,用中医理论指引针刀医学的发展。"

八、针　与　刀

针与刀的有机结合形成了针刀疗法,经全国数十万病人的疗效和 2 万余针刀医师临床实践,基础理论的完善,升华为针刀医学。

■ 针刀医学是中医学的精髓从理论到实践,在针与刀治疗过程中的具体体现。

■ 使得部分开放性手术,变为闭合性手术,解决了一些开放性手术也难以解决的病种,克服了开放性手术损伤大,并发症、后遗症多的不足。

■ 针刀医学源于中医学。

□ "针"从诊断到治疗,始终占主导地位,所以称为针刀医学,而不能称为刀针医学。

□ 针刀医学是以针为主导,包容了中医学的基础理论,体现"天人一体、整体观念",看病主要的是看人,更主要的是调动人体本身巨大的自我保护和修复能力。

■ 目前从事针刀治疗工作的同道中,中医出身的偏重于针的作用,西医出身的偏重于刀的作用。采用针与刀的相须作用,才能取得明显的疗效而不出现医疗差错。

■ 针刀是中医学抽象思维概念,它利用了人体自我保护的本能。实践证明是确实可行的。

■ 椎管内松解的治疗原理不是靠针刀的剥离,而是针刀的触激激惹神经根引起其反射,改变神经根与突出物的位置,靠的是人自身的自我保护本能和自身的修复能力。

□ 其镇痛作用也是机体受到刺激后引起内源性吗啡类含量增高所致。这是笔者经30余年的临床实践得出的结论。

■ "刀"是在针后之刀,非直视下手术之刀,是针不能作为时乃用之。比如:治疗腱鞘炎时的剥离粘连、切开硬节,对四肢表浅组织的肌肉韧带的粘连、肌肉韧带与骨的粘连、韧带与韧带之间的瘢痕切开。对腰部肌肉纤维紧张或痉挛引起的顽固性疼痛、功能障碍,可切断部分肌纤维,症状即可解除。

■ 以针刀为针的同道,"以痛为输",无视解剖,持针刀提、转、捻、插损伤了神经血管。

■ 以针刀为刀的同道以西医的理论,直视下的解剖对应盲视下的闭合手术。

□ 针刀作用于人体后被紧张的肌肉镶嵌,组织结构越深或在骨与骨的间隙中,像是木中订钉活动很难何谈切割剥离。

□ 真正的微创外科内涵是影像直视下的介入,微创外科是外科学者的追求境界,他们最大的困难就是无法克服小切口与显露不充分的矛盾。

□ 针刀医学用针刀基础理论采用闭合手术,如套用西医形象学概念的"微创外科"在闭合盲视麻醉下切割剥离深层组织下的神经、韧带粘连,只能是路越走越窄。

□ 针刀医学闭合术不能和西医微创外科手术相提并论,针刀医学以东方抽象思维为基础,其操作靠的是人体的防御保护能力、调节和修复能力,以纠正人体的动态平衡失调为目的。

□ 微创外科是以西方形象思维为基础,操作靠的是影像介入或小切口直视下精确定位以切除病灶为目的。

□ 针刀闭合手术是经历了"大松解术""密集针术"的进一步发展,是历史的必然。

□ 微创外科手术经历了"小切口""腔镜"等最终朝着影像下的介入治疗运作。

□ "针刀"与微创不在一个起跑线上,又不是一个运行轨迹,各自按照自己的基础理论运行。

■ 针与刀合为一体,相须为用,进行闭合性手术,按照针刀医学理论操作方式方法,针为刀用,刀为针使,相互配合。不能将其看做中医之针,更不能将其视为西医之刀,乃谓之针刀医学。

针刀医师必须具备全科医生之水准,内、外、妇、儿、中医、影像、检验等基础知识要精通,对疾病要求诊断明确,治疗安全有效。举内科眩晕为例,神经内科疾病可见、五官科疾病可见、神经外科疾病可见。临床中不能一见眩晕病人就认为"环枕筋膜挛缩症",针刀主之。中年以后的一部分人确实存在颈椎曲度改变,退变、椎间盘突出、钩突关节增生等现象。但我们在确定针刀治疗前必须排除其他疾病,选择针刀疗法适应证。病例:李某,男,65岁,左臂疼痛难忍、不能平卧、昼轻夜重、站立抱臂疼痛稍能缓解,外院按"神经根型颈椎病"转来,来院后经进一步检查为肺癌,其症状为肺癌肺外表现,病人很快死亡。病例:金某,女,42岁,因腰椎间盘突出经牵引封闭治疗无效从外院转来,CT片示L4、L5椎间盘偏左突出0.5cm。病人痛苦貌,昂头挺胸、直腰、靠双人扶持躺到诊断床上,查体骶髂关节处弥漫性叩痛明显,急查血象示白细胞计数$24×10^9/L$,B超检查示"卵巢囊肿蒂扭转",转妇科急症手术时已缺血坏死。对一些慢性腰腿痛病人尤其是久治不愈者,更应提高警惕,充分利用现代高科技检测手段,包括影像检查,不能将腰椎间盘突出变成腰腿痛代名词。其中风湿性关节炎、类风湿关节炎、结核、肿瘤、糖尿病神经病变、骨质疏松症等就在复杂的证候中,我们应努力地去发现,不要造成漏诊和误诊,贻误病机造成不良后果。影像学的检查在针刀医学上讲,其鉴别诊断的作用更显得重要。因为影像检查在很大程度上是排除其他疾病,正确选择针刀治疗适应证。

九、针刀研究方向

■ 解惑针刀治病机制。

■ 中医理论是针刀基础。

■ "针"是"中"、"刀"是"西"是误解。

■ 对人不对病是针刀医学研究方向。

针刀疗法广泛地进行临床应用和治病经验总结,用现代科学的方法开展了针刀临床研究和理论研究。发表的针刀医学方面的学术文章,据不完全统计有1万余篇,取得了显著的科研成果,是全国数万针刀医务工作者探讨努力的结果。

■ 针刀医学毕竟是近 30 余年来新崛起的学科,在基础理论研究、临床研究方面仍较临床治病经验总结滞后和不协调。

□ 从事针刀医学前的西医专家学者,和从事针刀医学前的中医专家学者,均在从事针刀医学后,站在原学科的基础理论和思维模式上,对针刀医学疗法去实践、去探讨研究,并提出了种种假说。对针刀医学的基础理论研究和临床研究起到了推动作用。同时"仁者见仁,智者见智"。

■ 对针刀医学的基础和临床去研究,首先应弄明白:

□ 什么是针刀医学。

□ 针刀医学是以西医为基础还是以中医为基础,还是以中西医医结合为基础。

□ 以中西结合为基础是"中"结合"西",还是"西"结合"中",结合什么内容。

□ 针刀医学是中西医结合的新产物,其实质是什么? 只有搞清楚这些疑惑点,才能更好地、深入地、扎实地对针刀医学去探讨、去研究。

■ 针刀的定义:凡是能够经皮刺入人体,在体内能发挥针的治疗作用,又能发挥刀的治疗作用的医疗器械,就叫做针刀。

■ 针刀疗法定义:在中医理论指导下,借鉴外科手术理论,以针刀为主要治疗手段的疗法。

■ 针刀闭合性手术定义:是针刀疗法治疗理论体系中重要的方法学内容,吸收了西医解剖学、手术学知识,是中医现代化临床新疗法。

■ 针刀医学定义:针刀医学是认识、保持和增强人类健康,预防和治疗疾病,促进机体康复的科学知识体系和实践活动。体现了中医现代化的实践活动和科学内涵的双重性,是在中医理论指引下新的医学学科。

□ 针刀医学界的一些同仁理解为:经皮刺入体内是"中",在体内发挥刀的治疗作用是"西",此乃"中西医结合"。

□ 针刀深入至组织深层或骨骼间隙,被肌肉或骨缝镶嵌,其活动度极小,"定刃无余"。不能像西医可在直视下之"游刃有余"地操作。

□ 笔者认为,中西医结合不能理解为"针与刀"的结合。

■ 针刀是中医理念之针刀,是中医现代化的产物。

□ 针刀医学的研究对象是人,人的自然属性无疑是属于自然科学的范畴,但人又是具有社会属性的,在社会生活中,他的健康和疾病受到社会环境的巨大影响,就应当从对人的理解中去揭示针刀医学的本质功能,去规定针刀医学的现代化发展道路。

■ 针刀医学是中医基础理论的升华。

□ 它将人看做是一个有机整体,而不是"目中无人"或"目无全人"。

□ 始终是"以人为本"调动人体抗病能力,发挥自身的保护功能和生理反射,以达到治疗疾病之目的,乃谓之针刀医学。

■ 对针刀医学的评价。

■ 针刀医学不是一人一世所能够完成的,目前只是一个框架,雏形。它需要众多的医务工作者几代人的共同奋斗、艰苦努力,逐渐进行完善。

■ 针刀医学是以中医的基础理论、思维模式和操作技巧达到治疗目的。

□ 需借用或结合现代医学立体解剖学、断层解剖学、体表解剖学、局部解剖学及影像诊断学、脑电图、心电图、肌电图、超声、核素、实验诊断学和临床诊断学,以明确选择针刀医学的适应证。

□ 在治疗上是按照东方医学的思维和操作方法。

□ 即便对表浅部位发挥刀的切割作用同样有针的改善血运、增加循环代谢,调整动、静态平衡失调之治疗作用。

□ 针刀在深部组织中进行纵、横向摆动,是加强刺激或强化刺激作用或扩大刺激范围。

□ 针刀作用于人体是闭合、盲视术,术中、术后基本上不出血、不损伤神经,靠的是机体的生理反射和自我保护功能,根本不同于西医破皮直视下的切除病灶、取出病理产物术式和治疗目的。

十、针刀医学主要研究方向

从事针刀医学的医务人员有学西医、中医或中西医结合的,资深的、资浅的在参加了短期针刀疗法学习班后,都站在针刀医学这个起跑线上,各自在临床中,必然结合进去原基础医学知识和思维模式。虽然取得了治疗效果,甚至治愈一些疑难杂症,或久治无效之顽症,然而需科学来帮助证明其有效性,以说明所以有效之理尚存困惑。然亦有在临床中出现医疗差错或事故,从此对针刀退避三舍。之所以出现这种情况,笔者认为中西医之间有着东西方文化背景的差异,有机理论与机械论的观念冲突,中医关于目标动力实践论和西医关于溯因分析认识论的巨大碰撞,成为针刀医学基础研究的阻碍。

■ 针刀既能愈病,就有愈病之理。针刀医学能够治疗疾病就是超越了从生物学前进上升到人类医学,对人不对病这就是针刀医学研究的方向。

■ 如果针刀医学向生物医学模式靠拢是逆历史潮流行为。拜因豪尔等早在1970年就指出:医学的发展具有质的飞跃,其主要标志在于调节机制和防卫机制的活动原则有所阐明。这就为针刀医学的基础研究指明了方向。

■ 针刀医学最终要实现:

□ 从生物学框架解脱上升为人类医学。

□ 从疾病医学上升为健康医学。

□ 从对抗医学上升为生态医学,才可称谓针刀医学。

■ 针刀医学的核心是一个"效"字,针刀医学理论的实质是,指导治病实践及如何取得效果并回答获效原理。

□ 针刀医学的精髓是中医学宏观的、辨证的、抽象的及其对人的调节和防卫抗病反应的认识。

□ 治疗靠机体自我保护、生理反射、自稳调节,提高免疫及屏障功能和间接调节及前体疗法,这是针刀医学愈病之非常重要概念。

□ 如身体某一部位有难忍的疼痛,是内源吗啡不足,采用针刀疗法对相应部位进行刺激或剥离,受抑制的吗啡得以释放、补偿,疼痛即可消除。

□ 这个作用就不是代替疗法的作用,不必用注射吗啡调整自身的能力。机体受刺激后引起内源性吗啡含量增高,这种镇痛机制的研究,就是针刀医学所要研究的课题。

■ 针刀医学是经皮闭合盲视术,松解之粘连是现代高科技手段也无法用仪器证实和描述的。

□ 以腰椎间盘突出症为例,对受压的硬膜囊及突出物与神经根的粘连,不是靠针刀直接将其粘连剥离开来,事实上在盲视下也不可能精确地去剥离神经与周围组织的粘连。为什么采用针刀疗法治疗腰椎间盘突出症都能取得95%以上的效果呢?通过多年的实践研究探讨,CT证实不是靠针刀的剥离,而是针刀的触激,激惹了神经根引起其生理反射,从而改变了神经根与突出物的位置,靠的是人体自身自我保护本能和自身的修复能力。

□ 对施术部位定位,靠的是骨骼或突起的肌肉标志。病愈靠的是病人自愈机制,医生只是操作而已。对于这个问题也是针刀医学进行研究的课题之一。

■ 西医的手术是形象的,且是直观的,通过破皮直视手术或内镜手术,对病灶切除或摘除。手术由大到小、由小到微,但万变不离其宗,其思维模式和针刀医学是格格不入的。

□ 如腰椎间盘突出症,通过CT检查可明确突出的部位、大小、形态、对周围硬膜囊及神经根的压迫程度一清二楚。可有些病人虽有影像改变并没有症状,只是在体检发现。笔者认为不可作为治疗对象,更没有必要采取任何措施,无论是切除、摘除、吸引、溶化都无意义,只能增加病人的痛苦和经济负担。

□ 如果伴有腰痛,并下肢窜麻或疼痛等一系列症状称之为腰椎间盘突出症,给予针刀闭合松解术,根据症状或体征采取椎管外或椎管内松解。术后症状消除,功能恢复。通过15年的跟踪观察,远期治愈率达80%以上。可参见《中国骨伤》杂志1991年第6期《小针刀疗法治疗腰椎间盘突出症90例》。

□ 采用针刀疗法施术时既看不见突出的髓核,又没切除,但确能治愈。只是和西医治愈的标准不一致而已。西医是对突出的髓核给予切除,且已取出,CT证实连椎体亦阙如,但仍有部分病人症状并没有消除。针刀疗法术后,症状确已消除。功能得以恢复,复做CT突出物依然存在,大小位置没有改变。这些问题也有需要进一步进行理论研究和临床研究。

■ 1989 年,笔者在深圳学术会议上发表了一篇《骨质增生不是病》的论文,刊登在《中国小针刀疗法论文集》第 1 期上。当时引起针刀界与会代表的很大争议。焦点在于"X 线片子上的增生能否视而不见"。笔者观点,只要没有症状可视而不治,如有症状需要治疗也不是治增生的骨头。

□ 知病知不病,称之为"去伪存真",人们对功能亢进的"病理"反应,往往视之为消极的病理破坏,视之为治疗的对抗压制对象。不将它如实地看做是由五脏发动的以正祛邪的抗病反应。

□ 它是病理产物,而不是病因。骨质增生是椎体退变和适应运动负荷过程中的代偿结果,对维护腰椎静力性平衡起一定作用。

□ 然在某些外因条件下增生物刺激了周围组织而引起无菌炎症产生症状,就需要治疗,不是治增生的骨头,而是肌肉痉挛或造成拉应力过度牵拉的肌群。以恢复动静态力学相对平衡、消除无菌炎症为目的。

■ 针刀疗法能够治愈或治疗疾病靠的是刺激或激活、调动、调整机体的抗病能力。针刀深入到病变部位,使积聚的能量得以释放。其原理用动物试验,无法进行情感和语言交流;用疾病医学理论模型或直接对抗补充的疗效观,不符合针刀医学研究内涵;用尸体解剖实验研究,因失去生理反射信息反馈也没有实际意义。

□ 笔者认为针刀医学的基础研究和临床研究,不能背离中医学的基础和其思维方式及其手术入路和施术操作方式方法。

□ 不能不超脱西方医学框架和思维,不能按照西医直视开放手术和施术操作方式方法而进行闭合盲视针刀手术,更不能依据西医直视开放术,对针刀闭合盲视术去探讨、去研究。

第二节　针刀神经触激术

一、产 生 背 景

■ 针刀神经触激术于 1988 年始于腰椎间盘突出症的治疗,至 1991 年其论文在《中国骨伤》第 6 期发表(是针刀神经触激术最早涉及腰椎疾病在国家级杂志发表的文章)。

■ 当时对腰椎间盘突出症的治疗只是在椎管外切割松解软组织粘连及对神经干、丛触激。但是在长期临床中发现重症腰椎间盘突出症患者治疗离神经根越近触激量越大,疗效越好,效果越明显。设想针刀若能在神经根处给予触激,它的生理反射、应激反应会最强。在这种假想的促动下,先在尸体上反复模拟,熟练掌握解剖关系,后在 CT 下定位,寻求达神经根处的安全入路。

■ 经过300例病人的临床观察,效果是确切的,接着发明了体表定位架,解决了体表定位问题,可相对准确地到达所触激的脊神经部位,同时对交感神经、神经干丛的定位问题亦迎刃而解。从而使神经触激学说及具体操作方法逐步得以完善。

■ 概括为"经验+直觉+实践检验",无数次的临床实践中突然领悟到了触激的脊神经产生应激反应的经验,然后再在临床中验证了这个道理。

二、"应激医学"理论是针刀神经触激术的理论基础

■ 现代医学均以减少或消除应激反应而达到治疗目的,而针刀神经触激术有"制造""利用"和"消除"应激反应的多重作用。

■ 针刀神经触激术是通过针刀对机体的侵入,先是制造应激,而后是利用"反应"达到治疗目的。

■ 针刀在神经周围进行强烈触激,即起到超限抑制作用,达到了减轻或消除痉挛的目的。

■ 应激的解剖基础

□ 针刀神经触激产生的应激通过躯体神经感受器通路经脊髓或脑干感觉神经元抵达中枢神经系统。

□ 躯体感觉信号被机械感受器识别,经由脊髓和颅内感觉神经传导。

■ 应激反应

□ 应激定义:当内环境稳定受到威胁时,机体对应激源产生特异性和(或)非特异性反应,使机体维持在新稳态。

□ 应激反应是一种非特异的、相当泛化的反应,从基因到整体水平都会出现相应的变化。

□ 应激反应中的通路,主要是交感激活,造成机体应激的全部提高。

□ 对大多数的应激反应,在撤除应激源后,机体可很快趋于平静,恢复自稳状态。

□ "应激反应"是生命为了生存和发展所必需的、防御保护性的,以对抗各种强烈刺激的损伤性作用,它是机体适应、保护机制的重要组成部分。

■ 应激源

□ 凡能引起应激反应的各种因素都可成为"应激源",针刀经皮刺入人体即是微创手术的"应激源"或称谓"机械性应激源"。

□ 躯体神经感受器对这一"机械性应激源"的应对,感觉信号经脊髓或脑干感觉神经元抵达中枢神经系统。

□ 针刀神经触激术就是利用这种物理性的触激,产生应激的逃避反应、超限抑制,神经根与周围组织的粘连得以相应松解(局部)。同时伴随应激反应(全身),内源性解痉物质多巴胺、镇痛物质内啡肽等物质分泌增多,受刺激的周

围组织循环加强,更有利于解痉,神经根水肿及无菌炎症的消退,达到治疗目的。

■ 针刀神经触激术对肌痉挛、肌紧张的作用认识

□ 目前认为针刀神经触激术能减轻或解除肌肉痉挛是通过针刀触激神经而诱发动作电位,使神经传导速度增加,其去极化会沿着脊髓和感受末梢两方向传导,冲动上行兴奋大脑皮质产生下行调控,通过脊髓前角释放抑制性冲动抑制γ-运动神经元的兴奋,从而起到抑制神经对肌肉的传入冲动而减轻或消除肌痉挛达到治疗目的。

三、应激医学的国内研究

■ 李晓泓认为应激属于防御性的反应,是机体组织在漫长的进化过程中不断与环境因素作用而获得的内在的抗损伤能力。适度的应激可调动机体的潜能,启动机体内源性保护机制。

□ 应激最主要的意义是调动人类的潜能以抗损伤,原则上讲应激对机体是有利的。只有当应激不当时才可能对机体产生不利的影响。

□ 比如应激源过于强烈持久,虽然机体对各种反应仍具有某些防御适应意义,但更为突出的反应则表现为组织损伤和机体功能代谢障碍等对机体不利的方面。可见,应激可对机体产生有利(良性)和不利(恶性)的影响。关键是这种应激对机体而言是否适度,即在产生某些防御适应作用的同时是否会造成组织损伤或机体功能代谢的障碍。

□ 第二军医大学于2005年成立"应激医学研究室",同时开设"应激医学"本科生选修课,2006年开设研究生课程,并于2007年列为正式课程。到目前为止,国内尚无系统利用应激去达到治疗目的的文献。

四、"触激"的内涵

■ 触

《说文解字》:"触,抵也。"到达。

□ 两物相遇、相接,如接触。

□ 接触并触动,如触动神经。

□ 触发 碰动而引发起来,如触发灵感。

□ 触电 动物的身体和电流相接触。

□ 触机便发 《旧唐书·韦思谦传》:"吾狂鄙之性,假以雄权触机便发……""机",弓弩上的发箭器,经触动箭便射出。后指人胸中怒火焚烧只要遇到机会便会发作。

■ 激

□《说文解字》:"激,水碍衺疾波也。"意为急流撞击岩石而迸溅。

□ 激发:原意指刺激使其奋发,现指使分子、原子等由能量较低的状态变为

能量较高的状态。

　　□ 激动　　情感冲动。

　　□ 激扬　　激励使其振作起来。

　　■ "触激"碰到或接近时所产生的反应。

　　■ 针刀神经触激术

　　指针刀碰到或接近神经时所产生的应激反应。

　　■ "针刀神经触激术"一词,于1991年由本人首次提出至2002年通过鉴定,从此开创了一个新的针刀医学思维模式,也深化了针刀医学的基础理论研究。神经触激术已由早期的脊神经触激术发展至现在的交感神经、神经干(丛)触激术。但近期发现有学者将"针刀神经触激术"笔误或传误为"针刀神经触及术"或"针刀神经触击术"。

　　□ "及",《说文解字》"逮也。"有赶上、到达、到位之意。

　　□ "击",《说文解字》"攴也。"两物相撞谓之"击"。

　　□ 用"及"和"击"字,均不能充分体现"激"的内涵。

五、神经触激术治疗机制的研究

　　□ 在高级神经中枢层的主要治疗机制的研究

　　◇ 营养作用:当肌肉失去神经支配时,肌肉同时也失去神经营养,出现肌肉萎缩。反之,高级神经中枢受损,肌肉主动运动减少,强度降低,高级神经中枢亦出现"失用"而营养不良。实施神经触激术时,强烈的兴奋通过锥体束及其他传导束传递到大脑皮质运动区、感觉运动区、运动记忆区和小脑,使这些区域接受大量信息,迫使相应的区域尤其是受损区域高度运作,促进脑细胞营养物质的生成。此作用我们可称之为周围对中枢的"营养作用"。

　　◇ 唤醒作用:脊神经触激术超常规、强触激脊神经对脊髓神经亦可造成侵袭作用,所产生的应激反应、生理反射,致使该神经所支配的肌群受到抑制,从而使肌张力降低,有效地抑制了神经对肌肉的传入冲动,消除或减轻了肌痉挛,对肌紧张起到了松弛作用;侵袭时神经可产生逃避反应,神经逃避的反应信号传入大脑,使大脑在习惯性中觉醒,重新对机体组织进行扫描,以便发现非正常生理现象的存在。此作用我们可称之为"应激作用"。

　　◇ 激活作用:神经触激术的强刺激将信息投射到未损伤的脑细胞,可使部分脑细胞被激活、诱导成为多功能细胞,或者众多的未损伤的脑细胞被诱导和激活,成为新的指挥中心,即功能转移。此作用我们可称之为对中枢的"激活作用"。

　　◇ 促进作用:神经触激术的强刺激将信息通过传入纤维上传到感觉区、感觉运动区、锥体外系、小脑等区,使各区能同时处理外周传入的信息,使中枢对运动的整合功能(运动的速度、频率、方向、轨迹、力度、肌张力、自动化反应及姿势）增强。此作用我们可称之为对感觉中枢、锥体外系及小脑的"促进作用"。

□ 在脊髓层面的主要治疗机制的研究

◇ 激活兴奋性神经细胞的侧支可以激活抑制性的中间神经元，而后者又可反过来抑制主干神经元（返回抑制）。正向性（前馈）抑制则是主干神经元的侧支激活抑制中间神经元，而这些中间神经元又对其后联的主干神经元产生抑制作用。

◇ 情绪激动、过分紧张或用力时可出现心跳加速、唾液腺分泌等交感神经兴奋的表现，也可出现肌张力升高、不自主运动等运动系统表现，可见运动神经系统与交感神经系统间存在相互影响的通路。通过对交感神经的触激可调整交感神经的兴奋性，同时可调整运动神经功能，故对改善患者流涎、吞咽困难、言语表达困难及上肢痉挛等症状有明显疗效。对颈交感神经的触激还可以改善颅脑、头面部及上肢的血液循环，对腰交感神经的触激可改善下肢的血液循环，从而产生远期治疗作用。

□ 神经触激术激发了应激反应，唤醒了休眠的脑细胞，改善了中枢的营养，促进了神经环路的再生重组和功能转移及加强突触间的联系，提高了锥体系、锥体外系、感觉系统、小脑的功能整合，最终提高了高级神经中枢对运动的控制和调节，抑制了低级神经中枢的原始功能，从而使肌张力降低，有效地消除或减轻肌痉挛；对交感神经的触激尚可调整自主神经系统的功能。在脊髓层面，神经触激术可以瞬时解除痉挛，而通过高级神经中枢层面则是从根本上减轻或消除痉挛。简而言之，神经触激术利用了人体自我防御功能和自我修复功能的共同作用，通过外周影响中枢，从根本上减轻或消除痉挛。

□ 轴索被髓鞘所包裹，有髓鞘的轴索能迅速传递兴奋刺激。神经触激术实际上是触激髓鞘，所以出现触电样感觉。对髓鞘的触激不易损伤神经，加之神经的逃避反应，神经触激术是安全的。神经触激术对减轻或消除痉挛有即时及远期疗效，但对已形成的挛缩则需要通过切割纠畸术去解决；在实施神经触激术之前需对患者进行肢体形态结构、运动模式、痉挛模式、痉挛肌群、痉挛的程度和性质等多方面的评价和分析，科学的评价和分析及术后专业的康复治疗可增强神经触激术的疗效。

第三节　对针刀治疗脑瘫基础理论的再认识

■ 中枢神经部分损伤通过外周神经可控性输入的触激，改变中枢神经输出，逆转异常信号的传递。

■ 针刀神经触激术就是通过外周改变中枢的主要治疗方法之一，在脑的错误模式顽固前，针刀微创对外周神经的触激可输入促进脑细胞的代偿及神经网络的重组。对肌肉、肌腱挛缩，骨关节变形或失用性萎缩靠肌肉刺激术、切割纠畸术来实现,目前通过文献检索还没有找到能代替它的更好方法。

■ 通过外周改变中枢的实践已存在多年。英国鲍巴斯(Bobath)治疗法按神经发育规律促进正常、阻抑异常,美国坦朴菲(Temple Fay)治疗法强调从视、听、触及运动3个大脑主要输入途径输入信息,改变大运动、精细动作、语言3个大脑主要输出,已有此含义。肢体的协调动作靠大脑支配,肢体的正确动作反复强化又可改变大脑。

■ 断臂女孩雷某就是通过外周改变中枢的典型例子。雷某3岁时被电击失去双臂,通过刻苦练习,不仅可用双脚做饭、吃饭、画画、写字、穿针、缝线,还学会了熟练地骑自行车。

■ 强制性诱导运动疗法(constraint-induced movement therapy):强制性诱导运动疗法强化使用患肢,采用强制装置控制健肢的活动,强迫其使用患肢,阻抑习得性失用,观察到肢体运动功能显著改善,结果不仅显示强化和主动运动的重要,也证实通过外周神经可以改变中枢神经。

■ "脑与外周互为主隶",当脑损伤时,外周运动和姿势异常,此时外周成了脑的奴隶,如果尽早、正确、足量输入各种信息促进脑的重组、代偿,脑就又成了外周的奴隶。"脑与外周互为主隶"与运动控制理论中的神经网络理论(neural network theory)、多系统理论(systems theory)等基本观点是一致的,都支持通过外周正确的信息输入来改变脑。

■ 触激神经干可引发相应的神经冲动,上传至大脑;大脑在受到感觉冲动后,发出相应的运动冲动至效应器。从而治疗该神经冲动传导通路上中枢神经系统、周围神经系统、运动系统的相关疾病。

■ 神经冲动也可不经大脑,直接传入固定的脊髓节段,再由脊髓发出冲动到效应器,从而治疗脊髓相应节段神经系统、运动系统和内脏疾病。

■ 触激神经干,经感觉冲动影响脑的活动,经运动冲动影响末梢,经外周神经影响内脏神经活动。

第四节 针刀神经触激术再认识

■ 神经触激术用针锋光滑圆钝的弹拨针不妥,快速刺入皮肤困难,缓慢钝入皮肤出现疼痛。只有用朱氏刀锋稍钝的小针刀快速刺入皮肤触激神经产生逃避应激。

■ 神经触激术对麻木、迟缓性瘫痪只要出现放电感或肌肉跳动即刻退出针刀。只有对剧烈神经痛,严重痉挛性疾病才可摆动针刀加强抑制作用。

■ 出现针感后不可再深刺、不可提插、不可捻转,不荣者不可摆动针刀提高触激量。

■ 神经触激术出现放电感或肌肉有跳动感后,无须加用电针治疗。

■ 神经干附近用注射器注入药物需要注意；常用药物有维生素 B_1、维生素 B_{12}、加兰他敏、利多卡因、生理盐水等。选用的药物必须对神经无毒，对于一些可引起神经变性改变或导致瘫痪的药物禁止注射。注射针具不能损伤神经。

■ 神经触激术定位除按解剖部位外，一些可以按腧穴定位。有学者统计，人体 500 多个腧穴（包括十四经穴与经外奇穴）有 42% 分布在神经干或较大的神经分支上，而这些腧穴的针感都比较强烈。

■ 较强神经触激术逃避应激，腧穴近处都有神经干的分布。

■ 临床实践证明，将针刀施术部位，局部用麻药阻滞，结果针感会减弱或消失。正常人在腰部麻醉后，在相应阶段平面以下针感也会减弱或消失的。

■ 神经是针感产生的物质基础，针感是神经受触激后作出的反应。

■ 石学敏院士所创立的醒脑开窍针法所选腧穴——极泉、内关、三阴交，下面分布着臂丛神经干、正中神经干、胫神经干。手法量学标准必以患者抽动 3 下为度，或延时、反复提插捻转泻法方可取得较好的临床疗效，恰与神经触激术摆动针刀加强触激殊途同归。

■ 针刀和针灸一样必须是气至而有效，针感强则疗效好，针感弱或无针感则疗效不佳。

第二章

病史采集与临床检查

第一节　病史采集

■ 病史采集是整个治疗的基础。

■ 从病人的叙述中获取准确的信息，可帮助明确诊断。

□ 针刀医学所治病种牵涉临床各科，对系统检查必须养成一种习惯，掌握和利用各种物理检查方法，防止漏掉信息造成误诊。

□ 一个有经验的针刀科医师，在病人未注意到检查时，检查就已经开始了，这就是我们常说的望诊，对病人的功能障碍程度，功能水平，姿势、步态、面部表情，从立位、坐位到卧位过程，从屈曲位到伸直位的能力，脱衣解扣等细小动作，在较短的时间内得到的信息，对得出有无疾病的完整印象是非常重要的。

□ 对功能障碍或残疾的病人进行针刀治疗时需要做详细的描述记录。

一、问　　诊

■ 注意提问发病的时间、诱因、症状变化、持续时间或缓解的方法，症状缓解或加重的因素。

□ 体位改变对症状的影响多为力学方面。

□ 体位改变或活动对症状没影响多为化学性的。

■ 疼痛

□ 疼痛是大多数疾病共有的症状，是人类共有而个体差异很大的一种不愉快感觉。

□ 它提供躯体受到威胁的警报信号,是不可缺少的一种生命保护功能。

□ 痛觉的变异性很大,不同的人在不同时候、不同的地点,对疼痛的感受都不一样,因此很难给痛觉下一个令人满意的定义。

□ 1994 年国际疼痛研究学会(IASP)定义:"疼痛是一种与组织损伤或潜在的损伤相关的不愉快的主观感觉与情感体验"。

□ 痛觉是一种令人讨厌的包含性质和程度各不相同的复合感觉,与自主神经活动、运动反射、心理和情绪反应交织在一起。

□ 它不是简单地与躯体的某一部分的变化有关,也不是由神经系统某个单一的传导束、神经核团和神经递质进行传递。与其他躯体感觉最大的不同是痛觉不能或很难产生适应,而且痛觉包含感觉和情感两个成分。

□ "感觉成分"具有其他的共性特点,有特殊的感受器、感受器的激活需适宜的刺激、感受器能(或大致)定位病灶和对刺激强度进行鉴别等。

□ 痛觉的"情感成分"与逃避的驱动密切相关,其变异性极大,很易受过去经验的影响,是临床的难题。

■ 生理性痛

□ 浅表痛定位明确,由强刺激皮肤引起。

□ 深部痛定位模糊,源于肌肉、肌腱、骨膜和关节。

□ 内脏痛具有深部痛的特征。

□ 刺痛又称"锐痛",定位明确,只在刺激时存在,刺激停止后疼痛消失。

□ 灼痛也称"钝痛",是定位模糊的持续性疼痛,具有烧灼和跳动感,刺激停止后疼痛依然存在。

■ 病理性痛

□ 分为炎性痛和神经病理性痛,在躯体和内脏组织均可产生。

□ 由创伤、细菌或病毒感染以及外科手术等引起的外周组织损伤导致的炎症,表现为局部红、肿、灼热感和功能障碍。包括损伤区的原发痛和损伤区周围的继发痛。

■ 神经病理性痛觉过敏,由创伤、感染或代谢病损伤神经引起,也伴有自发痛。如慢性压迫坐骨神经或神经根所产生的自发痛、灼热痛,痛觉过敏和触诱发痛,这些与临床的某些神经病理痛相似。

■ 重点提问疼痛部位及时间。

□ 肩部疼痛不一定是肩部引起的,可能是斜方肌上部、颈部或其他部位病变导致的,同时应想到内科疾病如冠心病、胆系疾病等。

□ 有否外伤或逐渐发病,疼痛是持续性或间断性,持续时间越长其问题越严重。

■ 疼痛变化规律

□ 炎症和肿瘤在夜间疼痛加剧。

□ 夜间加重的持续性挤压性疼痛是一个危险信号,应想到肿瘤之可能。

■ 缓解疼痛的方式

□ 夜间疼痛加重而活动后缓解常提示炎症。

□ 肌肉、韧带和肌腱损伤最明显的表现是活动这些部位时出现疼痛,而休息时症状缓解。

■ 疼痛的性质

□ 硬、痛、紧这些词语常来用描述肌肉、韧带、肌腱和关节囊以及与其相连的结缔组织的拉伤或轻度劳损。

□ 锐性疼痛用来描述肌肉骨骼系统相对严重的损伤或神经根的问题,休息状态下仍出现界限清楚的锐痛是神经根受累的典型表现。

□ 麻痛感、麻木感用来描述神经卡压,可在脊柱及四肢。

□ 病人主诉有烧灼样疼痛,可能是来自神经根炎症,而深部的疼痛可能与肌肉的功能异常有关。

■ 放射痛和反射痛

□ 腰骶神经根于椎管内或外部遭受炎症的刺激引起典型的坐骨神经痛,可以涉及到下肢麻木及神经功能受累,多见于小腿与足部,称为"放射性坐骨神经痛"。

□ 因脊神经后支或硬脑膜返支分布区域的组织遭受炎症刺激传入中枢造成不典型坐骨神经痛,仅局限于大腿外侧而无小腿麻木及神经功能受累的体征,称为"反射性坐骨神经痛"。

■ 牵涉痛

□ 内脏某一脏器有病变时,常在特定体表发生疼痛,此称为牵涉痛。如心肌缺血时有心前区、左肩及上臂内侧痛;胆囊病变出现右肩及肩胛区疼痛。

□ 颈肩腰痛也存有牵涉痛,如颈5~6椎间病变时,除根性痛外,也有冈上肌及肩胛间区痛;腰、骶椎关节突病变时,除在局部有深压痛,还有大腿后侧牵涉痛。

■ 根性痛 是指"根性坐骨神经痛"或"根性臂神经痛"。是传统的"放射性坐骨神经痛"或"放射性臂神经痛"的通称。

■ 丛性痛 是指"丛性坐骨神经痛"或"丛性臂神经痛"。发病部位在骶神经丛和臂神经丛;发病原因属椎管外软组织损害致痛。

■ 干性痛 是指"干性坐骨神经痛"或"干性臂神经痛"。发病部位在坐骨神经干或腕掌侧横韧带下的腕管内,发病原因多为周围软组织损伤或炎症,其中梨状肌损伤多为使其受累的因素;后者的发病部位虽然也在椎管外软组织损害的部位,发病原因是正中神经在腕管内受压,临床表现主要是第2、3、4指麻木、刺痛等异常及鱼际肌群萎缩。

■ 注意询问以前的治疗及其疗效,所用药物的名称、剂量及服用时间。

二、临 床 检 查

■ 注意病人的站立、行走及坐姿和主诉部位的姿势。

■ 对病人的静态进行观察,特别注意观察结构的对称、有否萎缩。

□ 萎缩提示某部位的废用或神经系统问题,如长期神经系统损伤或功能障碍导致其支配肌肉的萎缩或废用性萎缩。

■ 活动范围减小,多由于关节或软组织的疼痛或关节囊的粘连、肌肉痉挛等原因引起。

■ 活动范围增加,提示中度或重度的韧带、关节囊撕裂伤。

■ 应重视完整的临床检查,不能单凭病人主诉。很多时候病人主诉的部位与压痛和功能异常的部位无关。有时肌肉压痛点将疼痛放射到较远的部位,应排除神经卡压所致。同时对动脉的搏动情况应做检查并记录,以确定是否有血管损害。

■ 参考辅助检查得出针刀医学的诊断。

□ 记录原有疾病诊断,以便对原有疾病进行治疗。

□ 为了便于沟通交流,对影像诊断应列出。

□ 中医诊断非常重要,在辨证施治的基础上加用中药可明显提高治疗效果。

■ 畸形:应寻找畸形的原因、畸形部位,有无进行性加重或发展。

■ 跛行:间歇性跛行提示椎管狭窄,疼痛性跛行提示股骨头坏死等。

三、望 诊

望诊要从足到头有序进行,三面观察两侧对比。

■ 后面观察

□ 正常跟骨与跟腱在同一纵行直线上。

□ 足趾呈向外 8°～10°角。

□ 双侧内踝、腘窝在同一高度。

□ 膝关节呈 13°～18°外翻。

□ 大粗隆和臀纹同高。

□ 双侧骨盆同高,平行于髂后上棘。

□ 脊柱没有侧弯。

□ 肩胛骨与脊柱距离等宽,平靠在胸廓表面。双侧肩胛骨下角在同一高度。

□ 头和颈是直立的,没有侧倾或旋转。

□ 骨盆高度(手放在髂嵴上,观察相对高度)的改变多由于骨盆扭转,骶髂关节异常或下肢不等长。

□ 髋关节屈曲增大,可能继发于髋关节屈曲挛缩。

□ 有否膝反屈,膝内、外翻畸形。

□ 有否马蹄足畸形,有否内、外翻畸形。

□ 检查脊柱应注意棘突和横突的排序,两侧对比是否对称。

□ 触诊肌肉应注意痉挛、肌卫、条索、结节及压痛部位,可进行皮肤滚动确定是否存在粘连(正常皮肤可以自由滚动)。

□ 背部棘突排列的改变提示背部变直、脊柱侧弯或压缩骨折或脊柱强直。

□ 能否直立位向前或侧方弯曲。肩胛骨与脊柱的距离是否相等,是否同高。有否过度外展或内收,有否呈翼状,是一侧或双侧。

□ 冈上肌、冈下肌,大菱形肌、小菱形肌肌腹有否萎缩(冈上肌、冈下肌废用性萎缩常见于肩袖损伤)。

□ 肩部的高度和位置。

□ 斜方肌上部纤维有无肥大或萎缩,双臂是否在相同位置。

■ 前面观察

□ 足正常有 8°～10°的外翻,两侧内侧纵弓对称。

□ 有否足内翻、锤状趾、足外翻或爪形足。

□ 趾甲有否脱色、变脆、变厚或缺如。

□ 足的颜色、足毛生长等情况可提示周围血管状态。

□ 膝关节呈 13°～18°外翻角。

□ 髌骨有否偏斜或"牛蛙眼"(两膝眼膨隆状),两侧髌骨是否等高。

□ 股四头肌有否萎缩。

□ 有否膝反屈,膝内翻或膝外翻。

□ 两侧腓骨头在否同一高度。

□ 大粗隆高度双侧是否一致。

□ 骨盆是否对称,骨盆旋转、骶髂关节功能异常或下肢结构性或功能性不等长会出现骨盆不对称。

□ 髂骨在正前面。

□ 骨盆两侧对等。

□ 髂前上棘在同一高度。

□ 肋弓对称,双肩等高,肩锁关节、锁骨和胸锁关节等高并对称。

□ 胸廓是否有偏移,呼吸周期扩张是否对称,胸大肌、胸小肌有否萎缩,有否漏斗胸、鸡胸或桶状胸。

□ 上臂在躯干的相同位置、肘外翻(提携角)相等。

□ 双臂的位置是否对称,上臂是否远离躯干或呈内旋或外旋位(肌肉不平衡或筋膜挛缩常引起),有无斜颈(头向一侧偏并旋向对侧)。

□ 下颌的正常姿势是唇闭拢但松弛,在上下齿间有小的间隙。舌在上齿后方的硬腭上。

□ 头和颈直立位,无旋转或侧倾。

■ 侧面观察

□ 可显示足正常的纵弓,脊柱呈现正常的骶尾椎后凸、腰前凸、胸后凸、颈前凸。头应与耳和肩峰在一条垂线上。

□ 在侧面易于观察膝屈曲挛缩或膝反屈及躯干向前或向后的弯曲。

□ 背部变圆或变平提示胸椎强直、驼背。

四、压痛点与激痛点

■ 压痛点

□ 压痛点是原发病灶在接受物理压力后产生的疼痛信号,当病灶受到外力压迫时,使原来的刺激量增加而产生更为显著的定位疼痛感知。

□ 它常与较表浅的筋膜炎或深部的损伤部位相符合,压痛较集中、固定和明显。

□ 脊柱周围软组织受损害时的特定部位,头颈、肩、腰、骶、臀、髋部,在滑动按压时会引出局限敏感的压痛点,与局部的主诉痛相符合。

□ 特定部位的压痛点在人体某个疼痛部位的出现,常不是孤立的,而是具有规律的一群压痛点,由点成"线",由线成"面",由面成"体"。在人体某个疼痛部位构成一个立体致痛区域,称为软组织损害性病变区。

□ 肩胛骨背面软组织损害时,其中的冈下肌、大圆肌和小圆肌骨骼附着处等压痛点群构成一肩胛骨背面软组织病变区。

□ 腰骶部软组织损害时,其中的骶棘肌、多裂肌和腰椎肌骨骼附着处等压痛点群构成腰骶部软组织病变区。

□ 压痛点的解剖特点是位于软组织在骨骼附着处,特别是骨骼肌、筋腱的附着处。

□ 压痛点有别于中医的"穴位",也有别于西医的"激痛点"或"激痛区"。

■ "激痛点"或"激痛区"

□ 病变部位在神经肌肉的运动点上,而不是肌肉筋膜等起点或止点的骨骼附着处。

□ 激痛点是指来自肌筋膜痛的敏感压痛点,可诱发整块肌肉痛,并可扩散到周围或远端部位引起激惹感应痛。可为钝痛或锐痛。

□ 突然痛者多为外伤引起,渐渐发作者多为劳损引起。

□ 内脏疾病、病毒感染、精神创伤等也可诱发。

□ 每块肌肉都有不同形式的感应痛点,用指压或针刺激痛点都可引起。激痛点越灵敏,感应痛越重,持续时间越长。

□ 激痛点可诱发自主神经神经症状,如血管收缩、局部肿胀、流涎、流泪、头晕、耳鸣等。

□　激痛点也可使肌肉紧张发硬,但肌营养不受影响,因而无肌萎缩,此点与根性神经痛不同。后者虽然也有压痛,但多有肌萎缩。

（一）原发与继发压痛点

■　软组织病变区的原发性痛点,疼痛会波及病变区周围的正常软组织,形成一疼痛反应区,出现早期反应痛。

□　肩胛骨背面软组织损害时,其中的冈下肌、大圆肌和小圆肌附着处的原发性疼痛会波及周围的正常软组织,形成颈、背、肩部疼痛反应区。

□　针刀在原发压痛点进行切割松解,可消除疼痛反应区。

（二）压痛点检查

选准压痛点是明确诊断和有效治疗的前提,它是重要的临床检查之一,有些压痛点结合解剖部位对一些疾病就可以确立诊断,对确切的压痛点处进行治疗,就能解决临床一些老大难问题和多年痼疾。

■　压痛点面积大小

□　不能确定压痛点面积大小可直接影响治疗效果,针刀刀口线0.8mm,如果压痛点超过针刀刀口线,一针刀的切割松解是难以起效的。这就是临床对压痛点一次难以治愈的个别现象。

□　寻找压痛点,习惯于拇指腹按压,一般人的指腹亦在1.5~2cm左右,要想达到确切定位,就必须在这2cm中找到其中心,常需采用指尖(应将指甲剪短)反复推按压痛点,找到最敏感点。

□　压痛点超过了指腹的范围,在一针孔内进行纵向、横向的切割、剥离、松解,也很难消除压痛。如果无限制的盲目地扩大治疗点,势必损伤健康组织,给病人带来新的损伤。

□　对某些特殊部位的压痛点行扩大治疗也是不可能的,如肱骨内上髁处。

□　那么压痛点的延伸范围究竟有多大,查阅历代医学书刊均未确切提及,《医心方》(984年)所云"灸不三分,是谓徒冤",按晋尺计相当于当今0.72cm,近10倍于针刀的刀口长。

□　数学中点只有位置,没有大小。

□　压痛点一针刀有时很难奏效,现在临床实际操作中压痛的这个点,面积限度较大,在人体有些肌腱的起止点,"点"与"点"之间连接成片,针刀之一点难以完成对该部位的彻底治疗,这就需要在该处密集针刀切割或剥离。

■　压痛点的深浅

□　对压痛点的深浅,有只可意会难以言传的说法,仅凭临床经验确定。但我们必须对压痛点有个整体的概念。在疼痛部位,若未探明是哪些组织损伤时触诊先轻压,如无反应,再给其中等力度,还无反应,再给其重度下压,这样就形成轻、中、重的下压方法,在出现压痛的层次即可初步确定损伤的深度。

□ 组织部位不同,深浅不同,下压的力度亦应不同,浅层用力要小,肌肉深层需用较重的力度。

□ 探明深浅层次还应依据病人的胖瘦和损伤的组织部位而定。

□ 按压深度亦应按照组织结构的不同而变化。由浅至深给其一定的压力,根据给其压力的大小,判断病损组织层次的深浅。

□ 背部特点,表层是上肢肌纤维,多横向走行,在压痛处纵行推压,疼痛明显说明部位较浅;深层是竖脊肌,在压痛处横行推压,疼痛明显,说明部位较深。

■ 压痛点检查方法

□ 检查由轻到重逐渐加压,一般习惯于按肌肉走行方向、肌肉、韧带的起止点、沿神经走向用指腹来回滑动,用拇、示指撮捏以探索皮下浅层异常反应。

□ 目前我们常规用指腹按压法,对一些面积较小或较深的特殊部位可采用指压(要剪平指甲)或棉棒按压,选择精确压痛点位置。对腰臀部可用按摩用的水牛角寻找压痛点,在后枕部用棉棒按压痛点较准确可靠。

□ 用拇指按压揉动以探查深层异常反应。注意左、右侧或健、患侧对比。用力要均匀。

□ 检查背部、腰部时,双手拇指紧贴脊柱棘突两侧自下而上分段按压。按压棘上、棘间韧带时注意棘突间距离及有无偏斜。

□ 注意有否皮下结节、条索,是压痛点、压麻点还是压胀点。确定有无放射痛、放散痛、牵涉痛、原发痛、继发痛。将检查所得结果结合生化、影像和全身情况进行综合分析,确定疾病性质及部位。

□ 在病人主诉的疼痛部位做重点检查,医者应具备整体思维,对其压痛部位是肌肉的起点还是止点,有否沿一定的神经放射都应明了。

□ 压痛点多在肌肉、韧带与骨的附着部位,在背部常在棘突及其两侧或提肩胛肌止点、大小圆肌起点、冈下肌起点。

□ 压痛点较表浅多为神经纤维分布或肌肉附着点。压痛反应越强,针刀疗效越好。

□ 按压产生疼痛,说明有原发病灶,当此处受到外力压迫时,可产生更为显著的疼痛感觉,它具有压痛局限、固定、明显的特征,采用针刀在肌肉起点进行切割往往可立竿见影。但对牵涉痛或放射痛疗效较差。

(三) 压痛点与压麻、压酸、压胀点

■ 触诊按压出现的异常感觉"敏感点""阳性点"不能称为压痛点,这些不同的反应对治疗时所采用的手法有着至关重要的作用,对临床治疗有着不可轻估的提示。

■ 压痛点定性

□ 临床所查得压痛点，必须进行定性，明确诊断。

□ 对癌症、结核所致的压痛点不能视为针刀适应证。

□ 对风湿、类风湿、骨质疏松等治疗必须结合其原发病治疗。

□ 对内脏疾病的牵涉痛及神经根受压的放射痛可以采用针的作用给予刺激或触激，但必须明确诊断同时治疗病因。

□ 大多数情况下压痛最明显的部位就是病变部位。但亦不尽然，腰椎间盘突出症先腰痛后腿痛，在只有腿痛没有腰痛时也必须注重腰部的触诊，按压寻找病变部位，多在病变椎体的下位椎体，同时在脐下两侧腹直肌上有压痛点。

□ 颈部检查应注意有无肢体麻木；疼痛是放射痛还是局部压痛，颈椎病在背部、肩胛部和前胸处触按可查敏感压痛点。

□ 膝关节病变除膝关节周围疼痛外，多在腰部、髋部查及压痛点。

□ 人体的某些健康组织，给予稍大压力也可出现压痛必须注意排除。不能对所有压痛点统称为无菌炎症或粘连。压痛点也不全是"针刀主之"。

■ 压麻点

□ 对病人自述疼痛、麻木的部位进行触诊，没有压痛点，有明显的压麻点，其特点不压不麻，压之麻甚，可沿相应的神经放射。这种情况属神经根或神经干卡压刺激引起。

□ 对糖尿病引起的手足麻木、肿瘤压迫引起的肢体麻木另当别论。

■ 压酸点

□ 病人自述局部酸痛难忍，在病变部位触诊有明显的压酸点，且压酸点较多常连接成片不放射，表面皮肤弹性差，可有局部肌萎缩，喜按压，活动轻、卧床重。

□ 针刀治疗效果不佳，且刺激量越大效果越差。概言之，属肝阴不足非滋补肝肾不可。这种反应点或阳性点就不可作为针刀适应证。

■ 压胀点

□ 局部胀痛不舒，触压胀痛难忍、拒按。压胀点周围可有皮温增高，该点多在关节周围或关节腔处，如膝关节腔、髋关节腔表面投影处，可有关节腔积液。治疗可采用关节腔减压，也可在压胀明显处采用密集针刀刺激，以改善局部血液循环，增强代谢。

（四）压痛点与阿是穴

■ 压痛点是在外力的压迫作用下，使原有的刺激量增加而产生的更为明显的定位疼痛感觉。《内经》上说的"按之应手而痛"即是压痛点的定义。《黄帝内经太素·气穴》杨上善注："纵微有不应寸数，按之痛者为穴"，在当时称为穴即是以压痛点为主要依据，将压痛点视为穴位。

■ 阿是穴是指按压痛点取穴。《备急千金要方》："吴蜀多行灸法,有阿是之法,言人有病痛,即令捏其上,若里当其处,不问孔穴,即得便快或痛处即阿是。"在其疼痛部位按压疼痛,即压痛;在其疼痛部位按压舒适为阿是,均为治疗的部位。近代有人提出局部取穴,在疼痛所在的部位上选取有关穴位,这是《内经》中"以痛为输""随而调之"选穴原则的应用。

五、肌肉的物理检查

将病人放在合适位置,肌肉完全放松,对肌力、肌张力进行检查。对肌肉的起止点进行认真细致的触压,以能满意解释功能障碍的出现是该块肌肉的粘连、挛缩或痉挛引起。

(一) 肌肉容积检查

包括肌萎缩、假性肥大。

■ 肌萎缩是指比正常人或比健侧或伤病前肌肉缩小,测量患侧周径并与健侧对比。

□ 常见肌萎缩原因:

□ 下运动神经元损伤。

□ 缺乏功能锻炼之废用性肌萎缩(多见于上运动神经元损伤)。

□ 骨关节病继发肌萎缩。

□ 髋关节病可引起股四头肌萎缩。颈椎病神经根型可见大、小鱼际肌、骨间肌萎缩。

□ 常见假性肥大:

□ 进行性肌营养不良,腓肠肌肌容量明显增大,触之质韧但肌力减弱。

(二) 肌张力检查

■ 指肢体在静止不动完全放松时,肌肉所保持的紧张度。

■ 肌张力减低:静止放松时肌肉不能保持正常外形,触之松软无弹力,被动活动阻力减少或消失,关节活动幅度增大。常见于婴儿瘫、小脑疾患、低血钾、肌肉疾患、深昏迷等。

■ 肌张力增高:肌肉坚硬、被动活动阻力加大。关节活动幅度减少。

□ 锥体束损害引起肌张力增高,呈折刀式;锥体外系损害引起屈肌与伸肌肌张力均增高。

□ 肌强直试验:将上肢或下肢患侧肢体被动举高,然后使其自然下落,软若鞭状则为肌张力降低;若在高处停留时间较久,两侧对比后落下的肢体为肌张力增高。

□ 婴儿瘫肌张力松弛,脑性瘫肌张力增高;脊髓型颈椎病、肌萎缩性侧索硬化症,常见上肢肌张力下降,而下肢肌张力增强。

（三）肌力检查

■ 肌力是病人在主动活动时肌肉收缩的力量。目的是判断下运动神经元或肌肉损害程度、范围、分布情况。

■ 方法：让病人主动用力，作指定动作，医者给予适当抗阻力以测试肌力大小，触摸该肌收缩情况。

（四）肢体测量

■ 肢力线测量

□ 正常上肢力线：肱骨头中心、桡骨头和尺骨头三点在一条线上。

□ 正常下肢力线：髂前上嵴通过髌骨中心至第 1、2 趾间蹼。

■ 周径测量：选肌肉萎缩或肿胀明显平面，测量其周径，与对侧相同部位对照。

□ 上臂周径：在肱二头肌中部，两侧相对应部位对比。

□ 肩关节周围：自肩峰绕至腋窝，测量两侧周径对比。

□ 小腿周径：在膝关节间线下 10cm 测其周径，两侧对比。

□ 膝关节周径：在髌骨上缘、中间、下缘测周径，两侧对比。

□ 大腿周径：在髌骨底上缘 10～15cm 处，测周径并两侧对比。

■ 长度测量

□ 上肢总长度：肩峰至桡骨茎突尖部。

□ 上臂长度：肩峰至鹰嘴尖。

□ 小腿长度：膝关节外侧间隙至外踝尖。

□ 大腿长度：大粗隆至膝关节外侧关节间隙。

□ 下肢总长度：病人平卧，摆正骨盆，自髂前上棘至内踝尖的距离，两侧对比，测量骨盆有无移位畸形：测量剑突至髂前上棘的距离。

■ 肢体比量

□ 病人站立位：屈肘，医者在其背部比较肘的位置和上臂长度。

□ 病人坐位：屈肘下放桌面，比较前臂长度。

□ 病人站立：比较髌骨及内踝高度。

□ 病人仰卧：屈膝、屈髋，比较大腿高度。

□ 病人仰卧：双足放平，比较小腿高度。

（图 2-1）

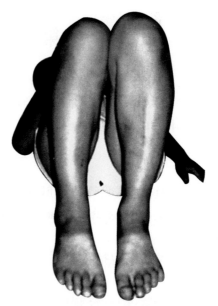

图 2-1 该患者右小腿明显较左侧短

脊柱的骨性标志

颈1:正对乳突下缘。

颈6:成人正对环状软骨。

颈7:最突出

胸2:正对胸骨柄上缘,肩胛骨内上角连线中点。

胸3:两侧肩胛冈间连线。

胸7:正对肩胛骨下角。

胸9:正对剑突。

腰2:下肋缘。

脐孔:相当于腰3、4椎间隙。

腰4:正对髂嵴平面。

骶1:正对髂后下棘。

脊柱横线和纵线水平线标志

■ 纵线

□ 正中线:各棘突连线为棘上、棘间韧带部位。

□ 椎板间线:距棘突1.5～2cm处,相当于腰肌、椎板、关节突关节及椎弓根部位。

□ 骶棘肌外缘线,距正中线3～6cm,可相当于骶棘肌外缘、横突尖部。

■ 横线

□ 肩胛骨下角连线与髂嵴连线,中间水平线,平第12胸椎平面。

□ 两侧髂骨嵴最高点连线,平第四腰椎平面。

第二节　神经系统检查

它可帮助医生确定病人的症状是来自骨骼肌系统或神经系统。例如:主诉肩痛的病人可能是颈5的神经根病变,也可能是肩周炎或三角肌下滑囊炎,没有完成颈椎和肩关节的全面检查就不可能明确诊断,并直接影响治疗的效果。

一、感　觉　检　查

常用针刺试验评价皮肤感觉的存在或消失,与皮肤的节段或周围神经的分布相联系。对明显的神经缺失,应进行更详细的神经检查,如痛、温觉,位置和震动觉等。

■ 浅感觉包括:痛觉、温度觉、触觉。患者闭目在肢体两侧对比或近、远端对比。

□ 痛觉:用针轻刺皮肤,确定有无痛觉过敏、减退或消失。

□ 温度觉:以冷水5～10℃和热水40～50℃试管,接触皮肤后询问病人冷热感觉。

　　□ 触觉：用小棉絮轻触病人皮肤。

　　■ 深感觉包括

　　□ 位置觉：病人闭目，医者捏其手指或足趾两侧，让其回答被捏的指或趾名称。

　　□ 震动觉：将震动的音叉置于骨突起皮肤上，询问有无震动及持续时间。

　　■ 皮层感觉

　　□ 在深浅感觉正常情况下可继续判断大脑皮层是否存在损害的检查。

　　□ 皮肤定位觉：手指轻触病人皮肤，让其用手指出受刺激部位。

　　□ 体表图形觉，用笔杆在病人皮肤上划几何图形或数字，询问其能否辨别出来。

二、感觉检查的临床意义

　　■ 神经根损伤：深浅感觉均受影响，其范围与脊髓神经节段分布区相一致，并伴损伤部位的疼痛；颈椎病、腰椎病有相应的感觉障碍区。

　　■ 神经干损伤：如正中神经损伤、腓总神经损伤多在受损伤的神经分布区出现深浅感觉障碍。

　　■ 神经丛损伤：该神经丛分布的浅深觉减弱或消失，常伴有疼痛。

　　■ 肢端感觉障碍呈手套或短袜分布：在此范围内各种感觉减弱或消失，见于神经末梢损害（如末梢神经炎）。

　　■ 半侧脊髓损伤：损害节段以下同侧运动障碍及深感觉障碍；对侧痛、温觉障碍，触觉往往不受影响，称为半侧脊髓损伤综合征。

　　■ 脊髓横断性损伤：损害节段以下浅、深感觉均受影响。

　　■ 脑干感觉传导束损害：多为非节段性的分离性或交叉性感觉障碍。在脑桥和小脑损害时，产生对侧肢体和面部各种感觉消失及感觉性共济失调。

　　■ 丘脑损害：受损害后对侧半身感觉消失，一般是上肢比下肢明显，肢体远端比近端明显，深感觉和触觉的障碍比痛、温觉明显。丘脑损害特点是感觉过度及感觉倒错，有自发性疼痛。

　　■ 内囊损害：一侧丘脑皮质束损害，可出现对侧半身感觉消失，如锥体束及视觉纤维也受损，则同时出现对侧半身偏瘫及偏盲（三偏综合征）。

　　■ 皮层损害：根据皮层损害部位不同，其感觉障碍可能为对侧某一部位，或某一肢体，较多见者是对侧半身感觉减退，肢体远端比近端明显，上肢比下肢明显。感觉障碍的特点是精细和复杂的感觉（如深感觉、皮层感觉）障碍较为严重。

　　■ 感觉程度：用减退、消失、过敏记录。

　　0级：无感觉。

1 级：深痛觉存在。

2 级：触觉及浅痛觉存在或者只具其一。

3 级：能分辨尖锐和强感觉。

4 级：能分辨触觉的部位。

5 级：触觉或体形感觉正常。

■ 皮肤感觉与神经根分布

□ C1 ~ C3 分布于枕部、颈部。

□ C4 分布于肩胛部。

□ C5 ~ C7 分布于手、前臂及上臂桡侧。

□ C8 ~ T2 分布于手、前臂及上臂尺侧。

□ T4 相当于乳头平面。

□ T6 相当于肋弓角。

□ T8 相当于肋弓下缘平面。

□ T10 相当于脐平面。

□ T12 相当于腹股沟平面（耻骨联合）。

□ L1 ~ L5 分布于下肢前面。

□ S1 ~ S3 分布于下肢后面。

□ S4 ~ S5 分布于臀内侧面、会阴、肛门、生殖器。

三、反 射 检 查

■ 深反射检查

□ 两侧对比是很重要的，出现对称性反射减弱可能是正常的差异。

□ 反射亢进与继发于减弱了运动皮质抑制的上运动神经元疾病有关。

□ 反射减弱可能继发于反射弧中断的下运动神经元所引起。

□ 对出现的病理反射如巴宾斯基征、霍夫曼症，两者的任何一个存在均可做出上运动神经元相关疾病的诊断。

□ 肱二头肌反射：病人肘关节屈曲 90°，检查者以一手托住患者肘部、拇指压在肱二头肌腱上，用叩诊锤叩拇指，则前臂屈曲。受肌皮神经支配。

□ 肱三头肌反射：病人肘关节半屈，叩击肱三头肌腱下端，前臂伸直。受桡神经支配。

□ 桡骨肌膜反射：病人肘关节半屈，前臂旋后位，轻叩桡骨茎突或桡骨外侧下 1/3，前臂屈曲旋前，有时伴有腕背伸及手指屈曲。受正中神经、桡神经、肌皮神经支配。

□ 膝腱反射：病人仰卧，检查者一手托住腘窝使膝关节呈半屈位，叩击髌韧带，膝关节伸直，受股神经支配。

□ 跟腱反射：病人仰卧，髋关节外旋，髋及膝关节半屈，检查一手托其足跟或扶其前足使胫骨后肌群维持一定张力,然后以叩诊锤叩击跟腱,踝关节跖屈。受坐骨神经支配。

■ 浅反射检查

□ 上腹壁反射:用一尖的器械轻而迅速地从腹外侧皮肤沿肋缘下面朝剑突划去,上腹壁收缩。受肋间神经(T7~T8)支配。

□ 中腹壁反射:从腹中部外侧皮肤划向脐部,中腹壁收缩。受肋间神经(T9~T10)支配。

□ 下腹壁反射:从腹下部外侧皮肤划向耻骨联合,下腹壁收缩。受肋间神经(T11~T12)支配。

□ 提睾反射:自上而下或自下而上轻划股内侧皮肤,同侧睾丸迅速上提。受生殖股神经支配。

□ 正常跖反射:轻划足底外侧皮肤,出现足趾及足向跖侧屈曲。受坐骨神经支配。

□ 肛门反射:刺激肛门附近皮肤,肛门外括约肌收缩。受肛尾神经支配。

■ 阵挛

□ 是腱反射高度亢进的一种表现。

□ 髌阵挛:病人仰卧,下肢伸直,医者手指按于髌骨上缘,骤然将髌骨向远侧缘推挤,并继续维持适当的推力,由于股四头肌阵阵节律收缩而使髌骨急速阵阵跳动,称为髌阵挛阳性。

□ 踝阵挛:病人仰卧,医者左手托其腘窝、膝关节半屈曲位,另一手推住前足底,骤然推足背屈,并维持适当推力,踝关节便出现有节律的伸屈动作,称为踝阵挛阳性。

■ 病理反射

□ 病理反射是中枢神经损害时才出现的异常反射。

□ 巴宾斯基征:以针在足底外缘自后向前划过,趾背伸,其余各趾扇状散开为阳性。

□ 霍夫曼征:将病人前臂旋前,向掌侧弹拨中指远端指甲,拇指及其余四指快速屈曲为阳性。

□ 拉米斯特斯足征:病人仰卧,双下肢伸直并稍外展。医者双手扶住健侧下肢,病人抗阻力外展下肢。若患肢出现反射性的外展动作为阳性,相反,病人抗阻力内收健腿,若患肢也同样出现反射性内收动作也为阳性,说明锥体束受损。

□ 上肢对侧伴随运动:病人坐位,手掌朝上,手指伸直,肌肉放松。

□ 医者与病人的健侧手用力握手,如患侧手出现反射的握拳动作即为阳性。

□ 或病人健侧手用力握拳。而患侧手也出现反射性各指屈曲的伴随动作亦为阳性,说明该上肢轻度的锥体束损害。

□ 拇指伴随运动:医者一手固定病人前臂,使手掌向上,另一手四指与病人同手四指互相用力勾拉。正常拇指无反射动作。若拇指出现明显的屈曲和内收动作为阳性,说明该上肢有上运动神经元损害,此反射在锥体束损害的早期即可出现阳性。

■ 临床意义

□ 反射检查有助于判断神经系统损害的部位和性质,检查时必须两侧对比,但正常情况下,两侧反射也不一定完全对称。

□ 浅反射减弱或消失,可因为上运动神经元受损害,皮层反射通路受影响引起。

□ 深反射减弱或消失,是反射弧受抑制或中断的表现,可由于周围神经、神经根或脊髓灰质的病变引起。

□ 深反射亢进,常由上运动神经元病变引起,例如皮层运动区和锥体束受损后,使脊髓反射弧的抑制释放,引起深反射亢进。

□ 病理反射出现则表示上运动神经元损害。

脑瘫反射检查

■ 兰朵反射:用于检查大脑性瘫痪。

□ 婴儿期检查法:检查者以双手掌托起患儿胸腹部,使之悬空俯卧位,若托起时患儿垂头垂足,反射即为阳性。可能是大脑发育不全或大脑性瘫痪的早期表现。正常婴儿在被托起时呈现挺胸、仰头和伸腿的姿势;若按头俯屈,婴儿的髋关节也反射性的屈曲。

□ 学坐期小儿检查法:患儿在坐位时,出现项背部不能伸直和双臂弯曲,即为阳性。若再按其头部使之俯屈,放手时患儿可出现反射性颈项过伸,角弓反张。此征见于大脑性瘫痪的患儿。正常的小儿在坐位时的姿势是头后仰双臂伸直。

■ 强握反射:又称握持反射。

□ 检查者以手指或其他物体触及小儿手掌心,小儿即强握此物不放,称为反射存在或阳性。

□ 3~4 个月之内的婴儿此反射阳性,以后逐渐消失。若以后仍然存在或重新出现,提示其对侧大脑(额叶)有病变,如大脑性瘫痪。

□ 若 3~4 个月之内的婴儿此反射消失,说明该侧肢可能有瘫痪,如臂丛神经损伤等。

■ 拥抱反射

□ 小儿仰卧,检查者抬起其头与颈部,使上身离开床面 30°角(约成半坐位),然后突然将小儿头放下约 15°角(放下高度约数厘米)。也可以将小儿仰卧于桌上,头露在桌边之外,检查者双手将头扶在水平位,然后将头突然放下数厘米。

□ 还可以将小儿仰卧于检查者(坐位)双腿上,一手托小儿身体,另一手托住小儿头成水平位,然后突然下放。当小儿头下放时,正常小儿可出现反射性的躯干伸直,双臂先伸直外展,然后再屈曲内收抱在胸前。若下肢也出现伸直动作,并发出哭声,即称为拥抱反射阳性。

□ 正常新生儿皆可见此反射,4个月后消失。

□ 若新生儿此反射过早消失,两臂均无反应,说明有肌张力不全或肌痉挛现象存在,提示脑损伤或疾患。

□ 若4个月后反射仍持续存在,说明脑损伤或脑发育不良,可能为大脑性瘫痪。

■ 坐位后仰试验:患者坐在桌边上,双小腿垂于桌下,双手抓住桌边缘,然后慢慢地后仰,直至卧倒。若头虽后仰,但只是腰背部变驼,而无后仰卧倒之势,同时其下肢也出现紧张伸直状态即为试验阳性。说明大脑运动区病损,运动失调。

四、小脑疾患试验及共济失调检查

■ 双指试验:又称双臂试验。病人站立或取坐位,闭眼,双上肢向前水平伸直,握拳并伸出示指,若两手均偏向患侧,提示迷路病变。

■ 指指试验

□ 嘱病人伸直示指、屈肘,然后伸直前臂以示指触碰对面医者的示指,先睁眼作,后闭眼作,正常人可准确完成。

□ 若总是偏向一侧,则提示该侧小脑或迷路有病变。

□ 也可以病人自己双手示指先相对,然后一手不动,另一手外展后又回到原位,与不动的那只手相碰,然后双手交换,依法重复此试验。

■ 指鼻试验

□ 医者先作示范动作,即将前臂外旋、伸直,然后以示指触自己的鼻尖,先慢后快,先睁眼后闭眼反复做上述动作。

□ 正常人动作准确,共济失调病人指鼻动作经常失误,出现手指偏斜和动作性震颤。

□ 如睁眼无困难、闭目则不能完成为感觉性共济失调;

□ 睁眼、闭眼皆有困难者为小脑共济失调。

■ 指指-指鼻试验:此试验为指指试验与指鼻试验同时作,试验结果比单独一个试验结果更明显。

■ 辨距不良试验:小脑半球病变者取物时,其手展开幅度很大,与该物大小极不相称,而且距离不准,往往将物推翻之后,才能握住,其意义与指鼻试验相同。

■ 菲休（Fisher）试验：又称手指试验。先在病人拇指的指间关节尺侧缘作一标记，然后让病人该手示指尖叩击此点。叩击时要连续迅速，每秒 3～5 次。示指尖抬高约 1.5～2cm，叩击时拇指不准移动。

□ 若有小脑疾患，示指叩击动作缓慢，示指抬高幅度小，节律不规则，叩击部位不准确，过早停止，甚至不能作此动作。

□ 上锥体系、间脑或基底神经节损伤者，示指叩击运动也缓慢，幅度小，动作僵硬，并且拇指的动作较多，甚至腕关节也参加运动。

■ 轮替动作试验：嘱病人伸直手掌并反复作快速旋前、旋后动作，以观察拮抗肌群的协调动作。共济失调者动作缓慢、笨拙。一侧快速动作障碍则提示该侧小脑半球病变。

■ 反冲力消失征

□ 病人取坐位，用力屈肘。检查者拉其前臂用力使其伸肘（另手按其肩部保护），然后突然放手。

□ 正常人手臂仅稍有反冲现象，不会反击自己身上。

□ 若有小脑疾患，因拮抗肌肌张力低下，手臂即反击自己身上，此征为阳性。

■ 跟-膝-胫试验：嘱病人仰卧，先将一侧下肢屈曲，足跟置于对侧膝部远端，并沿胫骨前徐徐滑下至内踝。睁眼和闭眼各反复试验数次。共济失调病人（小脑或脊髓后索病变）出现动作不稳或失误。

■ 菲休跟胫试验

□ 病人仰卧，双下肢伸直，然后提起一足，以足跟连续叩击对侧胫骨粗隆下方，提跟高度约 30cm，每秒叩击 2～3 次。

□ 该试验亦可取站立位进行。此试验比跟膝胫试验更敏感。特别是小脑疾患者可出现侧距过远，动作分解和失调。

□ 锥体束病人动作缓慢，提高幅度小。

■ 闭目难立征

□ 测试时嘱病人两臂向前伸平，双足并拢直立，或一足置于另一足跟之后站立，然后闭目。

□ 如出现身体摇晃或倾斜则为阳性。

□ 仅闭目时不稳提示两下肢有深感觉障碍或前庭疾患。

□ 闭目睁目均不稳提示小脑蚓部病变。

■ 仰卧起坐试验

□ 病人仰卧于硬板床上，不垫枕，双下肢伸直，双手放置胸前，嘱病人不用手支撑自行坐起。

□ 若患侧半身肌张力低下（如一侧小脑疾患），在坐起时，同侧下肢也随之举起，称为臀部躯干联合屈曲征阳性。

□ 若一侧大脑疾患,则对侧下肢举起。

□ 若为双侧性小脑或大脑运动区病变则两侧下肢同时举起,如不用双手支撑床面,病人便无法仰卧起坐。

■ 正常人在仰卧起坐时可以保持骨盆、下肢不动,膝关节伸直。

五、运动神经元损害的鉴别

■ 锥体束是机体骨骼肌随意运动的传导束,功能障碍的主要表现是瘫痪。

■ 瘫痪分上下运动神经元损害,一般情况是上运动神经元损害(病变在皮质运动区或锥体束)出现痉挛性瘫痪,下运动神经元损害(脊髓前角细胞或脊神经的破坏性病变)出现弛缓瘫痪。

■ 痉挛性瘫痪又可分为伸直型和屈曲型两种。受到刺激后双下肢呈髋、膝关节伸直,踝跖屈位,即为伸直型;

■ 髋、膝关节屈曲、踝背屈,则为屈曲型。

六、上、下运动神经元损害体征鉴别

表 2-1　　上、下运动神经元损害体征鉴别

	上神经元(中枢性瘫痪)	下神经元(周围性瘫痪)
瘫痪程度	不完全	完全
瘫痪性质	以肢体为主	以肌群为主
肌张力	亢进	减退或消失
深反射	亢进	减退或消失
浅反射	减退或消失	存在
病理反射	有	无
肌萎缩	无或轻微	明显
肌纤维颤动	无	出现在运动神经核或前角损害时
肌电反应	无变性反应	有变性反应
植物神经	轻微痉挛性	显著

七、自主神经检查

■ 健康人交感神经系统与副交感神经系统的作用既拮抗又协调,以共同完成器官的正常功能,调整内脏、血管、竖毛肌、汗腺等的活动。

■ 检查神经损伤分布区皮肤的色泽、汗液分泌情况、汗毛多少、有无皮肤脱屑、粗糙、营养性溃疡、褥疮等。

■ 周围神经损伤或脊髓损伤节段以下的皮肤有可能出现这些症状。

■ 竖毛反射

□ 将冰块放在病人的颈后或腋窝皮肤上数秒钟之后,可见竖毛肌收缩,毛囊处隆起如鸡皮状。

□ 竖毛反射受交感神经节段性支配,C8～T3 支配面部和颈部,T4～T7 支配上肢,T8～T9 支配躯干,T10～L2 支配下肢,根据反应的部位可作交感神经功能障碍的定位诊断。

■ 皮肤划纹试验

□ 为刺激皮肤引起的毛细血管反射。

□ 白色皮肤划纹反应:用钝头竹签加适度压力在皮肤上划压,数秒以后皮肤就会出现白色划痕(血管收缩),称为皮肤划纹现象。

□ 正常持续 1～5 分钟自行消失。

□ 如果持续时间较长,提示有交感神经兴奋性增高。

□ 皮肤红色划纹反应:经竹签划压后很快出现红色条纹,持续时间较长(数小时),而且逐渐增宽或皮面隆起,则提示副交感神经兴奋性增高。

□ 周围神经损伤或脊髓损伤,节段以下皮肤划纹反应减弱或消失。

■ 发汗试验

□ 伤肢皮肤涂以 1%～2% 含碘溶液,干燥后再撒一层淀粉,然后使病人发汗,淀粉在汗液的作用下变为蓝色。

□ 在周围神经损伤或脊髓损伤节段以下分布区无汗或少汗,根据淀粉变色情况,可以作出判断。

□ 颈椎病变时,检查有无患侧眼睑下垂、瞳孔缩小、眼球轻度下陷、面部无汗等霍纳(Horner)综合征的表现,即颈交感神经麻痹综合征。如有上述表现应考虑颈交感神经节或 C8～T1 脊髓病变。

□ 脊髓损伤或病变时,应检查二便、括约肌功能及性功能的情况,有无尿潴留或尿失禁,有无便秘或大便失禁。

八、周围神经损伤体征和检查

■ 脊神经根损害的定位

□ 脊神经根损伤或病变常为多发,往往双侧同时受累,前后根同时受累。

□ 后根损害:

□ 后根为感觉神经支,完全破坏时其支配的躯体部位出现根性的深、浅感觉消失。

□ 部分损害时,其支配的躯体部位出现根性神经痛。治疗腰椎间盘突出症用针刀刺激脊神经后根。

□ 前根损害:

□ 前根为运动神经支,完全破坏时,其支配的肢体呈下运动神经元性瘫痪;

□ 部分损害时,出现肌纤维束震颤。

□ 脊神经后根神经节损害:

□ 其支配的体表部位出现感觉障碍,自发性疼痛,感觉减退或过敏并伴发带状疱疹。

□ 前根运动纤维和后根感觉纤维在椎间孔处合成脊神经,所以用针刀在椎间孔处刺激脊神经,治疗痉挛性脑瘫和椎间盘病变。

■ 周围神经干损害的定位

□ 神经干损伤后其支配的肢体部位同时出现感觉、运动(下运动神经元性)、反射及自主神经症状。

□ 皮神经损害后,在其感觉分布区出现浅感觉障碍,而深感觉正常。

■ 臂丛神经损伤

□ 臂丛神经由 C5～C8 及 T1 神经组成。根据损伤平面及神经的不同可以出现如下几种情况。

□ 椎孔内损伤:皮面隆起,则提示副交感神经兴奋性增高。

□ 上部神经根被牵拉撕脱,患侧大、小菱形肌和前锯肌同时瘫痪。

□ 下部神经根被牵拉撕脱,可出现霍纳(Horner)综合征的表现。

□ 椎孔内损伤常常伴有短暂的同侧下肢运动障碍和膀胱、直肠括约肌的功能障碍。

□ 上臂型:受伤的部位在 C5～C6 神经根合成的上干。主要体征为肩和上臂麻痹,运动功能丧失,肘关节屈伸功能障碍,腕及掌指关节背伸障碍,大鱼际肌和桡侧屈腕肌麻痹。上肢外侧皮肤感觉障碍。尺侧屈腕肌和屈环指、小指肌功能受影响不大。这种类型又称厄伯-杜谦(Erb-Duchenne)麻痹。

□ 下臂型:为 C8 和 T1 神经根受伤,主要体征为小指及环指屈伸功能障碍,手内在肌瘫痪,腕及前臂运动功能部分或完全丧失。上肢内侧皮肤感觉障碍。上臂及肩部肌肉影响不大。这种类型又称克龙克(Klumpke)麻痹。

□ 全臂型:整个上肢呈弛缓性麻痹,肌肉严重萎缩,皮肤感觉丧失。肩关节因周围肌肉瘫痪松弛而向下半脱位,患肢长期下垂而出现浮肿,皮肤出现脱毛、变薄、发亮的表现。

■ 正中神经损伤

□ 正中神经由 C6～C8 及 T1 神经根组成。

□ 拇指对掌功能丧失,拇、示、中指不能屈曲,大鱼际肌萎缩,呈现"猿手"畸形。桡侧屈腕肌及旋前圆肌麻痹。

□ 桡侧三个半手指掌侧及背侧 1～2 节皮肤感觉障碍。部分损伤时可出现烧灼痛。

□ 皮肤营养障碍明显。

□ 握拳试验:患手握拳时,拇指与示指不能屈曲,中指屈曲不完全。

□ 拇指对掌试验:正常拇指对掌运动时,拇指末节指腹可与小指末节指用面面相对,正中神经损伤时,拇指只能与小指的侧缘相接触,不能与指腹相接触。

□ 两手互握试验：病人取坐位，两肘支于桌上，两手举起，手指交叉互相握手，即可见其患侧示指、中指不能屈曲。

□ 拇指屈曲试验：病人手放于桌上，手掌朝上。检查者固定拇指掌指关节于屈曲位，然后让其主动屈曲指间关节。或检查者用另手示指顶住其拇指末节指腹作对抗，嘱其抗阻力地屈曲指间关节，如无力或不能屈曲，说明拇长屈肌无力，正中神经损伤部位可能在肘部以上。

□ 拇指、小指夹纸试验：嘱病人手拇指与小指夹一个纸片，检查者能轻易抽出纸片，即为试验阳性，说明拇指对掌肌无力。

■ 桡神经损伤

□ 桡神经由 C6～C8 及 T1 神经根组成。

□ 伸腕肌及伸指肌麻痹，腕下垂，前臂背侧肌肉萎缩。若损伤平面较高在桡神经沟以上，则肱三头肌出现麻痹，不能主动伸直肘关节。

□ 第 1、2 掌骨背侧皮肤感觉障碍。

□ 肱三头肌反射及桡骨膜反射消失。

□ 握拳试验：患手握拳时，拇指不能与其余四指相对，只能靠在示指的桡侧。握拳时其腕关节不能背伸而是垂腕更加明显。

□ 合掌分掌试验：病人双手五指伸直并拢，合掌举起于胸前，然后腕部仍然相贴，指与掌分开（即背伸腕关节和掌指关节），如见患手无能力分掌，而是弯着手指并沿着健侧手掌向下滑落，即为试验阳性。

□ 病人双手举起于面前，手掌向前，四指伸直，拇指外展，双手平排，即可见患侧拇指处于内收位，不能外展和背伸。

□ 拇指尖与示指尖不能相碰构成"O"形姿势。

■ 尺神经损伤

□ 尺神经由 C8～T1 神经根组成。

□ 小指及环指掌指关节不能屈曲，指间关节不能伸直。拇指不能内收，其余四指不能内收、外展。骨间肌及小鱼际肌萎缩，呈现"爪形"手畸形。

□ 尺侧一个半手指及尺侧手掌手背感觉障碍。

□ 握拳试验：患手握拳时，小指与环指无能力屈曲。

□ 小指屈指试验：病人手掌朝下，平放于桌上，五指伸直，然后各指作搔抓桌面动作，如小指不能搔抓，即为试验阳性。

■ 股神经损伤

□ 股神经由 L2～L4 神经组成。

□ 屈髋与伸膝运动功能障碍。

□ 下肢内侧面皮肤感觉障碍（股前皮神经与隐神经分布区），部分损伤可出现膝部疼痛。

□ 膝腱反射消失。

□ 操作方法：病人坐位，两小腿下垂，医者拇、示指置于膝腱两侧，另一手持叩诊锤，用腕部活动，叩击拇、示指之间膝腱。

□ 病人精神紧张不易叩出反射。

□ 膝腱反射提示 L2～L4 神经是否有病变。

□ 消失，说明 L2～L4 神经节有不同程度的损伤。

□ 活跃或亢进，说明 L4 以上中枢神经病变。

■ 坐骨神经损伤

□ 坐骨神经由 L4～L5 至 S1～S3 神经组成。由坐骨切迹处出骨盆，经过梨状肌进入大腿后侧，走行于股骨大粗隆与坐骨结节之间。

□ 膝关节屈曲无力，小腿及足部肌肉麻痹，呈垂足畸形，踇趾屈伸运动及踝关节背屈、跖屈运动功能丧失是重要体征。

□ 小腿后外侧及足部皮肤感觉障碍。部分损伤时有疼痛症状。

■ 腓总神经损伤

□ 腓总神经为坐骨神经的两大分支之一，至腓骨颈处分成腓深、腓浅两大神经支及膝关节返支。

□ 腓总神经越过腓骨颈时，走行表浅，容易受到损伤。如切割伤、骨折刺伤、胫骨结节骨牵引时不正确地穿刺伤、夹板或石膏压迫损伤等。

□ 足不能主动外翻，足及趾不能背屈，呈足下垂畸形。

□ 小腿前外侧及足背皮肤感觉障碍。

□ 如腓浅神经损伤，腓深神经正常，仅表现足不能主动外翻，无垂足表现。

□ 如腓深神经损伤，腓浅神经正常，主要表现为足下垂，足可以主动外翻。感觉障碍仅局限于足背第 1、2 趾间小面积皮肤。

□ 跖屈踝试验：患者仰卧位，双下肢伸直。检查者骤将患侧踝关节跖屈，若出现腘窝及小腿前外侧疼痛，即为试验阳性，提示腓神经损伤。

■ 胫神经损伤

□ 胫神经为坐骨神经另一大分支。多由于小腿损伤时合并损伤。

□ 足不能跖屈、内收、内翻，趾不能屈曲、内收及外展，日久形成"爪形"足。

□ 足底及足趾末节感觉障碍，部分损伤时可出现灼痛症状。

□ 跟腱反射消失的检查方法：病人跪位，腰伸直，双踝伸出诊台，用腕力叩击跟腱。该反射为小腿三头肌的深部腱反射，由 S1 神经支配。

□ 减弱或消失提示 S1 神经受损。

□ 活跃或亢进提示上神经元病变或 S1 受刺激。

□ 背屈踝试验：又称 Sicard 征。检查者用力将患侧踝关节背屈，若腘窝及小腿后侧疼痛，即为试验阳性，提示胫神经损伤。

□ 背屈踇趾试验：又称 Turinn 征。检查者骤将患侧踇趾背屈而使其上跷，若腓肠肌疼痛，即为试验阳性，提示胫神经损伤。

九、脊髓损害的检查

■ 感觉检查

□ 包括痛觉、触觉、温度觉、震动觉、关节位置觉及分辨觉等，一定区域的感觉消失、减退或过敏均表示一定节段的脊髓或神经根遭受损伤。

□ 每次检查结果用图表详细记录，并进行比较。

■ 运动功能检查：检查损伤平面以下肌肉运动功能，如为颈椎脊髓损伤，四肢肌肉运动均应检查，如颈段以下脊髓损伤，只需对比下肢运动情况。

■ 反射检查

□ 包括浅反射、深反射及病理反射。

□ 浅反射应检查腹壁反射、提睾反射、肛门反射。

□ 深反射在上肢应检查肱二头肌腱反射，肱三头肌腱反射及桡骨膜反射等；在下肢应检查膝腱反射及跟腱反射等。

□ 病理反射主要检查霍夫曼征、巴宾斯基征及髌阵挛、踝阵挛等。

□ 三屈征：

□ 病人仰卧，双下肢伸直，检查者以针刺痛其下肢，或迅速用力将足趾跖屈，若病人该下肢出现踝关节背屈、膝关节屈曲和髋关节屈曲，即称三屈征阳性，说明脊髓腰段以上有横贯性（完全性）损害。

□ 病人仰卧，双下肢伸直，然后一侧下肢主动屈髋、屈膝。正常人踝关节也反射性地跖屈，即三屈征阴性。若出现踝关节背屈，即称为三屈征阳性。说明对侧锥体束有损害。如同时出现足极度跖屈和内翻，可能是额叶皮质有病变。

□ 病人俯卧，下肢伸直，然后一侧下肢屈膝。正常人踝关节反射性地跖屈。如屈膝同时出现踝关节和髋关节屈曲的反射动作，即称为三屈征阳性，说明对侧额叶皮质或锥体束病损。

□ 全部反射：又称总体反射或总体屈曲反射。下肢某处稍有震动或刺激，即可引起广泛而显著的肌肉痉挛，髋、膝关节屈曲，踝关节背屈（称为三屈征），双下肢内收，前腹壁痉挛；瘫痪区某处皮肤出汗，有时出现反射性排尿、排便、阴茎勃起、血压升高等现象。这种广泛而显著的反射就称为"全部反射"。

□ 此种反射是由于脊髓反射中枢失去大脑高级中枢的控制，兴奋性增强和扩散的结果。此反射阳性多见于脊髓骶腰段以上完全横断性损害而腰骶段完整者。

■ 括约肌功能检查

□ 主要检查排尿、排便功能情况。

□ 脊髓休克期或脊髓、马尾神经完全横断早期，二便括约肌的功能完全丧失。

□ 排尿功能表现为无张力性膀胱，病人无尿意，尿潴留，膀胱胀满，形成充溢性尿失禁,滴流排尿。肛门括约肌完全松弛,大便干则便秘,大便稀则失禁。

□ 若是脊髓、马尾神经不全横断或脊髓压迫症可能出现不同程度的括约肌功能丧失。

□ 脊髓休克期之后可出现自律性膀胱,不受大脑和脊髓排尿中枢的控制,不能随意排尿,膀胱胀满到一定程度,膀胱壁肌肉仍有微弱的收缩,尿液自动从尿道口溢出。但此种膀胱张力低、容量及内压力均较大,残余量多。这种情况往往是骶髓排尿中枢或马尾神经完全损伤后的最终恢复结果。

□ 若脊髓损伤平面在骶髓以上,骶髓排尿中枢或马尾神经未受损伤,半年或一年之后可形成反射性膀胱,虽然不能随意控制排尿,但膀胱胀满到一定程度时,可以引起自动有力地按时收缩排尿,即反射性排尿,每次排尿 150～400ml。每次排尿时病人往往有预兆,如下肢抽搐、上身发热或出汗等。

■ 自主神经功能检查

□ 脊髓损伤早期,损伤平面以下表现为无汗。

□ 皮肤划纹试验为白色划纹反应,血管舒缩功能障碍,致使静脉和淋巴回流不畅而下肢发生水肿。

脊髓横断在不同平面的临床表现

■ C1～C4 脊髓节段完全横断损伤,表现为颈肌麻痹,头部主动运动明显受限,肌肉麻痹,呼吸肌麻痹。

■ C5～C6 脊髓节段完全横断损伤,表现为肋间肌麻痹,四肢痉挛性麻痹。典型姿势是病人仰卧,躯干和四肢不能运动,上臂外展,外旋,前臂屈曲。

■ C6～C7 脊髓节段完全横断损伤,表现为肋间肌麻痹,下肢痉挛性瘫痪,肱二头肌腱反射存在,肱三头肌腱反射消失。典型姿势是病人仰卧,躯干和下肢完全不动,上臂外展,肘关节屈曲,前臂置于胸前,手指微屈。

■ C6～T1 脊髓节段完全横断损伤,出现受伤节段的肋间肌麻痹,上肢运动部分保留,上肢反射存在,下肢痉挛性麻痹,并有霍纳综合征表现。

■ T1～T7 脊髓节段完全横断损伤,出现受伤节段的肋间肌麻痹,膈肌运动正常。腹部和下肢痉挛性麻痹,腹壁反射完全消失。

■ T9～T10 脊髓节段完全横断损伤,表现下肢痉挛性瘫痪。腹直肌上半部正常,下半部麻痹,上腹壁反射存在,下腹壁反射消失。

■ T12～L1 脊髓节段完全横断损伤,表现为下肢痉挛性瘫痪,腹直肌正常,腹横肌与腹斜肌下部纤维麻痹。腹壁反射存在,提睾反射减退或消失。

■ L3～L4 脊髓节段完全横断损伤,表现为股内收肌和股四头肌弛缓性麻痹,膝反射减退或消失,跟腱反射亢进。

■ S1～S2 脊髓节段完全横断损伤,表现为髋关节屈曲、内收运动、膝关节伸直运动及踝关节背屈运动无障碍,但髋关节其余肌肉及膝关节屈肌无力,腓肠肌和足内小肌呈弛缓性麻痹。膝反射存在,跟腱反射及跖反射消失。

■ S3 ~ S5 脊髓节段(圆锥部)完全横断损伤,主要表现是躯干和四肢的运动及反射正常;大小便潴留,肛门反射和球海绵体反射消失;阳痿,马鞍区皮肤感觉丧失。

■ 马尾神经损伤

□ 主要表现是损伤的马尾神经所支配的肌肉呈现弛缓性麻痹,常见膝以下肌肉(胫前肌常例外)、股后侧肌群及臀肌麻痹。膝反射存在,跟腱反射和跖反射减退或消失。

□ 上部骶神经及第 5 神经根损伤,足部及小腿后外侧感觉丧失;

□ 下部骶神经损伤,鞍区、臀部及大腿麻木及痛觉丧失。

□ 马尾神经很少全部损伤,部分损伤典型表现是双下肢功能障碍不对称,无固定形式。

十、脊髓不完全横断或受压的检查及临床表现

(一) 检查

■ 脊髓不完全横断或受压也可能伴发脊髓休克,在有脊髓休克的情况下,其临床表现很难与脊髓完全横断的早期相鉴别。

■ 待脊髓休克恢复后,若为不完全横断或受压迫,则部分功能得以恢复。若不伴发脊髓休克,则损伤初期或受压的临床表现差异很大,有的仅有轻微的神经症状,有的则可能近于完全横断。如检查时发现有下列体征之一即说明是不完全横断:

□ 一块肌肉或一个足趾仍有主动运动。

□ 感觉未完全消失,或一侧感觉平面较另一侧低。

□ 重压蹈趾时病人感觉疼痛。

□ 仅一侧下肢麻痹。

(二) 临床表现

■ 脊髓前角损害:损害的神经组织相应区表现肌肉无力、肌萎缩,但感觉不受影响,如小儿麻痹症。慢性前角损害常出现肌纤维震颤。

■ 脊髓后角损害:受损区出现节段性痛、温度觉障碍,但触觉和深感觉仍然存在(分离性感觉障碍)。

■ 前、后角联合损害:为两侧对称性的节段性痛、温度觉障碍,但该区触觉仍然存在(分离性感觉障碍)。

■ 传导束损害:感觉传导束受损害,受损节段平面以下的全部范围感觉发生障碍,与后根、后角或前联合的节段性分布不同。

■ 后索损害:患侧受损平面以下本体感觉消失或减退,出现感觉性共济

失调。

■ 侧索损害：如一侧脊髓丘脑束受损，其对侧损伤平面2~3节段以下的皮肤痛、温度觉消失或减弱，但触觉仍然存在（分离性感觉障碍）。

■ 半侧脊髓横断性损害：在损害阶段平面以下同侧感觉消失，运动障碍痉挛性瘫痪，对侧皮肤痛、温度觉消失。但两侧触觉仍然存在，这种损害又称布朗-色夸综合征。

十一、截瘫病人按运动功能程度分级

Ⅰ：两下肢部分瘫痪，有部分运动功能。

Ⅱ：两下肢完全瘫痪，呈伸直型痉挛。

Ⅲ：两下肢完全瘫痪，呈屈曲。

Ⅳ：两下肢完全迟缓性瘫痪。

第一节 颈 项 部

一、望 诊

■ 头颈姿态有否向前、后、侧方弯曲。

□ 头部姿势是颈痛的主要原因,姿势不当可使软组织承受过度的应力。

□ 正常的姿势是耳廓处于挺直的肩部的正上方。

■ 颈椎正常前凸的稳定由肌肉、韧带、关节突及椎间盘的形状来维持。肌肉的紧张度决定脊柱的弯曲程度。下段颈椎最大限度的屈曲、伸直与旋转在脊柱的前凸曲线的顶点 C5 ~ C6 间,是最易发生损伤的部位。枕下三角肌是身体中最敏感的肌肉也是上段颈椎最易损伤的部位。

■ 头向前倾的姿势(伏案工作)会使枕下三角内的椎动脉的血液循环受影响。(椎动脉在寰椎上表面及枕骨下走行,然后穿过枕骨大孔进入脑部)。

□ 头长时间向前倾时会导致寰枕间隙变窄,致使椎动脉受压。

□ 针刀切割松解枕下三角肌、寰枕筋膜可明显缓解椎动脉受压症状。

□ 屈背、头前倾姿势颈椎呈伸展状态,可使椎间孔变窄导致神经根受压。

□ 还会使颈椎与上胸椎的伸肌紧张度增加,最终导致肌肉损伤,增加关节突与椎间盘上的压力,出现椎间孔进一步狭窄或胸廓出口处受压;造成手臂的神经受压与血供受阻。

□ 垂头、弯腰姿势,使人的肺活量降低,下颌关节过度紧张。

■ 先天性斜颈，头颈部向一侧偏斜，面部不对称,患侧胸锁乳突肌明显突出。

■ 环枢关节脱位，下颌偏向一侧,头部沉重,常用手支持头部,头多旋向健侧,并向患侧倾斜。

■ 颈椎前方半脱位，头略前倾,下位颈椎棘突略显突出。

■ 强直性脊柱炎，多有颈部活动不灵活或旁视时将随身体一起转动,应与类风湿性关节炎鉴别。

■ 前斜角肌症候群，可见颈椎前凸。

■ 颈椎骨折、脱位、结核，可见颈椎后凸、侧弯或扭转畸形。

二、问　诊

■ 询问疼痛的部位和性质、持续时间、昼夜疼痛的规律。

□ 夜间局限性、持续性疼痛加重提示颈部肿瘤,因颈椎是乳腺、肺、前列腺肿瘤转移的好发部位。

□ 疼痛与体位改变的关系、疼痛减轻或加重的因素。

□ 晨起好转，白天加重提示姿势不当;情绪紧张所致的肌紧张或软组织的功能性疾患。

□ 晨起加重或夜间加重提示炎症。

■ 有否双臂或双手的麻木及刺痛感,有否头痛、视觉模糊和眩晕。

■ 深呼吸、咳嗽、喷嚏或用力是否加重症状。

三、触　诊

■ 触诊手法

□ 三指触诊法，触及棘突有无偏歪。

□ 用拇指自上而下用均等力度按压棘突、棘间隙,有无压痛、条索、硬结,有无肌紧张或松弛,再依次按压各棘突旁小关节处(约 1.5~2cm),有否压痛、放射痛或窜麻。

□ 皮下、筋膜、棘间或棘突的病变压痛较表浅。在棘突间触到硬结或条索多是韧带钙化。椎间关节病变横突部压痛。

□ 锁骨上方或颈后三角下部压痛,见于颈肋、臂丛神经炎、前斜角肌综合征等。

□ 枕骨下方、乳突后与后正中线之间的凹陷内压痛,见于椎体或椎间关节病变。

□ 胸锁乳突肌起点固定压痛,见于胸锁乳突肌和斜方肌肌腱炎。

□ 在 C2~C3 间隙压痛,常提示椎动脉型颈椎病。

■ 颈背部常见压痛点

□ 颈椎间盘突出症压痛点多在患侧下部颈椎及肩胛内上角,且疼痛向患侧上肢放射。

□ 胸锁乳突肌、斜方肌、冈上肌、冈下肌在劳损、挫伤、肌腱炎时有固定性压痛。

四、运动检查

■ 固定双肩,躯干不能参与运动。

■ 中立位前屈、后伸各 35°~45°。

□ 前屈颏部可触及胸骨柄,前屈时可使关节突张开,使关节疾患得到缓解,同时会拉伸颈伸肌与斜方肌及项背与肩部的肌肉,这些肌群如有损伤或肌张力增加造成肩胛区的牵拉感和疼痛。

□ 后伸双目可直视天花板,后伸时肩峰区或肩胛区出现牵涉痛提示关节受刺激;臂或手相应皮节的牵涉痛提示神经根疾患。

□ 针刀治疗可分别对关节囊切割和行神经触激。

■ 左右侧屈各 45°。

□ 侧屈耳接近肩部,侧屈疼痛提示关节疾患。

□ 对侧的疼痛或肌紧张提示肌肉损伤。

□ 侧屈使同侧的骨关节突关节与椎间孔闭合,可引发肩部的弥漫性牵涉痛。

■ 左右旋转各 60°~80°。

□ 旋转下颏能接近肩部,出现弥漫性疼痛提示软组织受损。

□ 局限性疼痛提示关节突或关节囊损伤。

五、特殊检查

■ 颈部轴位挤压试验:病人坐位,头向患侧的侧后倾斜,医者双手交叉,在头顶部沿颈部纵轴向下施加压力,患肢发生放射性疼痛为阳性,因侧弯使椎间孔变小,再加压椎间孔更窄,出现神经根挤压症状。

■ 颈部轴位牵引试验:病人坐位,头中立位,医者双手分别托起下颌和枕部,向上牵颈部,使椎间孔增大。

□ 若肢麻、眩晕、耳鸣减轻为阳性,提示颈椎病。

□ 阴性提示项部软组织扭挫伤。

■ 爱迪斯症(深呼吸试验):病人坐位,两手置于膝上,检查者两手触摸两侧桡动脉搏动,嘱其深呼吸达高峰时,猛向患侧转动,并屏住气,使锁骨下动脉受上下的压力。

□ 若桡动脉无变化或轻微减弱为正常,明显减弱为阳性。

□ 说明锁骨下动脉受到挤压,此试验见于颈肋和前斜角肌综合征。

■ 挺胸试验:病人站立位挺胸,两臂向后伸,桡动脉搏动减弱或消失,臂和手有麻木或疼痛为阳性,见于肋锁综合征。

■ 超外展试验:病人坐位,患侧上肢从侧方被动地外展,高举过肩至头部,如患侧桡动脉减弱或消失为阳性,见于胸小肌综合征。

■ 上臂牵拉试验:病人坐位,医者一手将患者头部推向健侧,另一手握住其腕部向外下方牵引。如能诱发患肢疼痛、麻木为阳性,常见于颈椎病。

■ 间歇跛动试验:病人双臂手平举外展 90°外旋位,令手指快速做伸展动作。记录时间并观察上肢位置的改变。

□ 如病人数秒内出现前臂疼痛,上肢困倦不适而逐渐下垂为阳性。

□ 手指伸展动作持续 1 分钟以上,保持原平举位为阴性。

□ 阳性见于胸廓出口综合征。

■ 屈颈仰头试验:病人站立位,屈颈仰头时,有头昏、下肢无力、站立不稳等为阳性。见于颈椎间盘突出症、椎体后缘增生、黄韧带肥厚、关节突增生。

■ 椎动脉检查:病人坐位或仰卧位,颈部伸直,向左旋转 30°,向右旋转 30°。

□ 一般头向右影响左侧椎动脉,反之亦然。

□ 由于椎动脉经过颈椎横突孔,在多种因素下使椎间孔变窄。颈椎伸直也可引起症状。

六、肌　力　检　查

■ 胸锁乳突肌:病人向一侧倾斜,医者在其下颌面部给予适当阻力,嘱病人抗阻力旋转,可看到和触及该肌收缩时的肌力。

■ 颈前屈肌:病人仰卧,医者手放于病人前额,嘱其抗阻力屈颈,尽量使下颌贴近胸前。以测得颈屈肌群力量,参与肌肉有前、中、后斜角肌及颈长肌、头长肌。

■ 颈伸肌群:病人坐位,医者以手放于病人枕部给予适当阻力,让其后伸颈部,以检查颈后肌群力量,参与肌肉有头夹肌、颈夹肌、胸锁乳突肌。

第二节　腰、骶、髂部

一、望　　诊

■ 病人坐位

□ 有否偏向一侧,而不能坐正。

□ 在坐骨结节滑囊炎、骶髂关节功能障碍或下腰放射痛引起的疼痛多见不能坐正。

■ 病人站立

□ 能否用两下肢分担体重。

□ 曲度是否正常、消失或过大。

■ 行走时注意观察步态。

■ 后面观察

□ 有无侧凸,棘突是否成一直线,两肩胛骨距中线是否对称。

□ 病人站立时向侧方倾斜提示肌肉与关节失衡,如因疼痛而不能直立提示腰方肌或髂腰肌损伤或椎间盘突出。

□ 腰椎侧凸可能由坐骨神经炎、关节功能障碍、肌肉痉挛、腰椎间盘突出引起。

□ 观察髂嵴是否在同一水平。如双髂嵴在站位时不在同一水平,而坐位时在同一水平,提示双腿不等长或短侧腿的踝关节内旋。

□ 在站位与坐位时均不在同一水平线上,提示骨盆区肌肉与关节功能障碍。

■ 侧面观察

□ 髂前上棘与髂后上棘应接近水平。

□ 胸段后凸,颈、腰段前凸为正常。健康脊柱的弯曲程度反映稳定性与运动性的平衡。

□ 胸弯增加,提示骨质疏松,反映骨的退变。

□ 骨盆的旋转决定脊柱弯曲的程度。骨盆向前旋转腰弯度增加,反之腰弯度减少。同时胸、颈弯曲度也减少。

□ 脊椎滑脱时腰椎前凸加大。

□ 脊柱前凸畸形多由于姿势不良或小儿麻痹症。

□ 成角如驼峰状多见于小儿佝偻病和脊柱结核。

□ 圆弧状姿势强直,多见于强直性脊柱炎驼背。

□ 脊柱后凸畸形,脊柱局限性后凸成角畸形,常见于椎体压缩性骨折或脱位。胸、腰椎结核或转移癌。

□ 颈、腰脊柱正常生理曲度向前,后凸畸形常被掩盖,有后凸说明椎体破坏已相当严重。

□ 老年人后凸畸形多在胸椎节段。

□ 侧凸畸形多由于姿势不良,但应注意与腰椎间盘突出症的侧凸鉴别。姿势不良引起侧凸畸形可在平卧及弯腰时消失。

□ 在腰背部出现不同形状的咖啡色斑点,提示神经纤维瘤或纤维异样增生综合征。

□ 腰骶部汗毛过长,皮肤色浓多有先天性骶裂。

□ 脊柱正中软组织肿胀提示硬脊膜膨出。

■ 步态

□ 腰椎间盘突出症:患侧下肢不能伸直,躯干重心常在健肢,脊柱向健侧斜,足外旋、跛行。

□ 腰扭伤或腰椎结核:常双手扶腰行走,坐下时双手撑在椅子上。

□ 强直性脊柱炎:躯干僵直,头前倾,可产生圆背畸形,行走转身缓慢。

□ 腰椎管狭窄症:直腰行走,间歇跛行。

□ 急性腰扭伤:步伐小而慢,两髋两膝微屈,腰挺直、肩向患侧倾斜,手按患侧臀部。

□ 鸭步:臀中肌无力时不能固定骨盆,也无力提起大腿,外展和旋转大腿靠躯干向对侧侧屈,使该侧骨盆升高才能提腿跨步,每跨一步上半身向健侧摇一下。双侧臀肌无力,左右摇摆。

□ 小脑共济失调步态:行走辨距不准,跨步、步伐大,步距宽,举足探步,漂浮不定,左右摇摆,蹒跚而行,形如醉汉。

□ 感觉性共济失调步态:双眼注视地面,步行宽度过大,长度不一,举足过高,整个足底同时踏地"叭!叭!"作响。

□ 步态蹒跚,左右摇晃。闭眼或在暗中更甚,见于脊髓后索或其他部位本体感觉传导障碍,如多发性神经炎、脊髓痨等。

□ 尖足步态:小腿伸肌群瘫痪或踝关节马蹄位强直,引起足下垂,患肢相对增长,步行时为避免足尖擦地,骨盆向健侧倾斜,以抬高患肢。小跨步,以跨越门槛。

□ 足跟步态:足跟着地,步态不稳,如小脚妇女,多见于胫神经麻痹、小腿后侧肌群瘫痪、跟腱完全断裂等。

□ 剪式步态:

□ 因双下肢痉挛性瘫痪、股四头肌与股内收肌群痉挛。步行膝僵硬伸直,足跖屈内收。

□ 跨步两膝相互交叉,两腿牵拽擦趾而行,足迹呈半圆形先以足尖着地亦称为剪刀步态。

■ 脊柱运动范围

□ 前屈:两足分开与肩同宽,膝关节伸直,向前屈曲,至少达90°。

□ 侧面观,腰椎曲度应变平。

□ 如腰椎保持前凸,提示竖脊肌痉挛或关节运动范围减小。

□ 下腰部弥漫性疼痛提示韧带、肌肉或关节的损伤,剧痛提示关节受累。

□ 伸直:两足分开与肩同宽,膝关节伸直,双手掌放在下腰部,躯干尽量后伸,腰椎伸直的正常活动范围接近30°。

□ 伸直使关节突关节压缩,如腰椎不能弯曲或仅在髋部弯曲,提示关节功能障碍与损伤。

□ 伸直时椎间孔可轻微闭合,出现剧痛提示神经根疾患。

　　□ 侧曲:两足分开与肩同宽,膝关节伸直,手臂放在两侧,双手均能沿腿的外侧下滑至膝关节水平(约30°),并形成一个平滑的弧线。

　　□ 如出现锐利的角度或疼痛提示关节突关节病变。

　　□ 对侧疼痛、强直或紧张提示腰方肌应激。

二、问　诊

■ 症状是首发还是多次复发,缓解的方法。

■ 体位改变时对疼痛的影响。

■ 妇女应问月经周期(妊娠和月经影响韧带松弛,腹部可有酸痛不舒感)。

■ 增加腹压时疼痛是否加重,疼痛或麻木的部位。

□ 疼痛、麻木、针刺感位于大腿前外侧,提示病变在L3或L4;

□ 疼痛在膝,病变可能为L4或L5,亦可能为髋关节病变。

■ 大粗隆滑囊炎或梨状肌综合征常在大粗隆的外侧或后侧疼痛。

■ 询问排便、排尿和性功能情况,如有改变多为骶丛病变。

三、触　诊

　　■ 触诊时让病人身体放松,按压时应注意固定一点轻压,不能上下左右滑动或开始即重按。

　　■ 腰椎的横突呈水平位,L1和L5最短,L3最长,确定L5横突可先触诊髂后上棘,然后向内移动,在竖棘肌间沟容易确定横突位置。

　　■ 棘上韧带从C7棘突的顶部到骶骨,腰椎比颈椎、胸椎厚而宽,在两棘突间可触及,向前屈位较明显。

　　■ 在腰椎形成粗而平滑的隆起是竖棘肌(骶棘肌)。

　　□ 此组肌肉的中间是棘肌(最内侧)。

　　□ 最长肌和髂肋肌(最外侧)。在棘突的侧方易触及这些肌肉。它们的侧缘带出现一条沟。

　　■ 触诊腰方肌,把手放在髂嵴的后部,在肋弓的间隙向内压,当触按到髂腰韧带和髂嵴时会感到腰方肌紧张,向前抬骨盆时此肌肉会更明显,它直接影响腰椎的排列和肌肉的平衡。

　　■ 腰大肌附着于腰椎横突和T12~L5椎体的侧方,在下腰部疾病中检查该肌是非常重要的。

　　■ 压痛

　　□ 急性损伤:压之剧痛、锐痛、刺痛,压痛明显。

　　□ 慢性损伤:压之不甚明显,多为钝痛、胀痛、酸痛。

　　□ 神经损伤:灼热痛、放射痛、麻痛,压之常沿神经走行放射。

　　□ 肌肉、肌腱、韧带压痛多与损伤部位一致,常在其起、止点处。

□ 胸段棘突间压痛、叩痛,常见强直性脊柱炎或内脏疾病在脊柱的相应分布区。

□ 表浅且固定明确的压痛点,常与棘上韧带、棘间韧带损伤及腰肌扭伤有关。

□ 腰椎间盘突出症在 L3 ~ L5 椎体或骶椎旁约 1.5cm 处有深在压痛,可同时向患侧放射。

□ 压痛表浅为棘上、棘间韧带等浅层组织损伤。

□ 深在压痛多为椎体、小关节和椎间盘等组织损伤。

□ 腰筋膜劳损在 L3 横突旁压痛多有肥厚感或有条索、结节或有肌痉挛。

□ 颈、腰间盘突出症,在病变椎间盘的棘突间及椎旁有深压痛和放射痛。

□ L4/L5 椎间盘后外侧突出引起 L5 神经根压迫和损伤,压痛点常在 L5 椎体上缘外侧出现,亦是针刀刺激神经根的定点部位。

□ L5/S1 椎间盘后外侧突出引起 L5 和 S1 神经根受压和损伤,压痛点常在 L5 椎体下缘出现,亦是针刀刺激神经根的定点部位。L4、L5 和 S1 均在 L5 椎体上或下缘有压痛点。

□ 腰部酸痛、触按无明显压痛点,用拳叩击腰部轻松舒适,不适用针刀治疗。

□ 必须特别注意内脏疾病在背、腰部的反射疼痛区可有压痛点。

■ 放射痛

□ 肋间神经痛,典型压痛点有 3 处:

□ 脊柱旁。

□ 腋下。

□ 肋骨与肋软骨连接处,压迫脊柱旁点,可引起向肋间的放射性疼痛。

□ 腰椎间盘突出症,压迫臀部坐骨神经处可引起向大腿后侧及小腿外侧的放射痛。

□ 肌纤维组织炎,常有"触发点",压迫该点可引起向其附近区域的放射痛。

□ 下腰部及骶部一些韧带损伤,其压痛可沿坐骨神经向下肢放射。

□ 腰 3 横突综合征,可有放射痛,但不过膝。

■ 叩击痛

□ 适用于深部疼痛的检查。

□ 内脏病灶在背、腰部的疼痛及椎体病变,如结核、椎间盘炎等,用叩诊锤或握拳叩击时出现深部疼痛,压痛不明显。

四、运 动 检 查

■ 胸、腰椎运动

□ 前屈 90°;后伸 30°;侧屈左右各 30°。

□ 侧旋固定骨盆后,脊柱左右旋转的程度,应根据旋转后两肩连线与骨盆的横径所成角度计算,正常为30°。

■ 腰椎间盘突出症:前屈及向患侧的侧屈受限明显。

■ 强直性脊柱炎、脊柱结核:各方向运动均受限。

五、特 殊 检 查

■ 坐位

□ 腘绳肌紧张,站立时发生疼痛,坐下即止。病变多在骨盆部,而不在腰部。

□ 坐骨神经痛综合征,坐下时两腿不能同时伸直,但可以一腿伸直。

■ 立位

□ 膝反弓试验,病人站立,医者将膝关节小心地推向伸直,先在单侧,随后两侧同时进行。凡腰骶髂关节或臀肌有疾患者,检查时会引起疼痛并使膝盖弹回屈曲位置。

□ 鞠躬试验,鞠躬运动膝屈曲,见于坐骨神经引起的腰痛。

□ 拾物试验,腰椎有病变腰不弯且挺直,靠双膝双髋屈曲。

■ 仰卧位

□ 直腿抬高试验:膝关节伸直,正常人自动直腿抬80°～90°,腘窝部可有拉紧感。直腿抬高不能达到正常者为阳性。

□ 在腿抬至发生疼痛的角度,再将足踝背屈,放射痛加重多为腰椎间盘突出症。

□ 骶髂、腰骶关节的病变,亦可出现阳性,因直腿抬高时,扭转了骶髂关节,为鉴别可做加强试验。

□ 髂胫束、腘绳肌、膝关节后关节囊紧张亦可造成直腿抬高受限。背屈踝关节可加剧坐骨神经及小腿腓肠肌紧张,对小腿以上肌筋膜无影响。

□ 交叉性直腿抬高试验:抬起伸直的健腿,由于健侧的神经根和神经鞘膜的紧张性传至患侧神经根,可引起患侧腰、臀及整个下肢疼痛。

□ 屈髋试验:坐骨神经痛时,屈小腿后仍可屈髋,但伸直小腿时则不能屈髋。屈健侧大腿(小腿伸直)亦可引起患侧疼痛。

□ 骶髂关节检查:极度屈曲双髋及膝,使臀部离床,腰骶关节被动卷曲,下腰部软组织损伤或腰骶关节有病变时则感疼痛。

□ "4"字试验:一侧屈膝屈髋将外踝放在对侧膝盖上,医者一手压膝部另一手压对侧髂前上棘,有疼痛提示髋关节和骶髂关节有病变。

□ 床边试验:患侧臀部置于床边,健侧屈膝屈髋,并用手按住膝部以固定骨盆。另一手将患腿移至床外,使之过度后伸,这时骨盆的横轴被健腿拉向前转,被患腿拉向后转,可使骨盆产生较强的扭力,若骶髂关节有病变则产生疼痛。

□ 仰卧挺腰试验：可增加脑脊液压力，亦间接压及神经根，引起坐骨神经痛发作。此试验可分 4 步进行操作，出现阳性下步终止。

□ 病人两手放于腹部，以枕及足为着力点，将腹部及骨盆用力向上挺起，出现腰痛及患肢放射痛为阳性。

□ 保持以上姿势，深吸气后停止呼吸，腹部用力鼓气 30 秒。

□ 保持以上姿势，用力咳嗽。

□ 保持以上姿势，医者用两手加压两侧颈静脉。颈外静脉受压回流受阻，脊髓腔内液体增多压力增高，硬膜膨胀神经根随同膨胀移动，间接压迫神经根。

□ 骨盆分离试验：病人仰卧，检查者两手按住两侧髂前上嵴内侧，将骨盆向外侧作分离按压，若骶髂关节出现疼痛为阳性。

□ 耻骨联合压迫试验：病人仰卧，检查者用手掌适当用力压迫耻骨联合，骶髂关节或耻骨联合部出现疼痛为阳性，提示相应部位病变。

□ 斜扳试验：病人仰卧，医者一手握住小腿充分屈曲膝、髋关节，另一手按住同侧肩部，固定躯干。然后将大腿及骨盆向对侧推送，使腰骶及骶髂关节发生旋转。然后用同样方法试验健侧。两侧对比。骶髂关节有病变患侧出现疼痛。

□ 骶髂关节定位试验：医者抱住两腿后膝部，使髋关节屈曲 90°，小腿自然放在医者右臂上。医者左手压住膝部，使骨盆紧贴床面。将骨盆向左右压挤。此时一侧受压挤，对侧被拉开。骶髂关节疼痛时，向患侧挤压时疼痛较轻，而向对侧挤压时患侧被拉开而疼痛较剧烈。

■ 俯卧位

□ 伸背试验：病人两腿并拢，两手交叉于颈后，医者压住两小腿，让病人自动抬起上身。观察其疼痛及肌痉挛之处，用于背部疾患之定位。

□ 梨状肌试验：病人俯卧，屈曲患侧膝关节，医者一手固定骨盆，一手握持患侧小腿远端，推动小腿作髋关节内收外旋动作，外旋时出现臀及下肢痛为阳性。或病人仰卧，将患肢伸直内收、外旋时出现坐骨神经放射痛为阳性。

□ 股神经牵拉试验：病人俯卧，医者一手固定患者骨盆，另一手握患肢小腿下端，膝关节伸直或屈曲，将大腿强力后伸，出现大腿前方放射样痛为阳性，提示有股神经（L2～L4）受压。腰三横突综合征该试验可阳性。

□ 髂骨嵴触诊试验：用拇指触压髂后上嵴，先滑向外侧，再滑向内侧，外侧压痛表示臀肌纤维病变，内侧压痛表示骶髂韧带病变。

□ 跟臀试验：俯卧，小腿缓慢屈曲，使足跟按触臀部，大腿离开床面后疼痛为阳性，提示腰椎、股神经或腰骶关节有损伤。

□ 髂胫束试验：髂胫束的挛缩是引起腰部侧弯的重要因素。病人侧卧，健侧在下，健侧下肢屈曲使腰椎前凸消失。托起伸直的患侧下肢，使之极度外展。然后放手，让其自然落下，正常时落在健侧后面。若托起下肢保持上举外展之势却不能内收者为阳性。

■ 与腰背部活动有关的肌肉

□ 腹直肌：起第5～7肋软骨及剑突前面，止于耻骨联合及耻骨结节之间，有前屈脊柱等作用。

□ 腹外斜肌：起第5～12肋骨外面，止于腹白线、髂嵴前部，有前屈、侧屈、旋转脊柱作用。

□ 腹内斜肌：起腰背筋膜、髂嵴、腹股沟韧带外侧2/3，止于腹白线和下3肋。

□ 腰方肌：起髂嵴、髂腰韧带、下4个腰椎横突，止第12肋、上4个腰椎横突，作用为侧屈腰椎等，靠腰丛神经支配。

六、神经根水平与支配肌肉组织检查

■ L1 和 L2 节段

□ 肌肉检查：

□ L1 和 L2 神经根支配髂腰肌，此肌为屈髋肌。

□ 病人坐在检查床边屈膝，医者在其膝上向下压大腿，病人抗阻力屈髋时：

□ 出现腹股沟痛可能是髂腰肌滑囊炎或腹部有病变。

□ 感觉检查：L1 皮节位于腹股沟韧带以上，特殊敏感区位于该韧带的内侧1/3；L2 皮节位于大腿前内侧特殊敏感区，在大腿内侧从腹股沟到膝接近中线。

■ L3 节段

□ 肌肉检查：

□ 病人坐位，小腿悬于诊断床边，大腿远端垫枕。医者在踝部下压，让病人抗阻力伸直膝关节。

□ 髌腱炎时，可出现疼痛。

□ 感觉检查：L3 的皮节位于大腿前内侧延续到膝内侧以下，髌骨内侧是其特殊敏感区。

■ L4 节段

□ 肌肉检查：

□ L4 神经根通过踝背屈检查，踝背屈动作由胫前肌完成。

□ 病人仰卧使踝背屈，医生给其足背施加压力。

□ 感觉检查：L4 皮节位于小腿内侧，延伸过踝，在内踝近侧为特殊敏感区。

□ 反射检查：检查股四头肌反射，病人坐位，小腿在诊断床边缘，用叩诊锤叩击髌腱观察股四头肌收缩和伸膝。

■ L5 节段

□ 肌肉检查：L5 神经根检查踇长伸肌。病人仰卧位，当对踇趾远节趾骨给予阻力时，让病人抬起踇趾。

□ 感觉检查：L5 的皮节位于小腿的前外侧，延伸到足的背侧。足背侧的第

2 趾蹼间的内侧为特殊敏感区。

□ 反射检查:病人俯卧位,医者用前臂托起小腿,把拇指放于腘窝内侧腘绳肌腱的远侧,用叩诊锤叩击拇指,观察屈膝。

■ S1 节段

□ 肌肉检查:S1 神经根支配腓肠肌和比目鱼肌。让病人足跖屈、趾尖着地。

□ 感觉检查:S1 皮节位于小腿的后面,延伸到足跟至足的背面。跟腱止点的外侧是其特殊敏感区。

□ 反射检查:病人坐位,小腿悬于诊断床边缘。叩诊锤叩击跟腱,观察足的跖屈和小腿肌肉的收缩情况。

■ S2 ~ S4

□ 肌肉检查:S2 ~ S4 神经根支配膀胱和足内在肌。

□ 感觉检查:S2 皮节位于大腿后部延伸至小腿中部,特殊敏感区在腘窝中部,S3 ~ S4 皮节集中在肛周。

第三节 肩 部

一、望 诊

■ 前面观察

□ 正常肩关节为浑圆状。

□ 观察锁骨是否在同一水平线上,肩部是否等高。

□ 两上肢是否等长,有否扁平肩,有否肿块。

■ 侧面观察

□ 圆钝曲线是否存在,有否畸形。

□ 方肩:三角肌轮廓消失,肩峰明显突出,失去正常肩部饱满圆形膨隆,外观呈直角方形。见于肩关节脱位、肱骨外科颈骨折等。

□ 三角肌瘫痪:患侧上肢外展时呈耸肩外观,失去正常圆形膨隆外形。

□ 斜方肌瘫痪:患侧肩胛骨下降且外移,不能耸肩和上举上肢。

□ 前锯肌瘫痪:患侧肩胛骨外高且偏向内侧,其内侧缘及下部翘起离开胸壁,外观呈翼状肩胛畸形,上肢上举活动受限。

□ 前锯肌、斜方肌同时瘫痪:患侧肩部下垂,不能耸肩,肩关节不能上举,只能外展,翼状肩胛仅肩胛骨上部明显。

□ 冈上肌断裂:患侧上肢不能维持于外展位,当外展时,越用力外展患侧肩部越耸越高。

■ 后面观察

□ 肩峰、肩胛冈位置是否对称,肩胛带肌肉有否肿胀、萎缩。

□ 肿胀：

□ 化脓性肩关节炎、肩峰下滑囊炎。

□ 肩关节周围软组织炎症，肩部前内侧与后外侧明显肿胀。

□ 肩关节内积液，肩部前内侧肿胀。

□ 三角肌下滑囊炎，肩部后侧及上方肿胀，三角肌较饱满。

□ 萎缩：

□ 冻结肩，肩部肌肉明显萎缩。

□ 肩袖损伤，三角肌与冈上肌废用性萎缩。

□ 腋神经损伤，因三角肌麻痹引起肩部肌肉弛缓性瘫痪导致肌萎缩。

□ 肩部外伤，亦可导致肩部肌肉萎缩。

二、问　诊

■ 对肩部疼痛应注意询问有否向肘下放射，改变上肢位置有否疼痛，患肢上举疼痛能否缓解。

□ 位于肩外侧的疼痛多是 C5 神经根受损。

□ 肩部疼痛伴不伴功能障碍。

□ 颈椎病引起多没有功能障碍。

□ 肩周炎没有窜痛麻木，但功能障碍明显。

■ 询问病情与昼夜的变化，夜甚或不能躺下睡眠，应想到胸廓出口处的病变。

■ 应注意鉴别来自心脏、胆囊、胰腺等内脏器官引起的肩部疼痛可能性。

三、触　诊

■ 肩前及侧方

□ 喙突：在锁骨下窝是胸小肌、喙肱肌、肱二头肌短头腱及喙肱、喙肩、喙锁韧带的起点，肩周炎及颈型颈椎病常有明显压痛。

□ 肱骨小结节：在肱骨头前内侧，是肩胛下肌、喙肱韧带止点。其下方小嵴是背阔肌及大圆肌止点，压痛常见于损伤、肩周炎等。

□ 肱骨大结节：在肱骨头前外侧，顶点是冈上肌止点，外下方是冈下肌、小圆肌止点，下方结节嵴是胸大肌止点。这群肌肉损伤时在其止点有压痛。

□ 肱骨结节间沟：为大小结节间的骨沟，其内有肱二头肌长头腱及其滑液鞘通过，该腱鞘发炎，此处压痛。

■ 肩后及侧方

冈上肌、冈下肌、小圆肌分别起自冈上窝、冈下窝、肩胛骨外侧缘背面，都止于肱骨大结节。在肩周炎、颈椎病等均可引起这些肌肉劳损，痉挛而出现压痛。

■ 肩三角

□ 由喙突、大结节、肩峰构成等边三角形。肩关节脱位,喙突或肩峰骨折,三点关系被破坏,左右对比不一致,常有压痛。

□ 肘关节屈曲90°,在尺骨鹰嘴下方向上叩击。肘下沿肱骨纵轴向上经肩关节至肩峰传导,出现疼痛为病变部位。

■ 弹响肩

□ 当肩关节运动到一定程度可有响声。

□ 肩袖损伤:多合并三角肌下滑囊炎,因囊内粘连或囊壁肥厚,肩部活动时囊壁摩擦或抬肩时囊壁"打皱"而突然向肩峰撞摩,均可产生响声。

□ 肩峰下滑囊炎:可出现磨砂样响声。

□ 冈上肌腱炎:在肩外展活动中,可产生疼痛和单一弹响。

□ 骨软骨炎,关节内游离体、肱二头肌长头滑脱有清脆响声。

□ 三角肌或肱二头肌短头之部分肌纤维增厚与肱骨结节发生磨擦时,可产生响声。

□ 老年人及引起关节囊松弛疾病的病人在活动时可听到响声。

■ 弹响肩胛

□ 响声产生于肩胛与胸壁间关节处,可出现轻细响声及不同程度的粗糙响声。

□ 肩胛骨与胸壁间关节骨质结构的改变。

□ 肩胛骨深面滑囊炎症时可出现弹响。

□ 肩胛骨病变,肩胛骨上角、纤维软骨结节、肩胛骨体前面之骨软骨瘤均可产生弹响声。

□ 肩胛肌病变:由于肩胛肌病变导致肌腱周围炎,会出现"嘎嘎"响声。

四、功 能 活 动

■ 主动活动

□ 注意运动方式、幅度,有无疼痛受限,肩胛骨的动态。

□ 在主动活动受限时再做被动活动。

■ 被动活动

□ 运动方式、幅度、体位均与主动运动相同,只是病人不用力。

□ 医者扶持上臂作牵拉和旋转动作,但肩胛骨必须固定,注意其是否参与活动。

(一) 测量

■ 关节活动度

□ 前屈 70°~90°

□ 后伸 40°

　　□ 外展 80°～90°

　　□ 内收 20°～40°

　　□ 中立位之旋转,内旋 70°～90°

　　□ 外旋 40°～50°

　　□ 外展位之旋转与对侧比较

　　□ 上举 160°～180°

　　■ 上肢长度

　　□ 上肢总长度:肩峰至桡骨茎突间距离。

　　□ 上臂长度:肩峰至鹰嘴尖之间距离。

　　■ 上臂周径:在肱二头肌中部,测量取两侧对应部位。

　　■ 肩关节周径:肩峰绕至腋窝,与健侧对比。

　　■ 肩部关节活动鉴别检查:肩与上肢活动不仅与肩肱关节而且与肩锁关节及肩胛壁之间的活动都有关。

　　□ 肩周炎主被动活动功能明显受限,颈椎病功能活动多不受限。

　　□ 病人立位,医者一手固定其肩胛骨下角,另一手扶持并抬其上臂,直到肩胛骨开始向外移动时为止。此时最大外展角度是肩肱关节外展角度。

　　□ 如上臂继续上举则为肩胛骨与胸壁之间滑动,有功能障碍出现多为肌肉、筋膜滑囊病变。

　　□ 嘱病人作耸肩动作,此时胸锁关节也同时活动,如有活动障碍再结合疼痛部位,能确定病变在肩锁关节或胸锁关节。

　　□ 嘱病人放松肩部肌肉,医者一手顶推肩胛骨外侧缘,另一手由其内缘在皮外插到肩胛与胸壁间隙,触摸有无突起、压痛,检查肩胛骨之活动。

　　□ 如手不能插入且有压痛,活动受限提示:肩胛骨与胸壁之间隙有粘连病变。

(二) 特殊检查

　　■ 搭肩试验:手搭在对侧肩部,肘关节紧贴胸壁为正常。以下三种情况阳性提示肩关节脱位。

　　□ 手能搭在对侧肩部,但肘关节离开胸壁。

　　□ 肘关节紧贴胸壁,手不能搭于对侧肩部。

　　□ 手搭肩和肘贴胸壁,均不能完成。

　　■ 梳头试验:该试验为肩关节前屈、外展和外旋结合动作,出现受限或疼痛提示肩周炎、肱二头肌长头腱鞘炎、韧带撕裂、关节囊粘连、三角肌下滑囊炎、上臂丛神经麻痹、腋神经麻痹等。

　　■ 肱二头长肌头紧张试验:病人抗阻力屈肘及前臂旋后,肱二头肌腱结节间沟处疼痛为阳性,提示肱二头肌长头腱鞘炎。

■ 耸肩试验:病人正坐,两臂自然下垂于身旁,医者双手分别按其双肩,让其耸肩,对比两侧耸肩力量,耸肩无力,见于锁骨骨折、肩锁关节脱位,及斜方肌麻痹。

五、肌 力 检 查

■ 斜方肌

□ 起于枕外隆突、上项线及全部胸椎棘突,止于锁骨外 1/3、肩峰、肩胛冈。

□ 有提肩、降肩或拉肩胛骨向内作用,受副神经支配,位于 C3、C4 节段。

□ 病人抗阻力向上耸双肩,可看到和触及到该肌肥厚的上半部。

□ 病人抗阻力地向后内收双肩,可看到和触及到该肌下半部的收缩。

■ 前锯肌

□ 起第 1~9 肋骨,止肩胛骨内侧缘,起拉肩胛骨向前贴近胸壁,提肋助吸气作用。受胸长神经支配,位于 C5~C7 节段。

□ 病人面对墙壁站立,用力以手掌推墙壁,正常能使肩胛骨内缘紧贴胸壁。

■ 菱形肌

□ 起下 2 个颈椎及上 4 个胸椎棘突,止肩胛骨内侧缘,起牵拉肩胛骨向上作用,受肩胛背神经支配,位于 C4、C5 节段。

□ 病人双手叉腰,做肩胛向后合拢动作,能触到该肌收缩及肩胛骨内缘上提。

■ 冈上肌

□ 起冈上窝,止肱骨大结节,有使臂外展作用,受肩胛上神经支配,位于 C5 节段。

□ 抗阻力外展上臂,可在冈上窝摸到该肌收缩。

■ 冈下肌与小圆肌

□ 起冈下窝,止肱骨大结节,起使臂内收、外旋作用,受肩胛上神经支配,位于 C5、C6 节段。

□ 小圆肌起肩胛骨外侧缘背面,止肱骨大结节,起使臂内收、外旋作用,受腋神经支配,位于 C5、C6 节段。

□ 病人屈肘至 90°,上臂置于胸侧,抗阻力将前臂外旋后(外旋肩关节)即可在冈下窝处触到该肌的收缩。

■ 背阔肌

□ 起下 6 个胸椎及全部腰椎棘突、髂嵴后部,止肱骨小结节嵴,起使肱骨内收、内旋和后伸作用,受胸背神经支配,位于 C6~C8 节段。

□ 病人外展上臂 90°,然后抗阻力内收,在腋窝后可看见和触到该肌收缩。

□ 咳嗽时在肩胛下角触到该肌收缩。

■ 大圆肌

□ 起肩胛骨下角背面,止肱骨小结节嵴,起使臂内收、后伸作用,受肩胛下神经支配,位于 C5、C6 节段。

□ 屈肘 90°,抗阻力内旋上臂可触该肌收缩,两侧对比。

■ 三角肌

□ 起锁骨外 1/3、肩峰及肩胛冈,止肱骨三角肌粗隆,起到臂外展作用,受腋神经支配,位于 C5、C6 节段。

□ 抗阻力地保持肩关节外展,上臂与躯干所成之角大于 15°,小于 90°,即看到触到该肌收缩。

■ 肩胛下肌

□ 起肩胛骨前面,止肱骨小结节。

□ 起到臂内收、内旋的作用,受肩胛下神经支配,位于 C5、C6 节段。

■ 胸大肌

□ 起锁骨内半、胸骨及上 6~7 个肋软骨,止肱骨大结节嵴。

□ 起内收、内旋肱骨,肋骨固定时可提肋助吸气,受胸前外侧神经支配,位于 C5~T1 节段。

■ 提肩胛肌

□ 起上 4 个颈椎横突,止肩胛骨内侧角。

□ 起上提肩胛骨作用,受肩胛背神经支配,位于 C3~C5 节段。

六、阻 力 试 验

■ 肩屈曲

□ 肩关节主要屈肌是三角肌的前部和喙肱肌。

□ 病人坐位,屈曲肩关节约 90°,不要旋转或水平移位。医者一手放在背部稳定躯体,另一手放在肘关节近侧,以便对前臂施以向下的力。病人对抗阻力上抬上肢,出现疼痛可能为收缩肌肉的肌腱炎引起。

■ 伸直

□ 肩关节的伸肌是背阔肌、大圆肌和三角肌的后部纤维。

□ 病人俯卧位,肩关节内旋和内收,手掌朝上。医者一手放在胸的上部稳定胸部,另一手放在肘关节近侧,当患者抬上臂时,给予向下的力。疼痛的出现可能是收缩肌肉的肌腱炎引起。

■ 外展

□ 肩外展肌主要是三角肌的中部纤维和冈上肌。

□ 病人坐位,上臂外展 90°,肘关节稍屈曲。医者站在病人后面,一手在靠近颈部的斜方肌上部稳定胸部,另一手在肘关节近侧,当病人向上外展上臂时给其向下的力,出现疼痛可能是收缩肌肉的肌腱炎引起。

■ 内收

□ 内收肌主要是胸大肌。

□ 病人端坐在诊断床边,上臂不离开诊断床面,肘关节伸直。摆动上臂至身体的对侧,出现疼痛可能是收缩肌肌腱炎。

■ 内旋

□ 内旋肌主要是背阔肌、大圆肌、肩胛下肌和胸大肌。

□ 病人俯卧位,上臂外展90°,肘关节屈曲90°。医者一只手放在肘关节外侧,防止病人活动上臂呈外展位,另一手放在病人腕部,当病人抗阻力上抬时给其向下阻力。出现疼痛可能是收缩肌肌腱炎。

■ 外旋

□ 外旋肌主要是冈下肌和小圆肌。

□ 病人仰卧,肩关节外展90°和肘关节屈曲90°,在上臂外垫一薄枕。医者一手稳定肩胛骨,另一手托起病人腕上部,当病人向上旋肩,手臂离开床面时,给其向下的阻力,出现疼痛是收缩肌肉的肌腱炎引起。

■ 上抬(耸肩)

□ 肩关节主要提肌是斜方肌的上部和肩胛提肌。

□ 病人站立,两臂垂于两侧。医者将双手放在两侧的上斜方肌处。病人抗阻力耸肩。有疼痛出现多是收缩肌肌腱炎或颈椎扭伤所致。肩上抬无力可能是颅神经损伤,应检查其他脑干体征。

■ 肩关节下降

□ 下降肌是大、小菱形肌、斜方肌的中部纤维。

□ 病人站立,上臂内收,肘稍屈,肱骨稍伸。医者站其后面,一手托起肘,让病人用上臂作为杠杆对抗阻力外展肩胛骨。下降疼痛可能是收缩肌肉的肌腱炎或胸椎病。

■ 前伸

□ 前锯肌是肩关节的主要前伸肌,维持肩胛骨下角靠在胸壁。

□ 病人坐在诊断床边,上臂尽量前伸放在诊断床面上,观察肩胛骨离开中线的活动。前伸疼痛多是收缩肌肉的肌腱炎所致。前锯肌无力可让病人做推墙试验。阳性多是C5、C6和C7神经根损伤。

第四节　肘　部

一、望　诊

■ 有无肌肉萎缩,有无关节强直。

■ 肿胀

□ 来自关节内,在肘部后方鹰嘴上、肱三头肌腱两侧肿胀,有积液时屈肘凹陷消失,屈肘位后位观察更明显,提示肘关节腔内积液、滑膜增厚。

□ 来自肘关节外,局限于肘后方肿胀,提示鹰嘴滑囊炎、肱二头肌肌腱断裂。

□ 肘关节脱位,肘部肿胀明显,伴有肘内翻或外翻畸形。

□ 化脓性肘关节炎、肘关节结核、梭形肿胀。

□ 肱骨内上髁撕脱性骨折,肘尺侧肿胀,呈半屈位。

□ 骨关节病、关节囊钙化,尺神经沟肿胀饱满。

■ 肿块

□ 鹰嘴滑囊炎、风湿性皮下小结、痛风结节在鹰嘴处局限肿块呈囊性,屈肘明显。

□ 肘后部小肿块,触之滑溜,见于关节软骨受伤后脱落之游离体。

□ 肘前肿块,肘部受伤后血肿骨化,位于肌肉内,大小不一。

■ 凹陷

□ 鹰嘴骨折,屈肘时鹰嘴处有凹陷。

□ 肱三头肌撕脱性骨折,肱三头肌止点有凹陷。

□ 肘关节后脱位,鹰嘴明显隆起,其上方有一明显凹陷。

■ 畸形

□ 肘内、外翻:肘关节正常携带角为 10°～15°。

□ 大于此角为肘外翻。

□ 小于此角为肘内翻。

□ 见于肱骨髁间骨折、肘关节脱位、桡骨头脱位等未经整复或整复不良者。

□ "携带角":正常人肱骨滑车关节面略低于肱骨小头,前臂完全伸直旋后位时,上臂与前臂纵轴呈 10°～15°的外翻角称为携带角。

□ 肘关节强直常见于:

□ 肘部严重外伤,特别是关节内骨折复位不良。

□ 或长期固定可发生纤维性和骨性连接。肌肉、肌腱、关节囊等损伤可引起广泛性粘连、外伤后血肿异位骨化,产生骨化性肌炎。

□ 此外肘关节化脓或结核性感染,亦可为致病因素。发生纤维性粘连和骨性连接肘关节被固定某一特定位置,关节活动消失。

□ 屈曲位强直多见。

□ 伸直位强直对肘关节及上肢的活动影响更为严重。

□ 无感染病灶时一般无压痛(针刀对纤维性强直有疗效)。

二、问　诊

■ 注意询问疼痛在肘外侧、内侧或肘窝外侧。

□ 颈和肩的疼痛可放射到肘部,放射痛最常见的神经根是 C6 和 C7,一般不伴功能障碍。

□ 肘部常见病症为肱骨内、外上髁炎、桡肱关节滑囊炎。

■ 腕管与肘管综合征活动时出现疼痛,在夜间出现麻刺感。应注意颈椎、肩周与肘部疾病的鉴别。

三、触 诊

■ 坐位触诊较好。

■ 肱桡关节滑囊炎,肘窝外侧有压痛。前臂旋转时疼痛加剧。(前臂稍弯曲、半握拳、腕尽量屈曲、前臂旋前,将肘伸直肱桡关节外侧发生疼痛)

■ 网球肘,外上髁为前臂伸肌腱总起点,此点有压痛。

■ 高尔夫球肘,肱骨内上髁为前臂屈肌腱的总起点,此点有压痛。

■ 桡侧副韧带压痛见于桡侧副韧带损伤,桡骨头骨折或脱位。

■ 桡骨头骨折时压痛明显。小孩常见桡骨头半脱位,局部有压痛。

(一) 肌力检查

■ 前肌群

□ 浅层:为肱二头肌肌腹,嘱病人将前臂旋后,抗阻力屈肘,可看见和触到肱二头肌肌腱。

□ 深层:喙肱肌肌腹,肱肌。

■ 后群肌:肱三头肌。

■ 外侧肌群:旋后肌。

(二) 测量

■ 前臂长度,鹰嘴突至尺骨茎突间距离,两侧对比。

■ 前臂周径,肱骨内上髁下约 6cm 处测量,两侧对比。

■ 肘周径,鹰嘴突经肱骨内、外上髁至肘皱襞,两侧对比。

四、特殊检查

■ 肘三角试验 正常的肘关节伸直时肱骨内、外上髁与鹰嘴三点在一直线上。屈肘时此三点成一等腰三角形,如三点关系变异,见于以下几种情况:

□ 肘关节后脱位:三角形尖端变为向上,侧位观外上髁与鹰嘴点的连线向后下偏斜。

□ 鹰嘴骨折:肘关节伸直位,肘后三点不成一线。

　　□ 肱骨髁部骨折:肱骨外上髁与鹰嘴点之连线向前上偏斜。

　　□ 肱骨外上髁或内上髁骨折:肘后三角改变,三边不相等。

　　□ 肘关节侧方脱位:三角形的等边腰线不等。

　　□ 肱骨髁上骨折时:肘后三角形不改变。

■ 腕背伸抗阻试验

　　□ 病人屈指、屈腕,医者将手压于各指的背侧作对抗,病人抗阻力伸指、伸腕。

　　□ 出现肱骨外上髁痛为阳性,见于网球肘。

■ 屈肌紧张试验

　　□ 病人握住医者手指强力伸腕握拳,医者手指与病人握力作对抗。

　　□ 出现内上髁处疼痛为阳性。多为肱骨内上髁炎。

五、肘 部 活 动

■ 肘关节运动范围及肌肉

　　□ 肘关节屈曲 135°~150°,正常肘关节屈曲时手指可触肩,屈肌为肱二头肌、肱肌和肱桡肌。

　　□ 肘关节伸直 0°,过伸一般不超过 15°,伸肌为肱三头肌。

　　□ 前臂旋前(内旋)90°,手掌向下,为旋前圆肌和旋前方肌。

　　□ 旋后(外旋)90°,手掌向上,为肱二头肌和旋后肌。

■ 肘关节活动受限临床意义

　　□ 伸屈活动受限:见于损伤后遗症、关节周围软组织挛缩、骨化性肌炎、骨折、畸形愈合等。

　　□ 屈曲位强直:见于化脓性关节炎、类风湿关节炎(骨性强直)。

　　□ 旋转受限:见于桡骨头半脱位(又称牵拉肘),前臂双骨折畸形愈合,骨桥形成等。

六、反 射 检 查

■ 肱二头肌反射:主要反映 C5 神经根。病人肘部放在医者手上,拇指向下压肱二头肌腱,病人的前臂放在检查者前臂上进行。病人稍屈肘时,此肌腱更突出。

　　□ 正常肱二头肌收缩,轻微跳动。

　　□ 反射消失提示 C5 神经根或臂丛的外侧干或上干、肌支神经或肱二头肌腱损伤。

　　□ 注意两侧对比。

■ 桡骨膜反射:叩击桡骨的远端,肱桡肌出现收缩,前臂稍跳动。主要反映

C6 神经根。

　　□ 反射消失说明 C6 神经根水平、臂丛上干或后束、桡神经受损。

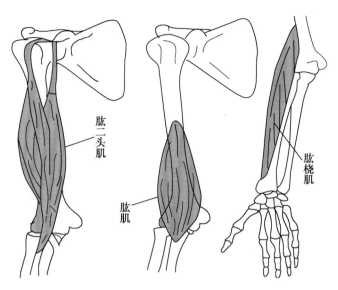

图 3-1　肱二头肌、肱肌和肱桡肌示意图

　　□ 肱三头肌反射：叩击肱三头肌腱，在鹰嘴的近侧。可见肱三头肌收缩。主要反映 C7 神经根。

　　□ 反射消失说明损伤在 C7 神经根或臂丛中干或后干、桡神经或肱三头肌肌腱损伤。

（一）屈肘

　　■ 肱二头肌、肱肌和肱桡肌是肘关节的屈肌。上臂下垂、前臂旋后，抗阻力屈肘。（图 3-1）

（二）伸肘

　　■ 伸肘肌是肱三头肌和肘肌。

　　□ 仰卧位，肩关节外展并内旋 90°。

　　□ 阻力伸肘疼痛提示鹰嘴滑囊炎。（图 3-2）

（三）前臂旋前、旋后

　　■ 旋前肌是旋前圆肌和旋前方肌。（图 3-3）

　　■ 旋后肌是肱二头肌和旋后肌。（图 3-4）

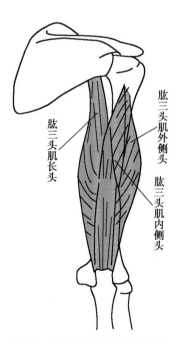

图 3-2　肱三头肌伸肘肌示意图

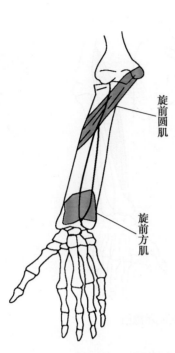

图 3-3　前臂旋前肌示意图

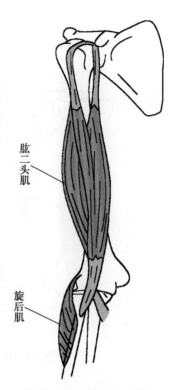

图 3-4　前臂旋后肌示意图

第五节　腕和手部

一、望　　诊

■ 观察腕和手有否肿胀、有否外形的改变、有否肌肉萎缩、有否畸形及指甲生长情况。

■ 注意排除反射性交感神经营养障碍,皮肤有无皮纹消失而光滑。

■ 指甲的杵状和青紫可能继发于肺部疾病。

■ 畸形

□ 爪形手(图 3-5):

□ 扁平手(图 3-6):

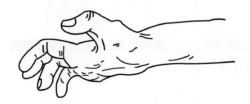

图 3-5　腕部尺神经损伤示意图

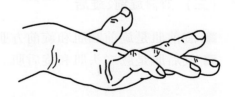

图 3-6　腕部正中神经、尺神经损伤示意图

☐ 鹅颈手（图3-7）：

☐ 指下垂（图3-8）：

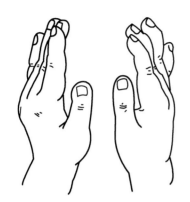

图3-7　鹅颈手（脑瘫所致）示意图

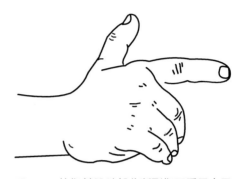

图3-8　伸指总肌腱部分断裂指下垂示意图

☐ 腕下垂（图3-9）：

☐ 餐叉样畸形：掌腱膜挛缩、前臂缺血性肌挛缩、科雷骨折后遗畸形。位于桡骨下端2～3cm处骨折远端向背侧与桡侧移位，腕部变宽。（图3-10）

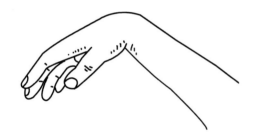

图3-9　桡神经损伤腕下垂示意图

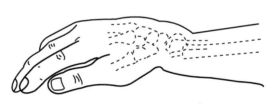

图3-10　餐叉样畸形示意图

☐ 史密斯骨折：近侧骨折端向背侧凸起，远侧向近侧移位，腕部掌侧饱满手向桡侧偏斜。

☐ 弹响指：指屈肌腱狭窄性腱鞘炎，肌腱肥厚变粗，呈膨大之硬结，患指不能自如屈伸，当屈曲或伸直到一定程度时出现弹跳样响声。

☐ 梭形畸形：多为数个关节同时受累，呈对称性，急性发作期关节肿胀，呈梭形改变，多以腕部桡侧为明显。

☐ 局限隆起：常见于腱鞘囊肿。

■ 生理凹消失

☐ 腕桡侧窝（鼻烟窝）消失，提示腕舟状骨骨折。

☐ 桡骨远端掌面消失，提示桡骨下端骨折。

■ 腕与手部肿胀、肿块

☐ 鳍形手、全关节肿胀：多为类风湿或结核性关节炎。

□ 背侧局限性肿胀:多为腱鞘炎、筋膜或肌腱断裂。

□ 侧方肿胀:多为副韧带撕裂。

□ 腕背侧正中肿胀:见于月骨缺血性坏死或软组织损伤。

□ 软骨瘤:发生于近节指骨及掌骨,表现为手指局部不规则的球形或梭形骨性肿块。

□ 血管球瘤:圆形,一般直径在 6mm 以下,疼痛剧烈。此瘤全身都可以发生,但以手部最多见,常见于指甲下,局部略隆起,表面可见紫色小点,有明显压痛。

■ 肘、腕、手部的疼痛及肌肉萎缩鉴别

□ 临床上对神经根性压迫或外周神经的压迫应注意鉴别。

□ 颈源性的疼痛、麻木在肘、腕、手部是常见的,是由脊神经根损伤引起的,受神经根支配的肌肉(称同神经肌群)挛缩。

□ 在肘、腕、手部区域的外周神经的压迫也会导致疼痛麻木。

□ 前臂伸肌群全部萎缩,可由于废用性萎缩、臂丛神经损伤引起。

□ 前臂屈肌群全部萎缩,按之坚硬或呈条索感,可能是前臂缺血性肌挛缩引起。

□ 在尺侧提示尺神经或正中神经病变。

□ 轻度大鱼际肌群萎缩,提示腕管综合征或颈椎病,重度多由于正中神经麻痹所致。

□ 小鱼际肌群萎缩,提示尺神经损伤,如肘管综合征、颈肋臂丛神经受压。

□ 骨间肌萎缩,提示尺神经麻痹。

二、问　诊

■ 询问日常腕部活动有什么变化,对功能障碍应询问有否外伤史。

□ C6、C7、C8、T1 神经根损伤可放射至腕和手。其特殊敏感区 C6 为拇指、C7 为中指、C8 为环指。

□ 病人主诉腕和手痛,除局部病变外,应想到颈、肩、肘部病变引起腕和手的症状。

□ 臂丛或周围神经损害也会影响到手的功能。

□ 肩或肘关节病变也可能引起手的疼痛。

三、触　诊

病人手放在诊断床上、放松,医者要用固定而轻的压力确定压痛或异常的位置。

■ 腕关节运动

□ 屈腕

☐ 腕关节掌屈 50°~60°。

☐ 桡侧屈腕肌、尺侧屈腕肌、掌长肌、屈指浅肌、屈指深肌和屈指长肌。

☐ 伸腕

☐ 腕关节背伸 35°~60°。

☐ 桡侧伸腕肌、尺侧伸腕肌和伸指总肌。

☐ 内收

☐ 腕内收 30°~40°。

☐ 尺侧屈腕肌和尺侧伸腕肌。

☐ 外展

☐ 桡侧倾斜 25°~30°。

☐ 桡侧屈腕肌和桡侧伸腕肌。

■ 手的功能位置

☐ 腕关节背屈 30°,尺侧倾斜约 10°。

☐ 掌指关节轻度屈曲,手指分开。

☐ 各指间关节稍弯曲,拇指掌腕关节充分外展和轻度直伸。

☐ 第 1 掌骨向手掌平面旋转,使其掌面对示指掌面。

☐ 拇指掌指关节轻度直伸,而指间关节轻度屈曲,如准备握物姿势。

四、特 殊 检 查

■ 握拳试验:

☐ 拇指内收,然后握拳,医者再将患腕向尺侧倾斜。

☐ 如感桡骨茎突部疼痛,提示桡骨茎突狭窄性腱鞘炎。

■ 掌腱膜挛缩:

☐ 环指、小指近侧相继发生屈曲挛缩而远侧指间关节不发生屈曲挛缩,常有过伸现象(又称杜本曲伦)挛缩。

☐ 由掌腱膜瘢痕组织增厚、短缩引起。

■ 屈腕试验:

☐ 将腕掌屈,同时压迫正中神经 1~2 分钟,若手掌麻木、疼痛加重并放射至示指、中指,提示腕管综合征。

☐ 压迫腕部掌侧的腕横韧带近侧缘中点,出现患侧手指刺痛、麻木异常感觉,提示腕管综合征。

☐ 病人仰卧将患肢伸直高举,出现上述表现,提示腕管综合征(举手试验)。

■ 卡纳夫尔症:尺侧滑囊炎时,其最明显的压痛点在小鱼际肌上,距手掌横纹约 2~3cm。

五、肌 力 检 查

■ 桡侧伸腕长、短肌:病人伸直五指,抗阻力伸腕并外展(桡侧偏),即可看到和触及到该二肌的收缩力。

■ 指伸肌：病人手指伸直，抗阻力屈曲掌指关节，或屈曲手指中节及远节时，抗阻力伸第2～5指的近节，即可触及该肌的收缩力。

■ 尺侧伸腕肌：病人伸直五指，抗阻力向尺侧伸腕，即可看到和触及到该肌的收缩。

■ 外展拇长肌：病人抗阻力外展第1掌骨时，即可触及该肌肌腱。

■ 伸拇长肌：病人抗阻力伸直拇指远节动作，即可触及该肌肌腱。

■ 伸拇短肌：病人抗阻力伸直拇指的掌指关节，即可触及该肌肌腱。

■ 屈指浅肌：病人屈指第2～5指中任何一手指的中节指，其余手指固定于伸直位，即可测知屈指浅肌肌力。

■ 屈指深肌：固定病人中节指骨于伸直位，抗阻力屈曲远节指间关节，即可测知该肌肌力。

■ 屈拇长肌：固定病人近节拇指，抗阻力屈曲拇指远节，即可测知该肌肌力。

■ 尺侧屈腕肌：病人抗阻力向尺侧屈腕时，可看到和触及该肌肌腹及其肌腹的收缩。

■ 内收拇肌：病人抗阻力内收拇指动作，或拇指与第2指掌面夹持纸片，即可测知该肌肌力。

■ 蚓状肌：固定病人腕部于稍伸位及手指掌指关节于过伸位，抗阻力伸直近节指间关节，即可测知蚓状肌与骨间肌的作用。或嘱病人伸直手指指间关节，抗阻力屈曲掌指关节，亦可测知。

■ 骨间肌：病人手指及手掌平放于桌上，抗阻力示指与环指离中线外展，可测知背侧骨间肌。抗阻力示指、环指及小指内收，即可测知掌侧骨间肌。

六、神 经 检 查

■ 桡神经损伤时：腕下垂，拇指不能背伸和外展，掌背桡侧皮肤浅感觉消失。

■ 尺神经损伤时：第4、5指之掌指关节不能屈曲，远端关节不能伸直，骨间肌及鱼际肌萎缩，呈"爪形手"，尺侧一个半手指皮肤浅感觉消失。

■ 正中神经损伤：拇指及食指不能弯曲，拇指不能做对掌运动，大鱼际肌萎缩，呈"猿手畸形"，桡侧三个半手皮肤浅感觉消失。

第六节　胸　　部

注意检查胸部形态、活动度、胸椎曲度、有无压痛。

一、望 诊

皮肤有无红肿、有无术后瘢痕。侧面观,有无脊柱后突、扁平胸。

二、问 诊

胸背区有无僵硬、强直及疼痛,晨起是好转还是加重。有无夜间疼痛加重。

三、触 诊

■ 用拇指对竖脊肌由 T12～C7 连续缓慢的触压。

□ 正常的肌肉应是放松的、柔顺的、有弹性的。

□ 按压张力增高的肌肉时会感到紧张感,且有弹性阻力。

□ 有增厚与软骨样改变提示纤维化。

□ 压痛明显提示软组织无菌性炎症。

■ 胸壁挫伤(岔气)、劳损、肋椎关节或胸肋关节错缝,局部压痛明显并影响肩部活动,肋椎关节错缝可刺激肋间神经产生放散痛。

■ 强直性脊柱炎:胸椎生理曲度过大,胸部活动度减少。

■ 带状疱疹后神经痛:可见到陈旧的疱疹后皮肤损伤。

■ 肋软骨炎:肋骨与软骨交界区可触及一个或多个硬性肿物。

■ 胸椎小关节紊乱症:椎旁肌紧张、痉挛,有时可触及硬节、条索状物。受累椎体棘突后翘、偏歪,与下位棘突距离增宽,脊柱活动受限。

■ 脊柱相关疾病:在胸椎棘突可有明显阳性反应点,应根据临床症状作出相应的诊断。

■ 压缩骨折:常发生在 T12～L1,触诊局部对角畸形。

四、胸部疾病的鉴别

■ 心、肺、腹部器官疾患所致牵涉痛常发部位是胸椎与胸壁。

■ 神经、肌肉、骨骼系统的疾患也常引起胸椎与胸壁疼痛。

■ 胸椎与肋椎关节损伤的症状也与心、肺等器官疾患症状相似。

■ 临床应注意排除冠心病、心绞痛、胃、十二指肠、肾脏与输尿管、胆囊疾病。

第七节 腹 部

■ 触诊发现腹部压痛时,让病人伸直双腿,贴于床面,做屈颈抬肩动作。

□ 压痛不减轻或加重来自腹壁。

□ 压痛减轻或消失来自腹腔(因紧张的腹壁隔开病变区域)。

■ 当触诊发现包块应注意包块的大小、质地、形态、硬度、压痛、移动度与周围脏器的关系。

■ 挺腹试验：病人仰卧两下肢伸直，腹肌放松，先注意肿块突出程度，再嘱其屏气，抬头坐起使腹肌紧张。

□ 肿块消失或不明显表示为腹腔内肿块；

□ 如肿块突出更为明显，肿块位于腹壁上。

第八节　髋　　部

一、望　　诊

■ 行走位：有无疼痛性跛行，短缩跛行，摇摆步态、鸭步、剪刀步、垂足症、平底足、股四头肌及臀肌瘫痪的步态。

■ 站立位：有无髋关节畸形、臀部肌肉萎缩、腰前凸增大、大腿皮肤皱褶加深。从不同角度观察骨盆有无倾斜、腰椎有无代偿性侧凸、皮肤有无瘢痕、肌肉有无萎缩。

■ 坐位：髋屈曲受限常向后坐；坐骨结节滑囊炎、骶髂关节异常或腰部放射至坐骨结节疼痛，常健侧坐。

二、问　　诊

■ 疼痛情况

□ 髋关节周围发生疾病时，因疼痛髋关节挛缩，使髋关节呈半屈曲状态，此时应注意鉴别关节外疾病，如髂窝脓疡、寒性脓疡、髂腰肌炎等。

□ 腰部疾患反映为髋部疼痛，骨盆不对称时，下背部及髋部关节负荷异常，产生髋痛。直腿抬高试验可鉴别病变来自腰部或髋部。

□ 髋部疾患疼痛常在膝关节。小儿股骨头骨骺缺血性坏死早期诉膝关节疼痛。通过闭孔神经支放射至膝前内侧常诉说膝部疼。因支配髋关节和膝关节的神经是同源的。

□ 疼痛与昼夜、劳动、休息、气候、季节的关系。

□ 有否大量饮酒嗜好，有否外伤史及因其他部位疼痛。服用激素类药物史。

■ 肿物和畸形，应询问发生时间、部位、发展变化。

■ 起病是突然或是逐渐发生、演变过程。

■ 位置

□ 大腿前外侧的疼痛可能来自 L2 或 L3；

□ 膝部疼痛可能来自 L4 或 L5 或髋关节。

□ 大粗隆外侧或后部的疼痛可能是大粗隆滑囊炎或梨状肌综合征。

■ 诱发因素

□ 下肢不等长、骨盆倾斜(一侧髂骨较对侧增高压迫同侧髋关节)所致的关节囊增厚,步态改变。

□ 髋关节前倾使关节呈内收位,关节压力增加,关节囊处于紧张状态。

□ 因内收肌紧张挛缩,常见内收畸形。

三、触　诊

■ 腹股沟部位感觉敏感,触诊时勿重按。

□ 先让病人用手指出最痛部位。

□ 认真触压痛点及范围,局部温度及股动脉搏动情况,联系解剖关系。

□ 肿物深度有否波动,与周围组织的关系。

■ 软组织的厚度

□ 髋关节炎时,局部软组织厚度增加。

□ 髋关节肿胀皮肤张力增加。

■ 臀肌挛缩

□ 可在臀部触及紧张的条索束。

■ 髋部压痛点

□ 髋关节前方:大转子顶点端,相当于腹股沟韧带中点向下向外各 2.5cm 处,提示大转子滑囊炎、髋关节化脓性感染或结核。

□ 大转子处压痛:提示大转子滑囊炎。

□ 小转子处压痛:见于髂腰肌止点病变。

□ 髂骨翼内侧有压痛、肿块:见于髂肌下血肿,多合并有股神经压迫症状。

□ 腹股沟韧带与髂骨之间压痛:见于腰大肌滑囊炎。

□ 腹股沟韧带中点下方压痛:见于股骨头病变。

四、叩　诊

患肢伸直位,沿肢体纵轴叩击足跟。使髋部产生震动,疼痛见于髋部骨折或炎症。

五、听　诊

■ 弹响髋

□ 髋关节屈伸时,髂胫束由大粗隆部后方向前滑动,引起弹响。

□ 髂胫束的后部与大转子失吻合,髂腰肌肌腱经过髂耻突起时弹响。

□ 髂骨韧带经过股骨头时弹响,具有膝关节伸直、髋关节屈曲时,在髋关节外侧弹响并有疼痛之特征。

六、髋关节活动及有关肌肉

■ 前屈(仰卧位)

□ 伸膝时髋关节能屈 90°。

□ 屈膝时屈髋 130°～140°。

□ 屈髋肌为髂腰肌、腹直肌、缝匠肌和阔筋膜张肌。

■ 后伸(俯卧位)

□ 10°～15°。

□ 后伸肌为臀大肌、股二头肌、半腱肌和半膜肌。

■ 内收(站立位)

□ 20°～30°。

□ 内收肌由内收长肌、内收短肌、大收肌、耻骨肌组成。

■ 外展(站立位)

□ 30°～45°。

□ 外展肌为臀中肌和臀小肌。

■ 内旋

□ 站立屈髋位 40°～50°。

□ 内旋肌为臀中肌和臀小肌。

■ 外旋

□ 30°～40°。

□ 外旋肌为髂腰肌、臀大肌、梨状肌、闭孔内肌、股方肌和闭孔外肌。

七、大 腿 测 量

■ 下肢总长度:病人平卧,摆正骨盆,在髂前上棘骨突点至内踝尖骨突点距离。两侧对比。

■ 大腿长度:大粗隆至膝关节外侧关节间隙之间距离。

■ 大腿周径:在髌上 10cm 处测其周径,两侧对比。

■ 大粗隆位置的测量:自两侧大粗隆顶端与髂前上棘之间各做一连线,正常时两线延长相交于脐或脐上中线。一侧大粗隆上移,则延长线相交于脐下偏离中线。大粗隆上移见于股骨颈骨折、髋关节脱位、髋内翻等。

八、髋关节运动相关肌肉、作用

■ 髂肌

□ 起于第 1～4 腰椎体及横突,止于股骨小转子。

□ 使大腿屈曲外旋、使骨盆及躯干前屈。有腰丛神经支配。

■ 腰大肌

□ 起于第 1~4 腰椎体及横突,止于股骨小转子。

■ 臀大肌

□ 起于骶骨背面髂骨翼外面,止于臀肌粗隆及髂胫束。

□ 防止躯干前倾、后伸及外旋大腿。

■ 臀中肌

□ 起于髂骨翼外面,止于股骨大转子。

□ 有外展大腿作用。

■ 梨状肌

□ 起于骶骨前面,止于大转子尖。

□ 髋关节外旋外展。

■ 闭孔内肌

□ 起于闭孔膜内面及闭孔周围骨面,止于股骨转子窝。

□ 髋关节外旋。

■ 缝匠肌

□ 起髂前上棘,止于胫骨上端内面。

□ 有屈大腿、内旋小腿作用。

■ 阔筋膜张肌

□ 起髂前上棘,移行于髂胫束,止于胫骨外侧髁。

□ 有紧张髂胫束、屈大腿、伸小腿作用。

■ 耻骨肌

□ 起耻骨梳,止于股骨小转子后下方。

□ 内收、外旋髋关节。

■ 股薄肌

□ 起耻骨下支,止于胫骨粗隆下方。

□ 使大腿内收、稍外旋。

■ 内收长肌

□ 起耻骨上支及耻骨结节,止于股骨粗隆。

□ 内收、外旋髋关节。

■ 内收短肌

□ 起耻骨下支,止于股骨粗隆。

□ 内收、外旋髋关节。

■ 内收大肌

□ 起闭孔下缘、坐骨结节。

□ 内收、外旋髋关节。

九、阻 力 试 验

■ 要从髋关节六个运动方面检查:

■ 屈曲

□ 髋最强的屈肌是腰大肌和髂肌,它们有一个共同肌腱。

□ 阻力试验:病人坐在诊断床边屈膝,手扶床边防止体位改变。医者在膝上向下压大腿,让其将大腿抬离床面。

□ 屈髋时腹股沟疼痛可能是髂腰肌滑囊炎或腹部病变。

□ 屈髋无力导致起立、上下楼梯困难。

■ 伸直

□ 髋伸肌是臀肌和腘绳肌。

□ 阻力试验:病人俯卧于检查床,并伸直膝关节,将大腿和小腿抬离床面。医者在大腿后膝上向下给予阻力。

□ 伸髋疼痛可能由于臀大肌或腘绳肌痉挛或为坐骨结节滑囊炎。脊柱滑脱或腰椎间盘突出影响伸髋肌肉出现疼痛。

□ 伸髋无力导致步行和直立姿势困难,上楼和爬坡受限。

■ 外展

□ 外展肌是臀中肌,它有单腿站立防止大腿内收的作用。

□ 阻力试验:病人侧卧位,在下面的下肢髋和膝稍屈曲,在上面的髋中立位,膝在伸直位。医者一手稳定骨盆,防止病人向前后滚动,在其用力上抬腿时,向下压膝关节处。

□ 在阻力外展时髋痛可能是大粗隆滑囊炎。

□ 髋外展无力常导致异常步态。

■ 内收

□ 髋最强的内收肌是内收大肌与内收长肌、内收短肌和股薄肌一起稳定骨盆。髋内收防止在行走时下肢外展。

□ 阻力试验:病人侧卧位,脊柱、髋和膝位于中立位,医者一只手抬起上面的腿并控制住,另一只手向下压上面腿的膝部。

□ 病人将下面的腿抬离床面对抗出现疼痛。可能为内收长肌肌腱炎、耻骨炎等。

■ 外旋

□ 外旋肌包括:梨状肌、闭孔内肌、闭孔外肌和两块孖肌。股四头肌和耻骨肌也有助于外旋。

□ 阻力试验:病人坐位,双膝屈曲悬于检查床边,医者在踝的内侧控制病人的腿,嘱病人用力向上旋腿到对侧膝关节。

□ 仰卧位,膝、髋关节中立位,病人尽力旋转下肢离开中线(外踝与诊断床边接触)。

□ 外旋疼痛可能由梨状肌异常有关。

□ 需要进一步检查梨状肌,病人仰卧位,受累的髋和膝屈曲,推置病人大腿和膝内收位,让病人抗阻力向相反的方向用力外展大腿和膝。

□ 外旋时疼痛为坐骨神经或梨状肌病变。

■ 内旋:臀中肌、臀小肌和阔筋膜张肌是髋关节主要的内旋肌。

□ 病人坐位、屈膝,医者将手放在踝近侧、腿外侧远端,嘱病人向外侧旋腿离开对侧腿。

□ 出现疼痛多为髋关节内病变。

十、神 经 血 管

■ 股动脉、股神经:仰卧位在髂前上棘和耻骨结节连线中点。

■ 坐骨神经:侧卧位屈髋在坐骨结节和股骨大转子连线中点。臀大肌充分松弛,在深部可触及条索状的坐骨神经。

十一、特 殊 检 查

■ 大腿滚动试验:病人仰卧,双下肢伸直,医者以手掌轻搓大腿,使大腿向内外旋转滚动。

□ 若运动受限、疼痛,并见该侧腹肌收缩为阳性。

□ 提示髋关节炎症、结核、股骨颈骨折、粗隆间骨折。

■ 髋关节屈曲挛缩试验:病人仰卧,尽量屈曲健侧大腿贴近腹壁,使腰部紧贴于床面,克服腰椎前凸增加的代偿作用。再让病人伸直患肢。

□ 如患肢不能伸直,并平放于床面为阳性。

□ 提示该髋关节有屈曲挛缩畸形。

■ 腰大肌挛缩试验:病人俯卧位,患肢屈曲90°,医者一手握住踝部将下肢提起,使髋关节过伸。

□ 若骨盆随之抬起为阳性。

□ 说明髋关节后伸活动受限。

■ 望远镜试验:病人仰卧,助手按住骨盆,医者两手握住病人小腿,伸直髋、膝关节,然后上下推拉患肢。

□ 若患肢能上下移动2～3cm为阳性。

□ 说明髋关节不稳定或脱位等。

■ 臀中肌试验:病人先用健侧下肢单腿站立,患侧下肢抬起,患侧骨盆向上抬起,该侧臀皱襞上升为阴性。再使患侧下肢站立,健侧下肢抬起。

□ 若健侧骨盆及臀皱襞下降为阳性。

□ 此试验负重侧髋关节不稳或臀中、小肌无力,任何使臀中肌无力的疾病这一体征均可出现阳性。

■ 黑尔试验:主要用于区别髋关节疾病与坐骨神经痛,病人仰卧,医者将病人膝关节抵至床面。

□ 如为坐骨神经痛可放置自如。

□ 而髋关节疾患则不能抵至床面。

■ 髋关节超伸试验:病人俯卧,检查者一手固定骨盆,一手提起患侧小腿,使髋关节过伸。

□ 若后伸受限,用力过伸则使骨盆抬起臀部疼痛为阳性。

□ 见于髋关节挛缩、炎症等。

第九节　骨　盆　部

一、望　诊

■ 正常人站立时,骨盆入口平面水平成 60°角,大于 60°角即骨盆前倾,小于 60°角为骨盆后倾。

■ 正常骨盆,两侧髂嵴应在同一水平线上,否则表明骨盆倾斜。其原因有:骨盆环骨折、脱位、继发于脊柱侧弯、臀肌麻痹、内收肌痉挛、关节强直等。

触诊

■ 压痛:骶髂关节有韧带损伤并脱位或结核、强直性脊柱炎时,在骨科三角(两侧骶髂关节、腰骶关节部位构成一个三角区),可有压痛。

■ 骶髂关节炎触摸两侧下腹部,在髂窝深处可有压痛。

二、叩　诊

骶髂关节疾患,常在该关节背侧有明显的叩击痛。

三、运动功能检查

■ 站立位

□ 患有骶髂关节炎时,体重靠健侧肢体支持,患肢松弛,呈屈曲状。

□ 腰旋转活动受限,疼痛加重。

□ 后伸活动较少受限。

■ 坐位　骶髂关节炎病人,坐位时常将臀部抬起,身体向健侧倾斜。

■ 卧位

□ 患侧卧位屈伸髋关节时,引起骶髂关节疼痛为阳性。

□ 健侧卧位:双下肢屈曲,翻身困难,需用手扶持臀部转动,诊断骶髂关节炎有特殊意义。

四、测　量

骨盆左右倾斜测量:髂前上棘至剑突距离,两侧对比。距离减少则为骨盆上移。

五、特殊检查

■ 4 字试验

□ 病人仰卧,健肢伸直,患侧屈膝,外踝放于对侧大腿上,医者一手扶住髂嵴部,另一手按压膝部。因大腿外展外旋,髂骨上部被大腿前侧和内侧肌群牵拉而产生扭转并向外分离。

□ 骶髂关节有病变发生疼痛。

□ 髋关节病变亦呈阳性反应,坐骨神经痛呈阴性。

■ 床边试验

□ 病人仰卧,臀部靠近床边,健侧髋、膝关节屈曲贴近腹壁并用双手抱膝固定腰椎。患肢下垂于床边,医者一手压按膝关节助其屈髋屈膝,另一手用力下压患侧大腿,或医者双手下压垂于床边大腿,使髋关节尽量后伸,产生转动,发生磨擦,若该侧骶髂关节处出现疼痛为阳性。

□ 病人侧卧:健侧在下,并将下肢极度屈曲。医者一手握住上侧踝部,使膝关节屈曲90°,再将患肢向后牵拉,使髋关节尽量过伸,另一手将骶部向前推压,骶髂关节便向后转动,出现疼痛为阳性。

■ 提腿试验:又称伸髋试验,病人俯卧,医者手掌按压髂骨,手指触及受累的骶髂关节,另一手将患肢大腿背伸提起,此时股四头肌紧张,该侧髂骨发生前倾和旋转动作,骶髂关节受到牵拉,出现疼痛提示该侧骶髂关节病变。

■ 斜扳试验:病人仰卧,医者一手握住小腿,充分屈髋屈膝,另一手按住同侧肩部,固定躯干。然后将大腿及骨盆向对侧推送,使腰骶部及骶髂关节发生旋转。两侧对比,出现疼痛则为病变侧。

■ 骨盆旋转试验:医者两大腿内侧夹住病人双膝,将其躯干左右旋转,出现疼痛则为病变侧。提示骶髂关节疾患。

■ 震动试验:病人坐于扶手椅或板凳上,用手支撑起躯干,然后突然放手坐下,患侧骶髂关节因震动而引起疼痛为阳性。

■ 跟臀试验:病人俯卧,一侧膝关节屈曲,使足跟接近臀部,正常者骨盆前倾,腰前凸增大;若骶髂关节有病变,则骨盆离开床面被提起,表示骶髂关节活动受限。

■ 过伸试验:病人俯卧,过度后伸大腿,屈膝,如引起骶髂关节及下肢疼痛为阳性。

□ 提示骶髂关节有病变。

□ 如腰骶部疼痛,则为腰骶关节病变。

□ 临床常见病症

骶髂关节错位、骶髂关节韧带松弛、致密性髂骨炎、耻骨联合骨炎、类风湿骶骶关节炎、骶髂关节结核。

第十节　膝　　部

一、望　　诊

■ 检查时脱去长裤和袜子,以便双侧对比。

□ 观察步态及下蹲情况有无异常。

□ 坐位能否屈膝90°。

□ 站位膝关节能否完全伸直,两下肢能否均匀承重。

■ 观察畸形

□ 膝内翻"O"形腿,两侧踝关节并拢时,两侧膝关节不能并拢,膝间距离越大,说明膝内翻越严重。

□ 膝外翻"X"形腿:两侧膝关节并拢时,踝关节不能并拢,踝间距越大说明膝外翻越严重。

□ 膝反张畸形,又称膝反屈。指膝关节过伸5°以上。

□ 膝屈曲畸形,指膝关节不能伸直。

■ 肿胀、梭形膨大

□ 仰卧位,正常膝关节屈曲80°时,从前面看膝部,形似"象面",髌韧带代表"象鼻",髌韧带两凹陷代表"象眼",股四头肌内侧头代表"象耳"。

□ 关节积液或滑膜增厚,"象眼"部饱满或隆出,"面"部轮廓不清。

□ 髌前囊发炎时,髌骨前面肿胀明显。

□ 单纯膝关节积液,髌骨周围肿胀明显,呈马蹄铁状膨隆。

□ 膝关节结核呈梭形肿大,上下肌肉萎缩其形态有"鹤膝"之称。膝关节弥漫性肿胀,见于股骨下端和胫骨上端骨髓炎。

■ 股四头肌萎缩:半月板损伤等器质性病变,股四头肌很快出现废用性肌萎缩,尤其是股内侧肌,该肌内侧头是完成伸膝运动最后10°~15°力量最强的肌肉,更说明膝关节内有病变或损伤。

■ 瘢痕、窦道、肿块

□ 半月板囊肿、关节内游离体,多在膝关节内有肿物突出。

□ 胫骨结节骨骺炎,胫骨结节肿大隆凸和压痛。

□ 膝后隆起,多见于腘窝囊肿或血管瘤。

■ 凹陷

□ 髌骨处凹陷:见于髌骨骨折。

□ 髌骨上方凹陷:见于股四头肌肌腱断裂。

□ 髌骨下方凹陷、膝屈时明显:见于髌腱断裂。

二、问　诊

■ 有否疼痛、胀痛、跳痛、功能障碍。

□ 老年膝关节骨性关节炎,多有畸形、功能障碍和疼痛。

□ 青壮年多为韧带损伤,膝关节在一个或多个关节面上的过度活动或移位增加松弛,产生对关节结构过大的剪应力,滑膜组织受到刺激,滑液增多,出现膝关节滑膜炎的改变,多为胀痛。

□ 在膝前内侧上方疼痛,应考虑是内侧半月板撕裂或 L4 神经根病变。

三、触　诊

■ 不要用深压确定压痛点。

□ 应采用轻压,可行上、下、左、右来回滑动。

□ 病人坐姿,腿悬于诊断床边,检查膝关节的各个部位,触诊更方便。

■ 局部温度:温度增高(两侧对比)多为新鲜关节出血或炎症。

■ 肌肉韧带:股四头肌萎缩时,韧性及弹性均下降。

■ 关节囊韧性与厚度

□ 关节囊韧性增加,并有肥厚感见于慢性滑囊炎。

□ 类风湿性关节炎,关节囊韧性和肥厚感更为明显。

□ 关节囊硬如橡皮,见于膝关节结核。

□ 关节囊软如海绵,见于色素沉着绒毛结节性滑膜炎。

■ 关节内积液

□ 屈膝 90°用手压迫膝眼,使其饱满现象消失,当放手后又复现饱和,提示积液少量。

□ 压迫一侧膝眼,另一侧出现饱满,两侧出现同样现象,提示少量积液。

□ 伸膝位,用一手压迫并向下推挤髌上囊,如出现两侧膝眼饱满,放手后膝眼又恢复凹陷,提示膝关节液少量或中等积液,可做浮髌试验,积液在 10ml 以上,浮髌试验阳性。

■ 滑膜厚度

□ 正常滑膜不能触知,但按摩膝关节时,体会手感,软组织增厚就有滑膜增厚可能。

□ 膝关节结核触之有揉面感。

□ 风湿性膝关节炎亦可有不同程度增厚感。

■ 关节摩擦感,髌骨软化、关节内有游离体等均可引起摩擦感和摩擦音。上下左右移动髌骨有摩擦感及疼痛。

■ 肿物

□ 滑囊炎引起的滑膜囊肿,如髌上、髌前囊肿。

□ 腘窝囊肿和半膜肌腱囊肿在腘窝处。

□ 半月板囊肿或关节内游离体,位于关节间隙,在侧副韧带之前,伸膝时明显,屈膝时消失。

□ 肿瘤性包块:股骨下端和胫骨上端是骨肿瘤好发部位,骨肿瘤呈偏心性肿大,推之不移,位置固定。

□ 软骨瘤:呈局限性突出,表面高低不平,质地坚硬,无压痛或轻压痛。

□ 胫骨上端巨细胞瘤:触之如乒乓球感。

□ 骨肉瘤:触之较软,皮温高、压痛明显。

□ 腘窝部触诊应注意动脉瘤与腘窝囊肿之鉴别,前者听诊器听诊可有血流杂音。

□ 注意肿物表面和深部关系。

□ 髌骨皮下滑囊炎,可触到局限表面不平的结节肿块。

□ 髌下滑囊,膝关节伸直,股四头肌放松时易触及肿物。

□ 胫侧副韧带起点处肿块,触及呈坚硬性凸起,见于胫侧副韧带钙化或损伤后瘢痕形成。

■ 压痛

□ 在髌骨两侧"象眼"部压痛,多见于膝关节炎。

□ 在髌骨下缘、髌尖处(一手按住髌骨上缘向下后方推移,另一手压脂肪垫)压痛见于脂肪垫炎,在膝关节伸直位时最明显。

□ 半月板损伤在该侧关节间隙压痛明显。

□ 内、外侧副韧带损伤,压痛点在其附着点处或局部。

□ 胫骨结节骨骺炎,局部压痛、隆起,见于儿童胫骨结节无菌性骨骺炎。

□ 髌骨软化症,将髌骨推向内侧与外侧,触摸髌骨关节面,可触到关节面不光滑且有压痛。

□ 用指甲在髌骨表面自上而下滑动,出现明显疼痛应考虑髌骨骨折。宣蛰人认为是髌骨软化,如属慢性疼痛在髌骨骨面用针刀疏通剥离效果很好。

■ 牵涉痛

□ 髋关节病变时多在膝内侧疼痛。

□ L3、L4、L5 神经根病变也影响膝关节。

四、运动功能检查

■ 膝关节主要为伸屈活动,检查时注意两侧对比,要求记录主动和被动活动的最大活动度。

□ 运动受限

□ 是肌性。

□ 骨性。

□ 关节外疾患。

□ 运动度增加。

□ 骨性原因、肿瘤、结核、骨破坏、压缩性骨折。

□ 韧带撕裂：前后运动增加，可能为膝十字韧带断裂。外展、内收运动增加，可能有侧副韧带撕裂。

□ 关节松弛：多见于膝关节肌肉废用性萎缩、盘状软骨手术切除后、婴儿瘫后遗症、先天性关节松弛症。

五、正常运动范围及相关肌肉

■ 屈曲

□ 120°~150°。

□ 屈肌为股二头肌、半腱肌、半膜肌、缝匠肌、股薄肌、腘肌和腓肠肌。

■ 伸直 0°

□ 过伸 5°~10°。

□ 伸膝肌为股四头肌。

■ 小腿内旋肌

□ 半腱肌、半膜肌、缝匠肌、股薄肌和腘肌。

■ 小腿外旋肌

□ 股二头肌。

六、特殊检查

■ 浮髌试验：病人仰卧，自然伸直膝关节，医者用一手虎口部放在病人髌上囊，并向足端推动，使髌上囊内的液体移动到髌下，另一手拇指在髌骨中央冲击式下按，若髌骨有漂浮感觉为阳性。

■ 髌骨摩擦试验：让病人自动伸屈膝关节，髌骨与股骨髁间凹部（髌股关节）摩擦而发出摩擦音及疼痛，即为阳性。

■ 单腿半蹲试验：患膝单腿站立，逐渐屈膝下蹲时出现膝软、疼痛为阳性。提示髌骨软化症。

■ 膝关节分离试验，又称侧副韧带紧张试验。

□ 病人仰卧，膝关节伸直，医者一手握住患肢小腿下端，将小腿外展，另一手按住膝关节外侧，将膝向内侧推压，使副韧带紧张，如出现疼痛和异常的外展摆动即为阳性。提示内侧副韧带损伤、撕裂。

□ 此检查亦可用于检查外侧半月板损伤，挤压外侧关节面，外侧关节间隙出现疼痛。

□ 用同样的手法，不同的用力方向将小腿内收，可以检查外侧副韧带损伤。

■ 半月板弹响试验：病人仰卧，医者一手握膝，放在关节间隙或外侧，另一手握住小腿下端,将膝关节尽量屈曲,然后使小腿内收、外旋,同时伸直膝关节。

□ 如有弹响,说明内侧半月板有破裂。

□ 反之,小腿外展内旋同时伸膝,如有弹响,说明外侧半月板有可能破裂。

■ 膝关节过伸试验:病人仰卧,医者一手固定膝部,另一手握住小腿下部向上提,将膝关节过度伸展,使半月板前角受到挤压,如有疼痛可能为半月板前角损伤或肥厚的髌下脂肪垫受到挤压所致。

■ 髌股关节检查:病人俯卧位,缓慢过度屈曲膝关节,医者手在髌骨上,当病人伸屈时触及髌骨,如疼痛伴有捻发音为髌股关节炎。

七、阻力试验

■ 伸直

□ 主要伸肌是股四头肌。

□ 病人坐位,小腿悬于诊断床边,在大腿远端下面垫枕,医者一手放在踝上,下压,让病人伸膝关节。

□ 伸膝疼痛多为髌腱炎,在极度屈膝位检查伸膝,髌股关节可出现疼痛。

□ 伸膝无力引起上、下台阶疼痛,坐位站起时困难,也可出现异常步态。

■ 旋转

□ 内旋肌:内侧腘绳肌、缝匠肌、股薄肌和腘肌。

□ 外旋肌:股二头肌和阔筋膜张肌。

□ 病人坐位,膝关节屈曲悬于诊断床边。医者双手握持胫骨部,与病人抗阻力向内外旋转。

■ 屈曲

□ 屈肌是腘绳肌(半腱肌、半膜肌、股二头肌),股薄肌、腘肌、缝匠肌也参与屈膝。除腘肌外,以上屈肌均经过髋关节。(图3-11)

□ 通过向内或向外旋转大腿或小腿可检测内外侧腘绳肌的强弱。

□ 屈膝疼痛提示腘绳肌和鹅足肌肌腱炎或腘窝囊肿。

□ 屈膝无力引起异常步态,膝过伸畸形可由外侧腘绳肌无力引起负重时的膝内翻畸形。

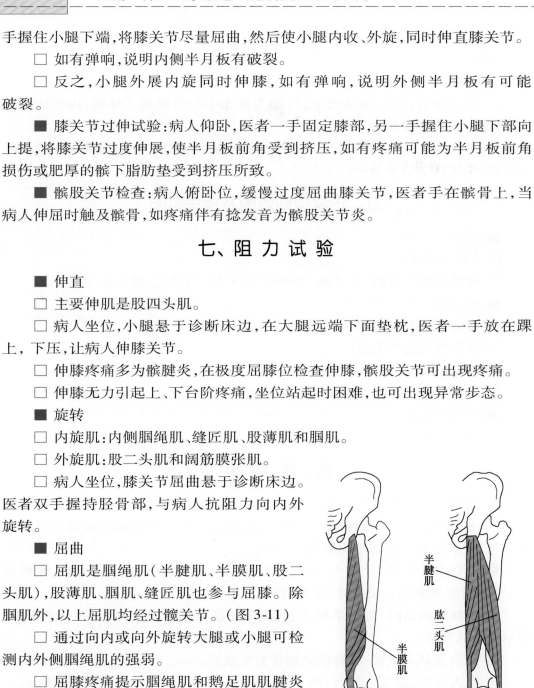

图3-11　膝关节屈肌示意图

第十一节 髁、足部

一、望 诊

■ 脱去鞋、袜,从站立、行走、坐或各种体位进行检查。

□ 肿胀、青紫是踝关节扭伤的表现。

□ 观看跟腱位置有否肿胀。

□ 跟腱向内弯曲,足跟外翻,着力点在足跟内侧,跟腱弓向里,为后足外翻。

□ 跟腱向外弯曲,足跟内翻,负重点在外侧,称后足内翻。

■ 站立姿势的负重点

□ 站立两足向前呈八字形。足部与路线之间的夹角不超过15°。

□ 在下肢有内旋、外旋畸形可形成内"八"字、外"八"字脚。

□ 步行两足前进的速度和距离是否相等。

■ 畸形

□ 马蹄足 又称尖足或垂足,为踝关节跖屈畸形,跟腱挛缩。立位负重时足尖着地负重,足跟悬起不能着地。(图3-12)

□ 仰趾足 与马蹄足相反,为踝关节背曲畸形,多因跟腱麻痹引起。(图3-13)

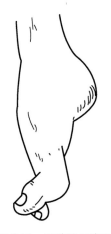

图3-12 马蹄足示意图

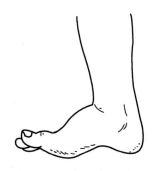

图3-13 仰趾足示意图

□ 内翻足 为距下、距舟、跟骰三关节畸形。跟骨向内侧旋转,前足内收、胫骨长轴延长线落在跟骨中线外侧。站立或行走时,足外侧着地负重。(图3-14)

□ 外翻足 亦为三关节的畸形。跟骨外旋、前足外展、足纵弓下陷、舟骨向内突出,胫骨长轴延长线落在跟骨中线内侧。站立行走时足内侧着地负重。(图3-15)

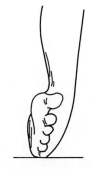 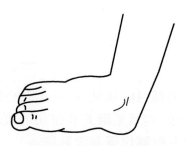

图 3-14　内翻足示意图　　　　　　　　　　图 3-15　外翻足示意图

□ 扁平足　足弓消失,立位足弓顶点舟状骨可以接近地面,前足增宽,前足跖面形成胼胝,多合并轻度外翻。(图 3-16)

□ 高弓足　足弓过高常合并于马蹄弓内翻足、仰趾高弓外翻足等。(图 3-17)

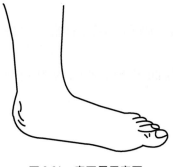 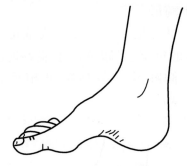

图 3-16　扁平足示意图　　　　　　　　　　图 3-17　高弓足示意图

□ 姆外翻　第 1 跖骨内收,姆趾外翻、跖趾关节内侧隆起,滑囊肿胀。(图 3-18)

□ 姆内翻与姆外翻相反,姆趾向内偏斜。(图 3-19)

□ 爪形足　在高弓足的基础上跖趾关节过伸而趾关节屈曲,形如爪状。

■ 肿胀

□ 整个关节肿胀:见于急性踝关节扭伤、急性化脓性关节炎、踝关节结核、类风湿性关节炎、创伤性关节炎等。

□ 局部肿胀:

□ 在足背或内、外踝下方肿胀,多为腱鞘炎或腱鞘囊肿。

□ 在跟腱附着于跟骨结节处肿胀,多为跟腱周围炎或类风湿性跟骨炎。

□ 在第 2、3 跖趾关节背侧肿胀,多见于跖骨头软骨炎;第 5 跖骨头肿大多为滑囊炎。

■ 骨性隆起

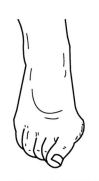

图 3-18　踇外翻示意图

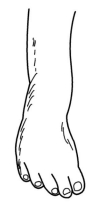

图 3-19　踇内翻示意图

□ 胫腓关节分离,内踝或外踝骨折多在内外踝处隆起。

□ 踝关节前方皱褶处隆起,多为距骨头颈部骨质增生。另外亦见于骨软骨瘤隆起。

二、触　诊

■ 压痛

□ 扁平足压痛多在内外踝下方。

□ 拇囊炎压痛多在第 1 跖骨头内侧。

□ 跟腱止点压痛,多为跟腱后滑囊炎。

□ 小腿和足的疼痛可能涉及膝、髋、腰骶关节。

■ 叩诊

□ 纵轴叩击跖骨出现疼痛,见于该骨骨折。

□ 叩击跟骨,出现疼痛见于踝关节扭伤。

三、听　诊

■ 被动屈伸踝关节,发出捻发样响声,见于踝关节病、腱鞘炎等。

■ 行走时外踝处出现弹响,见于慢性腓骨长、短肌腱滑脱。

四、踝、足关节运动功能检查

■ 踝关节中立位,足的外侧与小腿成 90°,足跟无内外翻,前足无内收外展。

■ 踝、足关节运动。

□ 踝关节(胫距关节):背屈和跖屈。

□ 距下关节(距跟关节):内翻和外翻。

- □ 中跗关节(距舟、跟骰关节):内收和外展。
- □ 距骨循胫骨纵轴向内或外旋转:内旋、外旋。
- □ 跖趾关节活动:背伸及跖屈。

五、踝、足正常运动范围及相关背屈肌肉

■ 踝关节
- □ 背屈 20°~30°,背屈肌为胫前肌、趾长伸肌和跚长伸肌。
- □ 跖屈 40°~50°,跖屈肌为小腿三头肌、胫骨后肌、趾长屈肌和腓骨长肌。
■ 足部关节
- □ 足内翻 30°。
- □ 足内翻肌为胫骨前肌、胫骨后肌、趾长屈肌。
- □ 足外翻 30°~50°。
- □ 足外翻肌为腓骨长肌、腓骨短肌和趾长伸肌。
- □ 跖趾关节背伸 45°。
- □ 背伸肌为长伸肌、短伸肌、趾长伸肌和趾短伸肌。
- □ 跖趾关节跖曲 30°~40°。
- □ 跖屈肌为跖长、趾短屈肌等小肌群。

六、肌　力　检　查

■ 腓肠肌、比目鱼肌
- □ 将足抗阻力地跖屈,可触到也可看到腓肠肌、比目鱼肌肌肉和肌腱的收缩情况。
- □ 单独检查比目鱼肌时可嘱病人俯卧,屈膝 90°,将足抗阻力地跖屈。
■ 胫骨后肌
病人仰卧,将足跖屈并抗阻力地内翻,可在内踝后上方触到并看见该肌收缩。
■ 跚长屈肌、趾长屈肌
嘱病人抗阻力地屈曲跚趾及其余 4 趾末节趾骨,可触到肌腹收缩。
■ 胫骨前肌
嘱病人取仰卧位抗阻力地踝背伸足内翻,可触到该肌收缩。
■ 跚长伸肌、趾长伸肌
嘱病人将趾抗阻力地背伸,可触到该肌腱收缩。
■ 腓骨长肌、腓骨短肌
嘱病人将足抗阻力外翻时,可在外踝上方触到紧张的肌腱。
■ 小腿三头肌试验

病人俯卧,足垂床边下。医者提小腿三头肌肌腹,正常时可产生足跖屈,如跟腱断裂则无跖屈动作。

■ 前足横向挤压试验

□ 对前足自两侧横向加压产生疼痛,见于跖骨骨折、跖间肌损伤。

□ 若出现前足放射样疼痛多为跖痛病。

第四章

辅助检查

第一节　影像检查

一、概　述

■ 影像检查报告不等于疾病诊断结果。

□ 它只是医生用以诊断疾病时重要的参考资料,只能作为诊断依据参考。

□ 疾病诊断应主要依据症状、体征。退行性变、骨质增生是蠕变过程。影像的形态改变不一定是致病主要因素。

□ 通过影像学发现,腰痛病人与健康的人出现影像异常的比例大致相同。

□ 对人体尸体研究报告统计显示,出现异常的腰部组织与现实的临床症状不符合。

■ 在临床诊断中不能只依靠影像学报告,而是要通过详细的临床检查如:望、触、叩、听等检查相结合。

□ 临床上根据影像学所见神经受压而下诊断应慎重。

□ 据较多文献记载压迫神经影像不是慢性疼痛的根本原因。

□ 另外神经不受压时产生疼痛的病人很多。

□ 腰痛痊愈后影像学并无明显变化的病人广泛存在。

二、X 线平片检查

■ 对直接诊断软组织损伤有一定的参考价值。

■ 对鉴别诊断是必须的检查方法之一。

■ 用低、高毫安秒的软组织 X 线摄影,可使软组织显影清晰,利用特殊的投照位,能更加明确地提供病变部位。

■ 供临床诊断、鉴别诊断及观察疗效之用。

■ 关节改变 X 线表现

□ 关节肿胀:

□ 关节腔积液表现为关节间隙增宽,少量积液则不易显示。

□ 关节周围软组织肿胀 X 线表现为软组织阴影膨隆,脂肪垫和骨肉间脂肪层移位变形或模糊。

□ 关节破坏:

□ 包括关节软骨和骨质的破坏,常见于感染、肿瘤、痛风及代谢性骨病。

□ 早期可累及关节软骨,表现为关节间隙变窄,病变侵及骨质时,骨端可发生破坏而形成缺损。

□ 严重者可产生关节半脱位或畸形。

□ 关节退行性变:

□ 骨关节病、缺血坏死等表现为不同程度的关节间隙变窄。

□ 关节边缘增生,使关节面凹凸不平,骨端变形增大。

□ 关节强直:

□ 纤维性强直,X 线片可见变窄之关节间隙,无骨小梁跨越其间,疏松等改变。常见类风湿性关节炎。

□ 骨性强直,关节间隙显著狭窄或完全消失,有粗大骨小梁贯穿其间,常见于关节严重破坏之晚期。

□ 关节脱位,表现构成关节骨端的正常位置改变或距离增宽,依其程度可分为半脱位与全脱位。

■ 软组织改变的 X 线表现

□ 软组织损伤性钙化及骨化,软组织损伤后坏死组织内二氧化碳量减少,适合钙盐沉着,易形成病理性钙化或骨化。

□ 软组织损伤性钙化,常发生于慢性损伤周围的肌腱、腱鞘、韧带、滑囊、半月板。

□ 椎间盘可发生钙化而不转化为骨化。

□ 临床常见的化脓性关节周围炎有肩关节周围钙化,主要见于冈上肌腱钙化、滑囊钙化、肱二头肌长头钙化等。

□ 肘关节周围钙化多出现在近髁上的部位。

□ 外伤后膝部胫侧副韧带钙化在股骨内上髁内显示钙化。

□ 膝半月板钙化,多发生于青年人膝外伤后,内外侧均可发生。

□ 膝部滑囊钙化以髌上囊、髌下囊为多。

□ 踝部多以胫骨踝下、距骨上面及前面多见。

□ 外伤后骨化性肌炎,软组织内出血可能是造成骨化性肌炎的原因。骨化易出现在邻近长骨的骨干部分,沿骨干之方向排列呈层状。病灶很少至骨端及关节部位,以股、肘、臂多见。

□ 伤后不久出现局限性肿胀,6 个月肿块与邻近骨皮质和骨膜之间出现透亮带。

□ 软组织气体,主要为皮下或肌肉内出现透光区,皮下积气出现圆形、椭圆形不规则透光区。肌肉内积气表现为顺着纤维走向的透亮线。

□ 关节积液与关节周围软组织肿胀 X 线均表现关节旁软组织增厚及密度增高。

□ 关节积液或滑膜膨隆的表现,肘关节积液,肘部肱骨的前后方脂肪垫上抬,肘前后方出现透光区。

□ 髋关节积液时,关节囊外脂肪透光线向两侧隆起,离开股骨颈外上及外内下方,肌间隔分别向外上及内下推移。

□ 神经根受压

□ 在 X 线平片上常有间接表现。

□ 椎间隙变窄,两侧不等宽,椎体后缘骨质增生,椎体序列的改变。

■ 骨膜改变 X 线表现

□ 平行:可单层或多层。与骨干平行,多见于炎症、骨折;多层见于尤文瘤。

□ 花边状:多见于慢性炎症。

□ 放射状:与骨皮质表面垂直如针刺,或日光放射状,多见于恶性肿瘤。

□ 袖口征:多见于迅速增长的恶性肿瘤。

■ 骨质改变 X 线表现

□ 骨密度降低:

□ 骨质疏松:表现为骨密度普遍降低,松质骨的骨小梁纤细,数目明显减少,间隙增宽呈网络状,骨皮质变薄呈分层。

严重者骨密度与周围软组织相似,骨小梁几乎消失,骨皮质状如铅笔素描之线条。

多见于停经妇女、久病卧床、代谢障碍及内分泌失调、肢体废用、炎症、结核等。

□ 骨质松化:表现为骨密度降低,皮质变薄、骨小梁减少、变细,在骨皮质与骨小梁边缘模糊不清,多见于佝偻病及骨软化症。

□ 骨质破坏:早期为局部密度降低,与骨质疏松不易区分。随着骨质破坏扩大,产生形态不同的骨质缺损,病变侵犯骨皮质内外,呈虫蚀样变,侵犯骨松质则表现筛孔样变。

良性肿瘤或外界压迫引起的骨破坏,边缘光滑锐利,有硬化现象,与正常骨组织边界清楚,炎症或恶性肿瘤则边缘模糊,境界不清。

□ 骨密度增高：

□ 骨质增生硬化：骨膜和骨内膜增生，皮质增厚，边缘不平，密质与松质界限不清，骨髓腔变窄甚至闭塞，骨干变粗。骨松质变为均匀结实，失去海绵状结构。多见于慢性炎症，骨外伤后的修复。亦可见于成骨形的骨肿瘤或转移瘤。

□ 骨坏死：表现为密度相对较高，结构模糊，早期不易区分，死骨产生后较易看清，见于骨髓炎、无菌性坏死、骨结核、骨外伤及肿瘤。

□ 骨质压缩：表现为局部密度不均匀增高，骨小梁交错，互相嵌插。多见于跟骨或脊柱压缩性骨折。

■ 特殊摄片位置

□ 常规的 X 线检查包括正、侧位摄片，有些疾病需拍摄特殊位片。

□ 斜位片：颈、腰椎斜位，观察椎间孔、关节突关节、腰椎狭部的情况。

□ 轴位：跟骨轴位、髌骨轴位等。

□ 张口位：检查第 1、2 颈椎，查看枢椎的齿突、环枢椎的关系。

□ 功能位：怀疑颈椎、腰椎不稳定时，常拍前屈、后伸功能位片。

□ 强迫位：例如膝关节侧副韧带损伤时，可采用强迫内翻或外翻位拍片。

■ 阅读 X 线片

□ 观察软组织有无异常，各层组织分界是否清晰。

□ 观察外形与结构有无异常。

□ 脊柱的曲度，椎体形状、结构位置、椎间隙、椎弓根、椎间孔等是否有异常改变，其改变与临床症状、体征能否呼应。

□ X 线片显示与临床表现不能对应，应以临床表现为诊断依据。或做进一步检查。

■ 常见风湿病的骨、关节 X 线表现

□ 类风湿关节炎：最初手足小关节如掌指关节、近端指间关节和腕关节等软组织肿块、骨质疏松，以后关节间隙变窄、骨质细小囊状破坏，晚期关节脱位、畸形、纤维或骨性强直。

■ 强直性脊柱炎：

□ 骶髂关节自下 2/3 开始关节边缘骨质硬化、密度增加，后关节面模糊不清，关节间隙不规则、狭窄直至关节融合。

□ 脊柱呈上行性改变。

□ 椎间小关节间隙不规则、凹凸不平，上下关节突骨质增生硬化，最后骨性强直。

□ 椎体方形化，上下椎体骨质增生，逐渐连接形成骨桥呈竹节样改变。

□ 脊柱韧带骨化；脊柱弯曲畸形。

■ 银屑病关节炎：

□ 手足 X 线表现以远端为重，如远端指间关节等，关节周围软组织肿胀，关节间隙逐渐狭窄,骨端小囊状缺损,指趾关节边缘骨质吸收变尖,似笔尖样改变,末节指骨基底部膨大与关节呈"笔套状",晚期关节可骨性强直,另有韧带附着点骨质增生。

　　□ 骶髂关节与脊柱改变类似强直性脊柱炎,但骶髂关节病变常为单侧或一侧更明显,脊柱椎旁韧带骨性联合不对称较粗长,常介于两个邻近椎体中部。椎体上下缘骨炎、方形椎体及椎间小关节强直等少见。

　　□ 瑞特综合征:病变主要以足及骶髂关节为主,非对称性。

　　□ 跖趾、趾间关节骨质疏松、破坏,关节间隙狭窄、消失,跟骨骨刺形成。

　　□ 骶髂关节模糊、间隙狭窄,甚至融合。

　　■ 骨性关节炎:关节间隙变窄、关节面硬化、变形,关节边缘骨赘形成呈唇状,关节腔内可有关节鼠等。手指骨关节病可有 Heberder 和 Bouchard 结节等。

　　■ 痛风:手足关节软组织呈偏心性肿胀,有时软组织内痛风石改变,关节周围骨质穿凿样损坏,其边缘骨质硬化,关节面不规则,关节间隙变窄,最后可脱位、僵直。

　　■ 股骨头无菌性坏死:股骨头密度均匀增高,其内有小圆形低密度影,其后股骨头塌陷、变形。

　　■ 颈椎病:

　　□ 生理曲度变浅、消失或反向成角。

　　□ 椎间隙变窄,椎体相对缘硬化,前后缘增生。

　　□ 椎间孔变小,其前壁的钩状突增生,向后突,其后壁的上关节突增生,向前突。在椭圆形的椎间孔前后壁的中份出现向孔内的突出,几乎将椎间孔分成上下两部分,使椎间孔的形态变成"8"字形。

　　□ 项韧带或(和)前后纵韧带钙化。

　　□ 病变间隙的钩椎关节两侧不对称,在同一间隙的侧位片上显示小关节双边影,说明椎体有偏歪和倾斜。

　　■ 退行性腰椎病:

　　□ 腰椎生理前凸变浅或消失,出现腰椎侧凸。

　　□ 椎体前缘或(和)侧缘出现唇样增生,甚至上下相连形成骨桥。

　　□ 骨质增生硬化或骨质疏松。

　　□ 椎间隙变窄,同间隙左右侧不相等,或前后等宽。

　　□ 关节突增生、变尖,关节突关节间隙变窄。

　　□ 椎间孔变小,椎间盘退变,椎间隙变窄,使椎间孔上下径线变短;上关节向上向前移位,椎体后缘增生,间盘后突,使椎间孔前后径缩小。

　　■ 腰椎间盘突出:

　　□ 病变椎间隙变窄,前后等宽或前窄后宽,左右间隙不等。

　　□ 病变椎间隙的椎体相对缘有硬化和唇样增生。

■ 肿瘤脊柱转移：

□ 脊柱是肿瘤容易转移的部位，尤其是腺癌，如肺癌、前列腺癌、乳腺癌、卵巢癌等更容易向脊柱转移。

□ 平片可以从宏观上发现转移癌，克服断层扫描容易漏扫的缺点。

□ 癌转移到脊柱上的 X 线表现：椎体多呈溶骨性破坏，骨质疏松区的边界似虫蚀状；椎体压缩变扁。

□ 极少数呈成骨（硬化）性破坏，转移癌最容易侵犯椎弓根，使其边缘呈虫蚀状缺损，这一点区别于脊柱结核。

三、CT 检查

■ 目前常应用于以下几个方面

□ 对深部的骨关节及软组织显示优于普通 X 线片，显示早期破坏性病变，如髋部、骨盆、脊柱、骨病、肿瘤等。

□ 椎管病变：显示椎间盘突出、椎管狭窄，后纵韧带钙化、脊髓、硬膜囊和神经根受压的情况。

□ 肌肉、骨关节原发性肿瘤：可显示软组织病变的范围与周围血管神经的关系。

□ 关节病变：可显示软骨、韧带、关节囊等软组织。

□ 可在 CT 导引下进行经皮穿刺介入等。

□ 在胸椎，可见椎体、横突、椎板、小关节、棘突、椎间孔以及黄韧带和椎管。小关节是表明扫描在椎间盘水平的最好标志。

■ 在脊柱可以显示出椎管、椎间孔、硬膜囊、神经根、椎间盘的形态及某些病变。

□ 如椎间盘脱出和椎间盘退行性病变，椎管狭窄和脊柱退行性病变、肿瘤、结核等。

□ 腰椎间盘脱出在椎管内出现脱出的间盘块；它的 CT 值低于骨但高于硬膜囊；椎管和硬膜囊之间的脂肪层消失，这是最早发生的现象，神经根被推压移位，硬膜囊受压变形。

□ 腰椎间盘退行病变，CT 表现为在椎体边缘外出现对称性的均匀一致的一圆软组织影，后缘由于有后纵韧带而可能保持轻微的内凹或平直。

四、MRI 检查

■ MRI 成像特点

□ 灰阶特征：脂肪信号最强，亮度最大，呈白色。其次序为：脑、脊髓→内脏→肌肉→血管→骨骼→空气。

□ 流动变白效应：在磁共振图像上，流动液体不发生信号，大血管壁显示灰色,血管内流动血液显示为黑色,这些有助于鉴别血管断面和软组织结节。

　　□ 穿过骨质时无明显衰减,对软组织显像清晰。

　　□ 通过磁场的调节便可获得冠状面、矢状面和横断面的各种图像,即可三维成像。

　　■ 对水肿、炎症、坏死、硬化及肿瘤等病变均能很好地显像。在对软组织的观察中,肌肉肌腱的断裂、血肿、肿胀以及血管吻合后通过情况等均能清晰显现,也能很好显示关节的肌肉与脂肪结构,对各种肿瘤也能够检出。

五、X线、CT、MRI 各自特点

　　■ X线:对骨关节及周围组织的上下结构关系图像整体感较好,能提供病变的整体情况。对 X 线检查仍有困难者可为 CT、MRI 提供重要信息。

　　■ CT:对于软骨滑膜、肌肉、韧带等结构显示与区分较差。

　　■ MRI:对软组织的对比度比 X 线、CT 明显优越,能较好地显示肌肉、肌腱、韧带、滑膜、半月板、关节软骨、椎间盘等。其不足在于:

　　□ 对病变的定性诊断无明显特异性。

　　□ 对病变的钙化灶及骨化显示不敏感。

　　□ 显示骨皮质破坏不如 X 线及 CT。

六、超 声 检 查

　　■ 骨肿瘤的诊断可显示其部位、大小、性质、骨质破坏和邻近组织是否受累等情况。

　　■ 软组织肿瘤,脓肿和血肿的识别和鉴别。

　　■ 腘窝囊肿和腘动脉的识别。

　　■ 骨髓炎的诊断。

　　■ 检查椎管的病变(如肿瘤、狭窄等)和椎间盘病变。

　　■ 显示膝、髋关节炎症、积液和滑膜病变等情况。

　　■ 对病变部位进行穿刺的定位导向。

　　■ 观察椎动脉受压、血流量的情况。

七、放射性骨关节显像(SPECT)

　　■ 在病变的关节组织由于局部代谢血液动力学改变,血管扩张、增生、通透性增高、放射性核素及其标记化合物(常用标记亚甲基二磷酸盐-^{99}TC-MDP)易浓聚在病变部位,从而显示病变情况。最常见其检查:

　　□ 不明原因的骨痛。

　　□ 原发性骨肿瘤和骨转移瘤。

　　□ 对股骨头缺血坏死它的检出阳性率早于 X 线片、CT、MRI。而且对治疗过程中血管的再生观察也有帮助。

　　□ 骨髓炎和软组织感染，早期骨髓炎 X 线片不能显示，而 ECT 可早期诊断。

八、肌电图检查

　　■ 肌电图是骨骼肌收缩时，肌纤维产生动作电位，经放大且记录的图形。通过记录不同肌肉的动作电位，以确定损伤神经支配的区域，确定损伤的位置、范围、性质和程度。对以下疾病诊断有帮助：

　　□ 周围神经损伤的诊断价值最大。

　　□ 对神经根压迫性疾病诊断和定位。

　　□ 区分神经源性肌萎缩、肌源性肌萎缩和其他原因所致的肌萎缩。

九、体感诱发电位检查

　　■ 体感诱发电位检查的是感觉神经，并可同时获得感觉通路全程各阶段的信息，可以判断感觉通路是否处于正常生理状态。对以下疾病诊断有帮助：

　　□ 神经损伤，如臂丛神经损伤的早期诊断。

　　□ 颈、腰神经根受压的诊断，如颈、腰椎间盘突出症。

　　□ 脊髓受压的诊断：如脊髓型颈椎病、椎管狭窄症、椎管内肿瘤等。

　　□ 脊髓损伤时可判断损伤程度、范围和预后。

十、肢体血液图检查

　　■ 由于肢体存在电阻抗，各种部位搏动性血供强度不同，因此电阻抗数值也不同。通过对不同时间的数值定量测定形成一个连续图形，对以下疾病检查有帮助：

　　□ 周围血管病变，如血栓闭塞性脉管炎、无脉症、动脉血栓形成、雷诺病等。

　　□ 深静脉血栓等。

第二节　实验室检查

　　疼痛涉及到骨伤、软组织损伤、风湿、类风湿、神经肌肉等方面，有十病九痛之说。临床诊断与鉴别诊断非常重要，而化验检查是诊断与鉴别诊断的主要手段之一，是诊断治疗中不可缺少的指标。

　　■ 血、尿常规：为临床常规检查项目，以确定治疗的适应证、禁忌证。同时作为鉴别诊断时的参考指标。

　　■ 血沉：将其结果与临床资料结合起来分析能对机体炎症、病变有无活动及疗效观察有重要参考价值。

　　□ 生理性增快：

剧烈活动后。

月经期。

妊娠 3 个月以上直到分娩后 3 周。

高龄老人。

□ 病理性增快：

急性炎症 2～3 天后血沉增快。

风湿性疾病在发病时血沉明显增快，病情好转时逐渐减慢。

□ 临床观察一般在症状、体征明显好转或控制后，血沉可维持在一定水平上持续至 1～3 个月。

□ 临床经验提示：笔者在中医辨证施治的基础上（多为气血亏虚）应用中药治疗，血沉可很快降至正常。

□ 骨关节结核活动期血沉增高。

□ 病情控制后，血沉逐渐恢复正常。

□ 骨折或大面积创伤、开放手术、针刀闭合术后可导致血沉增快。

□ 针刀术后在原增高的基础上不下降。

□ 一般无合并症者 2～4 周恢复正常。

□ 骨肿瘤时，血沉可稍快。

■ 碱性磷酸酶检查

□ 生理性增高，妊娠 3 个月后至产后 1 个月。

□ 病理性增高，甲状旁腺功能亢进、佝偻病、骨软化症、骨肉瘤、骨转移瘤、骨化性肌炎、畸形性骨炎、骨折后恢复期、肝癌和阻塞性黄疸。

■ 人组织相容性抗原 B27（HLA-B27）检查

□ 是强直性脊柱炎的重要检查指标之一，其阳性率可达 90%～100%，有很强的相关性。

□ 幼年型类风湿关节炎、风疹性关节炎、牛皮癣性关节炎等疾病亦可出现阳性，但阳性率不如强直性脊柱炎高。

■ 类风湿因子检查

□ 正常为阴性（乳凝胶集试验滴度≤1∶20）。

□ 约 70%～85% 的 RA 病人 RF 为阳性，高滴度提示病情较重。

□ RF 检查并不是类风湿关节炎特异性化验检查。正常人有 1%～2% RF 阳性。老年人有 5% 阳性。化验结果阳性还可见于：风湿热、系统性红斑狼疮、结节性动脉炎、全身性硬化、多发性肌炎、干燥综合征等。

□ 类风湿性关节炎的诊断主要是症状、体征、结合化验、X 线片、关节液检查。

■ 抗链球菌素"O"检查

□ 由于 A 族溶血性链球菌的感染相当常见，故正常人群中也有一定量的

ASO,但一般在 400 以下。

　　□ 溶血性链球菌感染 1 周后,ASO 即可开始上升,4~6 周内达高峰,也有溶血性链球菌感染后血清中的 ASO 可持续数月至数年,所以一次测定的结果偏高,并不一定是近期感染,应多查几次,观察 ASO 的动态变化,还要和病人的症状、体征及其他检查如血沉、白细胞计数等相结合作全面分析。

　　□ 有些溶血性链球菌感染明显,但是 ASO 却一直没有增高,原因有:

　　□ 溶血性链球菌不产生或产生链球菌溶血素"O"很少;

　　□ 早期应用大剂量抗生素或激素。

　　□ 在急性肾小球肾炎、高胆固醇血症、多发性骨髓瘤等疾病亦可升高。

■ C-反应蛋白(CRP)检查:

　　□ 是血清中与风湿性疾病最为相关的一种急性反应物质。正常人一般低于 10mg/L。

　　□ 在发生炎症或组织坏死时,血清 CRP 浓度迅速上升。急性风湿热及 RA 活动期血清 CRP 升高明显。CRP 比 ESR 敏感性高,而且结果不易受贫血、高球蛋白血症等因素影响,因而反映炎症症状更为准确,但无特异性。

■ 关节滑液;

　　□ 正常的关节滑液是清澈透明的淡黄色液体,非炎性为草黄或黄色。

　　□ 炎性的为黄色或白色。

　　□ 化脓性的为白色。

　　□ 正常滑液白细胞数小于 $200×10^6/L$;

　　□ 非炎症性疾病如骨性关节炎、创伤时白细胞数在 $(1~2)×10^9/L$;

　　□ 而炎症性关节炎如类风湿性关节炎、强直性脊柱炎、痛风、系统性红斑狼疮等白细胞计数常在 $(12~50)×10^9/L$。

　　□ 化脓性关节炎白细胞计数可达 $100×10^9/L$ 以上。

　　□ 非炎症性滑液中性粒细胞比例常在 25% 以下,典型感染时常在 95% 以上。

　　□ 在系统性红斑狼疮新鲜血液涂片中有时会发现狼疮细胞,痛风性关节炎的滑液在偏光显微镜下可发现尿酸盐结晶。

　　□ 滑液非常浑浊或临床上怀疑有化脓性关节炎的可能时,要做滑液细菌培养和药敏试验。有助于明确诊断,指导合理用药。

　　□ 化脓性关节炎的滑液,常规做葡萄糖和乳酸检查。重度炎症时,葡萄糖含量较低,而乳酸含量增高。

第五章

诊断、鉴别诊断、治疗程序

第一节 诊　　断

■ 正确的诊断是有效治疗的基础。

□ 根据病史采集、体格检查、实验室检查、影像检查等完整的临床资料进行综合分析,分清病变是在骨骼、肌肉还是神经,确定病因、部位、性质。

□ 对针的刺激强度作用或刀的切割作用及范围,提供可靠的治疗依据。

■ 对原有疾病必须有充分的认识和明确诊断,以选择针刀治疗的适应证。

■ 本次治疗的疾病(可以凭主观感觉来进行诊断,如肩臂痛、腰腿痛);主观感觉的诊断,确定了部位,但没有能确定性质。

■ 影像诊断(包括 X 线、CT、MRI 等)的阳性改变可不具有临床症状。同时症状与影像改变也可没有对应关系。

□ 病人腰痛时间 2 天,影像诊断腰椎骨质增生。骨质增生是个蠕变过程,2天时间不可能增生出新骨质。其痛必有其他因素。

□ 病人腰痛,CT 检查为腰 4 ~ 5 椎间盘突出 0.5cm,徒手检查未发现腰突症体征。而发现 L3 横突尖压痛明显。据症状、体征,针刀医学诊断为腰三横突综合征。

■ 针刀医学诊断

□ 针刀医学诊断是该次所需治疗的疾病,脊神经粘连、牵拉、卡压、损伤、肌肉痉挛、关节内、外周围损伤、棘上、棘间韧带损伤,腰背肌筋膜炎等。

□ 影像显示的骨质增生、骨质疏松针刀是不能直接治疗的。针刀治疗的是其病因,造成骨质增生的根本病因是力平衡失调,针刀切割松解相应软组织,改变平衡关系。

■ 中医诊断

□ 中医的辨证诊断可为治疗手法、技巧、预后提供有利的帮助。

□ 按照中医辨证原则分辨其疼痛或麻木是不通还是不荣,气虚还是气滞。

□ 为用中医药治疗提供依据。

第二节 鉴 别 诊 断

■ 疼痛是临床各科共有的一种主观感觉,在不少情况下存在"异病同症",如腰椎结核、强直性脊柱炎、肾结石等均可表现为腰痛。胸膜炎、心绞痛、肋间神经痛等均可表现为胸痛。股骨头坏死、腰椎间盘突出症、下肢深静脉炎等均可表现为腿痛。

■ 疾病的病因复杂或不典型或疾病早期,明确诊断确有困难,但必须弄清楚是哪类疾病,病变部位,属于骨骼、肌肉、脏器还是神经系统疾病。然后有目的的去做影像或其他检查。同时必须重视与结核、肿瘤的鉴别。

■ 在一个人身上可以患有多种不同的疾病,也可在一个人身上颈、胸、腰、骶病同时存在,就更需要鉴别。

□ 对诊断清楚治疗得力,其疼痛应该缓解而不能缓解,入夜甚或非镇痛药无法缓解者,应考虑肿瘤。

□ 疼痛范围较广且深多为韧带骨膜等深部软组织受损。

□ 颈痛牵引缓解,多为颈神经根受压;牵引加重,多为颈部扭伤。

□ 腰腿痛休息、卧床缓解或消失,为腰椎关节不稳或间盘突出早期。腹压增高(咳嗽、排便等)加剧,表明病变位于椎管内。

□ 腰椎仰伸时加剧见于腰椎管狭窄、黄韧带肥厚。

□ 腰部前屈加重,腰椎间盘脱出多见。

□ 自足上行疼痛、麻木,应排除脊髓鞘膜瘤之可能。

□ 静息痛多见于骨质疏松、神经卡压或炎症。

□ 活动轻、休息重,提示"不荣则痛",气虚血瘀所致。

□ 夜间痛提示骨内压增高病情严重多预后不良。

□ 腰痛伴腹痛应想到腰3横突综合征压迫腰丛神经、髂股神经之可能。

□ 足跟痛活动后减轻多为足跟骨刺、跟腱滑囊炎,活动后加重应考虑跗管综合征。

第三节　椎管内肿瘤的诊断

一、诊　　断

■ 近年来笔者在临床中早期发现椎管内肿瘤 40 余例,为引起对鉴别诊断的重视,特将椎管内肿瘤的诊断与鉴别诊断写入本篇中。

■ 椎管内肿瘤亦称脊髓肿瘤,是针刀科、疼痛科经常接触到的,需鉴别诊断的病种之一,是针刀治疗的禁忌证。对脊髓肿瘤如不能早期明确诊断,常可延误或失去对病人的治疗时机。

■ 椎管内肿瘤早期临床症状并不典型,有些和一般的颈、肩、腰背疼痛临床表现大致相同,如不做仔细的临床查体,没有确切的把握常规做 CT 或 MR,势必给病人造成经济负担。提高影像检测阳性率是医生的基本功之一。

■ 习惯上将原发或继发于椎管内的各种肿瘤统称为椎管内肿瘤或称脊髓瘤。一般分为髓内、髓外硬脊膜下和硬脊膜外三类。

□ 室管膜瘤、星形细胞瘤:多发生在胸段脊髓,MRI 可见脊髓增粗。

□ 髓外硬脊膜下肿瘤:神经鞘瘤占椎管内肿瘤的首位,30~50 岁为好发年龄,多起源于脊神经后根部,肿瘤经椎间孔发展到椎管呈哑铃形。

□ 脊膜瘤:女多于男,40~60 岁为多发年龄,多发于胸段局部与膜粘连;硬膜外肿瘤多为恶性:如转移瘤、淋巴细胞瘤。硬膜外还有肉瘤、脂肪瘤、血管瘤、骨瘤、软骨瘤、神经鞘瘤和脊索瘤。

□ 先天性肿瘤:上皮样囊肿、皮样囊肿、畸胎瘤。

■ 脊髓内肿瘤临床表现

□ 疼痛:

多为肿瘤刺激神经根和脊膜引起,疼痛为自发性,且剧烈。

疼痛常为首发症状,且具有定位表现。

多并有沿神经根区放射痛,咳嗽、喷嚏、用力排大便时加重。

疼痛夜间加重,不能仰卧。

□ 对夜间痛甚者要具体分析,有些病人由于精神障碍、夜静后有疼痛加重之症状。还有一些骨内压增高者或皮神经卡压者亦有静息痛的表现,应与夜间痛鉴别。

□ 不能仰卧者多是由于腰背部叩痛、压痛明显者,腰椎间盘突出症、腰椎管狭窄症多不能俯卧,喜高枕仰卧而髋、膝关节屈曲,椎管容积扩大疼痛可缓解。

□ 运动障碍:病变水平以下肢体力量减弱,并有肌肉萎缩,步态改变、站立不稳、动作不准。

　　□ 感觉障碍:麻木感、蚁走感、烧灼感、束带感。但少见感觉减退,而感觉过敏是其特点。但当感觉纤维被破坏后,则表现为感觉减退或缺失。临床上将感觉减退或缺失与感觉正常区的临界面称为感觉平面,是判断脊髓损害的重要依据之一。

　　□ 大小便功能障碍:多见于髓内病变,如室管膜瘤、星形细胞瘤、马尾肿瘤,依病变水平可表现为小便潴留、大便困难或大小便失禁。

　　□ 肿胀:肿瘤生长处疼痛,局部压迫可有压痛及棘突叩击痛。脊柱附件处的肿瘤,在较晚时可出现局部软组织肿胀或肿块。

　　■ 对具有以上症状者,用其他病因不能解释或具有明显的感觉平面。应首选 MRI 检查可据病情选用平扫和强化两种方法。MRI 可清晰地显示脊柱和脊髓全貌,了解病灶和周围结构改变。

　　■ 经验提示

　　□ 颈胸段的椎管肿瘤早期容易漏诊或误诊。

　　□ 腰骶段常误诊为腰椎间盘突出症。

　　□ 在一个病人身上同时患有几种疾病,而将椎管内肿瘤掩盖,造成漏诊或误诊。

　　□ 要求询问病史要认真,分析主诉中的相关性。体检要细致,对查出的阳性体征要寻根查源。对高度可疑病历要果断采用 MRI 明确诊断。

二、鉴 别 诊 断

　　■ 对脊髓肿瘤必须要有高度的警惕,避免医疗差错、纠纷,主要和椎间盘突出、脱出相鉴别。

　　□ 脊柱肿瘤的腰痛呈持续性进行性加重,不因卧床而减轻。

　　□ 腰椎间盘突出症疼痛为间歇性,卧床休息能使症状缓解。

　　□ 转移癌病人往往发生于中年以上或老年,较腰椎间盘突出症发病年龄高。

　　□ 颈椎间盘突出、脱出多在 C5 ~ C6;腰椎突脱出多在 L4 ~ L5 或 L5 ~ S1。一般保守治疗症状可减轻,X 线平片可见椎间隙变窄。

　　□ 脊髓型颈椎病或腰椎间盘脱出可有脊髓受压症状并和脊髓肿瘤很相似。

　　□ 肿瘤早期有根性症状,逐渐出现脊髓受压。

　　□ 脊髓蛛网膜炎病前多有发热、感染或外伤等病史,病程长。运动障碍较感觉障碍严重。深感觉障碍往往比浅感觉障碍明显。感觉平面多不恒定,且不对称。

　　□ 横贯性脊髓炎多有感染或中毒的病史,起病迅速,可有发热等前驱症状。

　　□ 脊柱结核有肺结核病史,脊柱多有后突畸形。X 线片脊柱有破坏,椎间隙变窄或消失,有的脊柱旁出现冷脓肿阴影。

□ 硬脊膜外脓肿多有化脓感染的病史。疼痛为突发性持续性剧痛。可有发热,白细胞增多,血沉快等。病变部位棘突有明显的压痛。病情发展迅速,短时间内出现脊髓休克。慢性硬脊膜外脓肿和脊髓肿瘤往往不易区别。

【典型病例】

(一) 脊髓室管膜瘤(病例一)

李某,男,43 岁,住院号:97688。工作单位:山东莱阳农学院。因腰背酸沉、疼痛 2 余年,双下肢疼痛、跛行半年于 2002 年 2 月 1 日入院。

2 年前常在劳累及受凉后感觉腰背部酸痛、沉重,休息后可缓解,呈间歇发作。半年前因劳动时不慎扭伤腰部,双下肢呈放射样疼痛、麻木,咳嗽或打喷嚏加重;行走不能过百米即觉双下肢疼痛,经当地医院按腰椎间盘突出症保守治疗半年无明显效果,病情逐渐加重,行走跟足步态、足下踩棉感,并经常出现不自主双下肢肌肉抖动,小便失禁、大便干燥,慕名前来我院就诊。

专科检查:颅神经检查正常。脊柱无畸形,无侧弯;颈部活动度:前曲 40°,后伸 15°,左右侧弯各 10°;左旋 30°,右旋 20°。C2/3、C3/4 棘间压痛,C2 左棘旁肌肉紧张、僵硬,双侧冈上肌、斜方肌、冈下肌、小圆肌压痛;T5/6 棘突两侧压痛。腰部活动度,前屈 70°后伸 20°、左右侧弯各 30°;左旋 30°,右旋 30°。L4/5、L5/S1 棘间、两棘旁压痛。双侧臀上皮神经、梨状肌体表投影处压痛。

神经系统检查:双上肢肌力、肌张力正常,生理反射正常,霍夫曼征(±)。T3 ~ T10 平面感觉减退,皮肤划痕征(−),腹壁反射(−),双下肢长度测量等长,肌肉无萎缩,双侧胫前肌肌力 IV 级,肌张力略有增强,双侧髌阵挛(±),双侧踝阵挛(+),双侧巴氏征(+),直腿抬高试验左 60°、右 70°,仰卧挺腹试验(±)。提颈试验(+),双侧臂丛牵拉试验(+),椎间孔挤压试验(−),压颈试验(−)。CT 示:L4,5 间盘突出(偏右)、L5/S1 间盘突出(偏左);C2/3 间盘突出。

入院诊断:

1. 颈椎病,脊髓型? 诊断依据:蹒跚步态,足下踩棉感;霍夫曼(±),双下肢肌张力略有增强;CT 示:C2/3 间盘突出。

2. 腰椎间盘突出症(L4 ~ L5、L5 ~ S1) 诊断依据:有腰部扭伤史,双下肢呈放射样疼痛、麻木,咳嗽或打喷嚏加重;间歇性跛行,L4 ~ L5、L5 ~ S1 棘间、两棘旁压痛,双下肢直腿抬高试验(+),CT 示:L4/5 间盘突出(偏右)、L5/S1 间盘突出(偏左)。

3. 胸椎髓内病变 诊断依据:T3 ~ T10 平面感觉减退,双侧髌阵挛(±)、踝阵挛(+),双侧巴氏征(+)。

诊疗经过:

入院后即给予针刀颈、腰部触激松解,解除肌肉痉挛,改善脊髓缺血,并辅以活血化瘀、抗炎治疗。

经过治疗后双侧髌阵挛(－),踝阵挛(＋),腰部活动度前屈90°、后伸30°、左右侧弯各30°,左旋30°、右旋30°,L4/5、L5/S1棘间、两棘旁压痛。双侧臀上皮神经、梨状肌体表投影处压痛不明显,胸背部感觉障碍平面仍存在,蹒跚步态、大小便症状无缓解。考虑胸髓有受压缺血情况,做MRI检查示:T1～T4椎水平胸髓外形增粗,T6～T7椎间盘略向后突出,硬膜囊略受压,符合脊髓空洞MRI表现。

治疗将重点转向改善胸髓缺血为主,通过针刀刺激缓解椎管周围软组织痉挛、触激马尾神经改善直肠、膀胱功能。经颈、胸、腰椎针刀触激松解治疗,颈部活动度:前屈40°;后伸30°;左右侧弯各30°;左旋30°、右旋30°,颈肩部无明显压痛点。放射样双下肢疼痛、麻木消除,咳嗽或打喷嚏无不适感;腰部活动度前屈80°、后伸30°、左右侧弯各30°;左旋30°、右旋30°。感觉平面由T3～T10缩短为T5～T8平面,感觉减退,触觉存在,双侧巴氏征(＋)。

考虑脊髓受压情况仍存在,做MRI增强扫描诊断为:脊髓室管膜瘤,遂转到北京手术治疗。

■ 室管膜瘤诊断要点

□ 病程较长,早期症状多不明显,首发症状以平面以下的肢体麻木和无力多见,根性疼痛者少见。

□ 病变平面以下出现不同程度的感觉分离现象,感觉障碍多为自上而下发展。

□ 脑脊液蛋白含量轻度增高,淋巴细胞轻微增加。

□ X线平片多无异常发现;

□ MRI增强扫描可以明确诊断。

■ 应注意的问题:

□ 只有详细询问病史及系统临床查体,才能发现病变。如病人的蹒跚步态、胸部感觉障碍、病理征等。

□ 在其他医院完全依靠影像学诊断,没有做到详细询问病史及系统临床查体导致延误诊断。

□ 笔者注意到病人的蹒跚步态、胸部感觉障碍、病理征,但CT扫描示C2/3椎间盘突出0.2cm并不能完全解释现有的临床表现时,没有及时进一步分析其病因。

□ 对认为明确诊断的病例,经合理治疗后无效或疗效不明显,应对所做的诊断重新认识,进一步分析病因或考虑治疗方法是否正确。

□ 针刀治疗后缓解了一部分症状,只能说明针刀触激松解取了一定疗效。对应该恢复的症状不能恢复应重新考虑病因。

□ 应做到临床症状、体征与影像相符,才能明确诊断,避免产生误诊、延误治疗。

（二）神经纤维瘤（病例二）

胡某,女,49 岁,河北大名县人。主因双下肢麻木、无力半年,于 2002 年 6 月 22 日来院。半年前无明显诱因出现双足麻木,症状逐渐加重,双下肢出现自下而上麻木、无力,咳嗽、打喷嚏时背部疼痛沿乳房下缘放射至前胸,足下踩棉感伴间歇跛行;自觉肛门下坠,在当地医院按"腰椎间盘突出症"治疗无效;为进一步诊治而来我院疼痛科。

专科检查:脊柱无侧弯,腰椎活动度前屈 90°、后伸 30°、侧弯 30°、旋转 30°,T4 棘突轻度后凸、压痛,T7 水平以下浅感觉减退;深感觉、位置觉可,运动觉差,双侧霍夫曼征(−)、双腿抬高试验(−)、"4"字试验(−),巴氏征左(+)、右侧(±),左膝腱反射活跃,四肢肌张力、肌力正常。血常规、血沉在正常范围;胸椎 X 线片、CT 扫描未见骨质异常。

病例分析:

■ 根据病史、症状、体征初步考虑为髓内病变,遂做 MRI 检查示:T3 ~ T8 椎体水平胸髓内可见边界不清局部胸髓增粗。考虑多发性硬化。

■ 病人感觉障碍为横断性,但病情发展比较缓慢,可排除脊髓炎。

■ 麻木是自下而上发病,上肢未受累,可排除周围神经病变、亚急性联合变性、格林—巴利综合征。

■ 神经纤维瘤多见于青壮年,以 20 ~ 40 岁发病率最高,男性多于女性;起源于脊神经鞘膜和神经束纤维结缔组织,大多发生于脊髓神经后根。

■ 依据病史和查体情况认为有必要做胸椎 MRI 增强扫描,MRI 增强扫描结果:T6 ~ T7 椎间椎管内见一中导强化卵圆形信号影、边清、内信号均约 2cm× 0.9cm 大小,其右后下方蛛网膜下腔增宽,相应脊髓变细左移,上方脊髓见 T1 信号,印象:椎管肿瘤、髓外硬膜下肿瘤、脊膜瘤可能性大。转本院神经外科手术治疗,术后病理报告:神经纤维瘤。

临床表现:

■ 刺激性疼痛,是脊髓神经纤维瘤早期出现的症状之一,有根性痛者占 71%。

■ 感觉异常,可有痒、麻、胀等主观感觉。

■ 运动障碍出现较晚;括约肌障碍出现最晚。

■ 提示:

□ 在临床查体时如有痛觉过敏或减退首先定位,然后定性。考虑有脊髓病变时可首选 MRI 检查,可显示脊髓病变及受压情况。

□ 对该病人所做的 X 线片、CT、MRI 均不能明确诊断,后经增强 MRI 才明确诊断,提示我们在临床上出现的症状不能用现有的影像结果解释时,应做进一步的检查。

（三）神经鞘膜瘤（病例三）

任某，男，57 岁，铁道部干部，住院号：86856。主因腰骶部疼痛 10 余年，左下肢疼痛 1 个月来院。10 年前不明原因常感腰骶部疼痛，久坐、久站或平卧起床时明显，行走时左足下有踩石感，活动不受限，未行诊治。1 个月前上火车时不慎扭伤左踝关节，诱发左小腿外侧剧烈疼痛，拒摸拒按，痛觉过敏。笔者在火车软卧车厢利用停车时间给予腓总神经针刀触激术治疗后疼痛缓解，回北京后进一步检查为：①神经鞘膜瘤；②腰椎间盘突出症。

病人拒绝外科手术治疗，遂来我院接受针刀治疗。

专科情况：T36.5℃，P104 次/分，R18 次/分，BP160/100mmHg。脊柱无畸形，腰部活动功能正常，L4～L5、L5～S1 棘间压痛，双侧直腿抬高试验 50°（+），屈颈试验（+），左小腿外侧至足外侧缘感觉过敏，肌力正常，病理征阴性；辅助检查：血 WBC10.6×10^9/L，血沉 3mm/h，血糖 11.1mmol/L。X 线片未见异常；CT 扫描：L3～L4、L4～L5 腰椎间盘突出，L5/S1 椎管左侧见不规则团块影；MRI 检查：L5/S1 神经鞘膜瘤（1.2cm×0.8cm×2.5cm）。

初步诊断：

影像诊断：神经鞘膜瘤、腰椎间盘突出。

原有疾病诊断：糖尿病 2 型、高血压 3 级。

针刀医学诊断：腰骶脊神经卡压、胸交感神经卡压。

经针刀脊神经触激术及胸背部交感神经触激术治疗后，出院时左小腿外侧疼痛消除，感觉正常，足下踩石感减轻，直腿抬高试验（-）；血糖为 7.6mmol/L。

■ 提示

□ 神经鞘膜瘤又称脊髓神经纤维瘤，是脊髓肿瘤中常见的良性肿瘤，有生长缓慢、病程较长之特点。

□ 因其多发生在脊神经后根，首发症状在肿瘤所在部位有相应根性痛。

□ 发生在颈上段为颈枕部疼痛，颈下段肩或上肢疼痛；胸上段多为胸背痛；胸下段可出现腹部疼痛。

□ 该病人为在腰骶部肿瘤，故出现下肢痛。踝部损伤腓神经受到牵拉，故出现首发症状。

□ 该病人虽有腰椎间盘突出，但查体发现不具有感觉减退，且有明显的感觉过敏。据症状、体征、影像，还是首先诊断神经鞘膜瘤。

□ 取得的治疗效果说明针刀对脊神经的触激是改变脊神经的位置，解除了压迫达到治疗目的。

□ 有手术指征的恶性肿瘤，还应动员其做手术。

(四) 脊柱脊索瘤(病例四)

赵某,男,55 岁,求实杂志社干部。因下腰部及右下肢疼痛 15 天,加重 5 天。于 2003 年 5 月 12 日来院。

15 天前无明显诱因出现下腰部及右下肢持续性疼痛,阵发加重,尤以夜间及静息时明显,休息或改变姿势不能缓解。疼痛不过膝,咳嗽、打喷嚏不加重。无下肢放射痛。直腰困难,不能久坐、久站、平卧,排尿不畅,马鞍区感觉障碍,遂到北京协和医院就诊,腰椎 CT 扫描示:腰椎间盘膨出。行腰椎牵引、针灸及激光短波治疗无效。慕名急转我院疼痛科。

专科检查:疼痛性跛行,脊柱无畸形,腰椎活动度:前屈 90°;后伸 20°;右侧弯 20°;左侧弯 20°。骶椎节段凸起,压痛、叩击痛明显,右侧梨状肌、坐骨结节处压痛。右跟臀试验(+)、右直腿抬高试验 60°阳性。右臀大肌萎缩,肌肉张力差;双下肢未见肌肉萎缩,肌力 V 级,肌张力正常。生理反射正常,双侧巴氏征(-)。右下肢皮温较对侧低,皮肤感觉过敏。

分析:腰椎间盘膨出不能解释上述症状体征,突发且无诱因的腰腿痛;夜间痛甚,不能入睡;肌肉萎缩及皮温减低;皮肤感觉过敏出现较早,病变在骶椎的可能性大,遂做骶椎 CT 扫描检查,示:骶椎肿瘤占位表现,首先考虑脊索瘤。嘱其速回北京协和医院进一步诊治,如有手术指征建议手术治疗。

最后协和医院经肝脏穿刺活检诊断为:肝癌,脊索瘤,脊髓转移瘤。

■ 提示:应重视症状、体征,仔细询问病史,认真体格检查,结合影像检查。

□ 症状、体征和影像不吻合宁肯相信前者。

□ 做更进一步的检查。

■ 脊索瘤是一种少见的原发恶性肿瘤,好发于中轴骨,局部浸润缓慢生长,少数病例可发生远处转移。

□ 因骶尾部脊索移位的机会最多,故该部位发病率也最高。

□ 常按坐骨神经痛或椎间盘突出及神经根或马尾神经症状予以治疗。

■ 疼痛是最早出现的主诉,这是因为局部有骨破坏所致。

□ 肿瘤可波及脊髓、马尾神经和神经根。

□ 骶尾部的脊索瘤以肿块为主,疼痛严重。

□ 肿瘤逐渐向前后膨胀性生长,影响膀胱和直肠功能。

□ 常被误诊为直肠炎或膀胱炎。

■ 特殊检查:

□ X 线检查,骶尾部脊索瘤的早期 X 线图像是患骨膨胀,并失去正常的骨纹,肿瘤组织出现磨砂玻璃样阴影。由于骨的破坏和骨皮质被穿破,X 线表现为大小不等的透亮区。肿瘤向臀部和骨盆内发展,可形成边缘清楚的软组织阴影,阴影内有散在的致密点。

□ 脊柱脊索瘤的特征是椎体溶骨性改变,可波及数节椎体。患骨之间的椎间盘则不一定有破坏,有时可同时出现溶骨性和成骨性变化。

□ CT 和 MRI 检查,CT 显示骶骨破坏,瘤体呈略高密度,可有钙化及硬化。MRI 检查,骶骨在 T1 加权像上呈松质骨高信号,脊索瘤取代了正常的高信号而变为 T1 低信号。在 T2 加权像上,瘤体呈长 T2 高信号。死骨与钙化无信号,还可见脊髓受累。

■ 诊断:中年以上有下背痛或腰腿痛者,尤其出现大小便功能障碍时,应做肛门指诊检查;

□ 该病夜间及静息时疼痛较明显。

□ 根据临床症状、X 线片、CT 或 MRI 作出诊断。

■ 处理:非针刀治疗适应证,转外科手术。

第四节　治　疗　程　序

■ 药物治疗

□ 对症治疗:药物名称、剂量。

□ 病因治疗:药物名称、剂量。

□ 原有疾病预防治疗:药物名称、剂量。

□ 预防感染药物:剂量、名称。

■ 针刀治疗

□ 针法:针的触激、刺激作用是应用特种针其端部非尖而刃,在经络、穴位或神经根、神经干、神经丛触激的治疗方法。

□ 刀法:刀的切割作用,是以针为载体,深入病变组织闭合切割、剥离。

■ 针药治疗

□ 针法:应用中空针具作用于神经、穴位处,在未注射药物前针的刺激或触激作用已先起到治疗作用。先行触激待产生应激反应后注入药物,这种针的触激作用还未引起临床医者的重视。

□ 药法:在刺入部位,通过针为载体,注入相应药物,加强刺激或延长刺激时间或扩大刺激范围,同时还可起到减轻或消除组织水肿、无菌炎症的作用。

■ 针灸治疗

□ 针法　是应用针灸针具通过经络穴位治疗疾病的方法。

□ 灸法　是以艾为主要材料,熏灼经络穴位以治疗疾病。

■ 中药治疗

□ 单方中药制剂

□ 益气作用的黄芪注射液。

□ 促进血液循环代谢的丹参注射液。

□ 调整或改善心理障碍的刺五加注射液。

□ 辨证施治的汤剂。

□ 补阳还五汤,腰椎病术后多用之。

□ 当归四逆汤,脊髓性颈椎病多用之。

□ 八珍汤,对风湿、类风湿、强直性脊柱炎、C-反应蛋白、B-27 不转阴、血沉持续高而不降可辨证用之。

■ 心理障碍及治疗

□ 疼痛是主观感觉,有一些是心理因素引起,可在一些人身上使疼痛放大。当然必须是排除器质性疾病致痛。

□ 心理治疗非常重要,是保证针刀疗效的不可缺少措施。

□ 世界卫生组织(WTO)1997 年公布数字显示,综合医院门诊各科来确诊的病人中有 20% ~ 30% 合并有精神科问题。

□ 针刀闭合外科、疼痛专科患心理障碍的病人更多,心理治疗更显重要。

□ 运用医者与病人之间的良好关系,积极发挥医者的威望和知识支持病人,采用消除疑虑,说服劝慰,启发建议,激励鼓舞及消除消极因素等方式,使病人自我调节、精神放松,积极配合治疗。

□ 发挥病人内在潜力,增强自主免疫力。

□ 针刀闭合外科术毕竟是近 20 年来发展起来的新学科,病人对新的科学技术还不能完全理解和接受,他们会产生诸多顾虑、紧张、恐惧等情绪问题。比如:

□ 害怕躯体创伤、疼痛。

□ 闭合盲视术,损不损伤神经、血管,留不留后遗症。

□ 体质较弱或年龄偏大,担心能否承受切割或刺激。

□ 对医者不信任,担心医者技术不过关,发生意外。

□ 对医者态度不满。

□ 个性偏离、敏感多虑、情绪不稳、抑郁焦虑等精神因素所致慢性疼痛,可做进一步检查。

附：抑郁自评量表、焦虑自评分表、HAMA 检查、
90 项症状自评量表

一、抑郁自评量表检查

抑郁自评量表(Self-Rating Depression Scale,SDS)由 Zung 于 1965 年编制,因使用方便,应用颇广。(表 5-1)

表 5-1 抑郁自评量表

项　　目	无或很少时间	小部分时间	相当多时间	绝大部分时间或全部时间
(1)我觉得闷闷不乐,情绪低沉				
(*2)我觉得一天之中早晨最好				
(3)我一阵阵哭出来或觉得想哭				
(4)我晚上睡眠不好				
(*5)我吃得跟平时一样多				
(*6)我与异性密切接触时和以往一样感到愉快				
(7)我发觉我的体重在下降				
(8)我有便秘的苦恼				
(9)我心跳比平时快				
(10)我无缘无故感到疲乏				
(*11)我的头脑跟平时一样清楚				
(*12)我觉得经常做的事情并不困难				
(13)我觉得不安而平静不下来				
(*14)我对将来抱有希望				
(15)我比平时容易生气激动				
(*16)我觉得做出决定是容易的				
(*17)我觉得自己是个有用的人,有人需要我				
(*18)我的生活过得很有意思				
(19)我认为如果我死了别人会生活得好些				
(*20)常感兴趣的事我仍然照样感兴趣				

■ 适应证

□ 反复因头痛、颈部、背部、腰部和四肢疼痛在综合医院有关科室就诊,临床查体和实验室检查结果未提示器质性病变者。

□ 因焦虑、恐怖、疑病、抑郁等精神因素所致的慢性疼痛。

□ 各种原因引起的慢性全身疼痛。

□ 紧张型头痛。

□ 偏头痛。

■ 禁忌证

□ 心肌梗死发作期或发作后伴有严重心律失常或心衰病人。

□ 主要脏器的严重疾患,如肝、肾功能不全病人,呼吸衰竭病人,脑出血、脑梗死、糖尿病病情不稳定的病人。

□ 精神分裂症发作期。

□ 严重智力缺陷,不配合检查者。

■ 评定方法

□ 每项问题分 4 个等级。

□ 在相应的方格里划对钩(√)。

□ 正相评分题依次评为粗分 1 分、2 分、3 分、4 分。

□ 反向评分题(前有 * 号者),则依次评为 4 分、3 分、2 分、1 分。

□ 将 20 个项目中的各项分数相加,即得到总粗分。

□ 将总粗分乘以 1.25 后,取其整数部分,即得到标准总分。

□ 国外正常的分界值总粗分为 40 分,标准分为 50 分;国内正常的分界值总粗分为 41 分,标准分为 53 分,与国外十分接近。

■ 注意事项

□ 评定的时间范围为过去 1 周内。

□ 评定结束时,应仔细检查以下自评结果,应提醒自评者不要漏评某一项目,也不要在相同一个项目里打两个钩(重复评定)。

□ 如用以疗效评估,应在开始治疗前和在治疗后各评定一次,以便对比疗效。

□ 要让受检者理解反向评分的各题,SDS 有 10 项反向项目,如不能理解会直接影响结果。

二、焦虑自评量表(SAS)检查

焦虑自评量表(Self-Rating Anxiety Scale,SDS),由 Zung 于 1971 年编制,用于评定焦虑病人的主观感受。(表 5-2)

表 5-2　焦虑自评量表

项　　目	无或很少时间	小部分时间	相当多时间	绝大部分时间或全部时间
(1)我觉得比平时容易紧张和着急				
(2)我无缘无故地感到害怕				
(3)我容易心里烦乱或觉得惊恐				
(4)我觉得我可能要发疯				
(*5)我觉得一切都很好,也不会发生什么不幸				
(6)我手脚发抖打颤				

续表

项 目	无或很少时间	小部分时间	相当多时间	绝大部分时间或全部时间
(7)我因为头痛、头颈痛和背痛而苦恼				
(8)我觉得容易衰弱和疲乏				
(*9)我觉得心平气和,并容易安静坐着				
(10)我觉得心跳的很快				
(11)我因为一阵阵头晕而苦恼				
(12)我有晕倒发作,或觉得要晕倒似的				
(*13)我吸气呼气都感到很容易				
(14)我手脚麻木和刺痛				
(15)我因为胃痛和消化不良而烦恼				
(16)我常常要小便				
(*17)我的手常常是干燥温暖的				
(18)我脸红发热				
(*19)我容易入睡,并且一夜睡得很好				
(20)我做恶梦				

■ 适应证

□ 反复因头痛、颈部、背部、腰部和四肢疼痛在综合医院有关科室就诊,临床查体和实验室检查结果未提示器质性病变者。

□ 因焦虑、恐怖、疑病、抑郁等精神因素所致的慢性疼痛。

□ 各种原因引起的慢性全身疼痛。

□ 紧张型头痛。

□ 偏头痛。

■ 禁忌证

□ 心肌梗死发作期或发作后伴有严重心律失常或心衰病人。

□ 主要脏器的严重疾患,如肝、肾功能不全病人,呼吸衰竭病人,脑出血、脑梗死、糖尿病病情不稳定的病人。

□ 精神分裂症发作期。

□ 严重智力缺陷,不配合检查者。

■ 评定方法

□ 每项问题分4个等级。

□ 在相应的方格里划对钩(√)。

□ 正相评分题依次评为粗分1分、2分、3分、4分。

□ 反向评分题(前有＊号者),则依次评为 4 分、3 分、2 分、1 分。

□ 将 20 个项目中的各项分数相加,即得到总分。

□ 将总粗分乘以 1.25 后,取其整数部分,即得到标准总分。

□ 国外正常的分界值总粗分为 30 分,标准分为 38 分;国内正常的分界值总粗分为 40 分,标准分为 50 分,略高于国外标准。

■ 注意事项

□ 评定的时间范围为过去 1 周内。

□ 评定结束时,应仔细检查以下自评结果,应提醒自评者不要漏评某一项目,也不要在相同一个项目里打两个钩(重复评定)。

□ 如用以疗效评估,应在开始治疗前和在治疗后各评定一次,以便对比疗效。

□ 要让受检者理解反向评分的各题,如不能理解会直接影响结果。

三、汉密尔顿焦虑量表(HAMA)检查

汉密尔顿焦虑量表(Hamilton anxiety scale,HAMA)由 Hamilton 于 1959 年编制,为较多用于慢性疼痛病人测量的量表。(表 5-3)

表 5-3　汉密尔顿焦虑量表

项　目	圈出最适合患者情况的分数	项　目	圈出最适合患者情况的分数
(1)心焦虑心境	0 1 2 3 4	(8)感觉系统症状	0 1 2 3 4
(2)紧张	0 1 2 3 4	(9)心血管系统症状	0 1 2 3 4
(3)害怕	0 1 2 3 4	(10)呼吸系统症状	0 1 2 3 4
(4)失眠	0 1 2 3 4	(11)胃肠道症状	0 1 2 3 4
(5)记忆或注意障碍	0 1 2 3 4	(12)生殖泌尿系统症状	0 1 2 3 4
(6)抑郁心境	0 1 2 3 4	(13)自主神经系统症状	0 1 2 3 4
(7)肌肉系统症状	0 1 2 3 4	(14)会谈时行为表现	0 1 2 3 4

■ 量表内容

1. 焦虑心境　担心、担忧、感到有最坏的事情将要发生,容易激惹。

2. 紧张　紧张感、易疲劳、不能放松,情绪反应,易哭、颤抖、感到不安。

3. 害怕　害怕黑暗、陌生人、一人独处、动物、乘车或旅行及人多的场合。

4. 失眠　难以入睡、易醒、睡眠不足、多梦、梦魇、夜惊、醒后感疲倦。

5. 认知功能　或称记忆、注意障碍。注意力不能集中,记忆力差。

6. 抑郁心境　丧失兴趣,对以往爱好缺乏快感,抑郁、早醒、昼重夜轻。

7. 肌肉系统症状　肌肉酸痛、活动不灵活、肌肉抽动、肢体抽动、牙齿打颤、

声音发抖。

8. 感觉系统症状 视物模糊、发冷发热、软弱无力感、浑身刺痛。

9. 心血管系统 心动过速、心悸、胸痛、血管跳动感、昏倒感、心搏脱漏。

10. 呼吸系统症状 胸闷、窒息感、叹息、呼吸困难。

11. 胃肠道症状 吞咽困难、嗳气、消化不良（进食后腹痛、胃部烧灼痛、腹胀、恶心、胃部饱胀感）、肠动感、肠鸣、腹泻、体重减轻、便秘。

12. 生殖泌尿系统症状 尿意频数、尿急、停经、性冷淡、过早射精、勃起不能、阳痿。

13. 自主神经系统症状 口干、潮红、苍白、易出汗、易起"鸡皮疙瘩"、紧张型头痛、毛发竖起。

14. 会谈时行为表现

（1）一般表现：紧张、不能松弛、忐忑不安、咬手指、紧紧握拳、摸弄手帕、面肌抽动、不停顿足、手发抖、皱眉、表情僵硬、肌张力高、叹息样呼吸、面色苍白。

（2）生理表现：吞咽、打呃、安静时心率快、呼吸快（20 次／分以上）、腱反射亢进、震颤、瞳孔放大、眼睑跳动、易出汗、眼球突出。

■ 适应证

□ 反复因头痛、颈部、背部、腰部和四肢疼痛在综合医院有关科室就诊，临床查体和实验室检查结果未提示器质性病变者。

□ 因焦虑、恐怖、疑病、抑郁等精神因素所致的慢性疼痛。

□ 各种原因引起的慢性全身疼痛。

□ 紧张型头痛。

□ 偏头痛。

■ 禁忌证

□ 心肌梗死发作期或发作后伴有严重心律失常或心衰病人。

□ 主要脏器的严重疾患，如肝、肾功能不全病人，呼吸衰竭病人，脑出血、脑梗死、糖尿病病情不稳定的病人。

□ 精神分裂症发作期。

□ 严重智力缺陷，不配合检查者。

■ 评定方法

□ HAMA 所有项目采用 0～4 分的 5 级评分法，各级的标准为：

0 无。

1 轻度。

2 中度。

3 重度。

4 极重度。

■ 结果判定

□ 总分超过 29 分为严重焦虑。

□ 超过 21 分肯定有明显焦虑。

□ 超过 14 分肯定有焦虑。

□ 超过 7 分可能有焦虑。

□ 如<6 分则无焦虑症状。一般划界分,HAMA14 项分界值为 14 分。

■ 因子分析

HAMA 仅分为躯体性和精神性两大类因子结构。

躯体性焦虑:由(7)躯体性焦虑,肌肉系统;(8)躯体性焦虑:感觉系统。(9)心血管系统症状。(10)呼吸系统症状。(11)胃肠道症状。(12)生殖泌尿系统症状。(13)自主神经系统症状等 7 项组成。

■ 注意事项

□ 评定的时间范围为过去 1 周内。

□ 由 2 名医师采用交谈与观察的方式进行评定。检查结束后,2 名评定者分别独立评分。

□ 如用以疗效评估,应在开始治疗前和在治疗后各评定一次,以便对比疗效。

□ HAMA 中,除第 14 项需结合观察外,所有项目都根据病人自己的口头叙述评分;其中第 1 项需两者兼顾。此外,第 7 项尚需向病人家属或病房工作人员收集资料,同时强调受检者的主观体验。

四、90 项症状自评量表(SCL-90)检查

90 项症状自评量表,又名 90 项症状清单(symptom check list 90,SCL-90),为神经心理量表中较常用的一种。通过因子分析,不仅可以具体反映病人的病情特点,也可反映靶症状群的临床结果。(表 5-4)

表 5-4　90 项症状自评量表

最近 1 周之内,下列情况使你烦恼到什么程度	没有	轻度	中度	偏重	严重
1. 头痛	1	2	3	4	5
2. 神经过敏或内心不安	1	2	3	4	5
3. 头脑中反复出现不必要的思想、词句和念头	1	2	3	4	5
4. 头昏或昏倒	1	2	3	4	5
5. 性欲或性的快感丧失	1	2	3	4	5
6. 感到别人都对你有意见	1	2	3	4	5
7. 感到有人能控制你的思想	1	2	3	4	5
8. 感到自己所遭遇的麻烦,多半应由别人负责	1	2	3	4	5
9. 因为总在回忆一些事情而感到苦恼	1	2	3	4	5
10. 总怕自己不清洁或不小心	1	2	3	4	5

续表

最近1周之内,下列情况使你烦恼到什么程度	没有	轻度	中度	偏重	严重
11. 感到自己容易生气或被激怒	1	2	3	4	5
12. 心前区或胸部疼痛	1	2	3	4	5
13. 在开阔的地方或街上感到恐惧	1	2	3	4	5
14. 感到精力不足或比以前差多了	1	2	3	4	5
15. 想结束自己的生命	1	2	3	4	5
16. 听见他人听不到的声音	1	2	3	4	5
17. 发抖	1	2	3	4	5
18. 觉得大多数人都不可信任	1	2	3	4	5
19. 食欲差	1	2	3	4	5
20. 容易哭泣	1	2	3	4	5
21. 与异性相处感到羞怯或不自在	1	2	3	4	5
22. 感到上当受骗,落入了别人的圈套有人想抓住你	1	2	3	4	5
23. 有时突然恐慌	1	2	3	4	5
24. 容易大发脾气而自己不能控制	1	2	3	4	5
25. 害怕单独外出	1	2	3	4	5
26. 经常为一些事情责备自己	1	2	3	4	5
27. 腰背酸胀疼痛	1	2	3	4	5
28. 在做事情时,总有不顺利或被阻的感觉	1	2	3	4	5
29. 感到寂寞孤独	1	2	3	4	5
30. 感到苦闷	1	2	3	4	5
31. 感到事事都没有兴趣	1	2	3	4	5
32. 对事情过分担心	1	2	3	4	5
33. 无缘无故地感到害怕	1	2	3	4	5
34. 感情容易受到伤害	1	2	3	4	5
35. 他人能知道你的内心思想	1	2	3	4	5
36. 感到他人不理解或不同情你	1	2	3	4	5
37. 感到人们是不友好或厌恶你的	1	2	3	4	5
38. 为了保证精确,做事必须非常缓慢	1	2	3	4	5
39. 心脏乱跳或过速	1	2	3	4	5
40. 恶心或胃部不舒服	1	2	3	4	5
41. 感到自己不如他人	1	2	3	4	5
42. 肌肉疼痛	1	2	3	4	5
43. 感到周围的人正在注视或议论自己	1	2	3	4	5
44. 入睡困难	1	2	3	4	5
45. 做事情必须反复检查	1	2	3	4	5
46. 难于做出决定	1	2	3	4	5
47. 害怕乘公共汽车、地铁或火车	1	2	3	4	5

续表

最近1周之内,下列情况使你烦恼到什么程度	没有	轻度	中度	偏重	严重
48. 感到呼吸困难	1	2	3	4	5
49. 感到身体一阵阵发冷或一阵阵发热	1	2	3	4	5
50. 因为害怕不敢做某些事情、参加某些活动或不敢去某些地方	1	2	3	4	5
51. 觉得脑子里很空虚	1	2	3	4	5
52. 身体某些部分麻木或刺痛	1	2	3	4	5
53. 在喉头内好像有阻塞的感觉	1	2	3	4	5
54. 感到前途没有希望	1	2	3	4	5
55. 不能集中注意力	1	2	3	4	5
56. 感到身体某些部位软弱无力	1	2	3	4	5
57. 感到紧张或容易紧张	1	2	3	4	5
58. 感到手臂和腿脚沉重	1	2	3	4	5
59. 想到死或想到将要死	1	2	3	4	5
60. 吃得太多	1	2	3	4	5
61. 当人们注意你或谈论你时感到不自在	1	2	3	4	5
62. 头脑里存在着不属于自己的想法	1	2	3	4	5
63. 有想打人或伤害别人的冲动	1	2	3	4	5
64. 早醒	1	2	3	4	5
65. 必须重复相同的动作,如反复洗手或触摸某些东西	1	2	3	4	5
66. 睡眠不深、不熟	1	2	3	4	5
67. 有要砸破东西的冲动	1	2	3	4	5
68. 有一些别人没有的想法和念头	1	2	3	4	5
69. 和别人在一起时感到不自在	1	2	3	4	5
70. 在人多的地方感到不轻松、不自在	1	2	3	4	5
71. 感到做事情都很费力	1	2	3	4	5
72. 一阵阵惊慌失措	1	2	3	4	5
73. 在众人前面吃东西感到不舒服	1	2	3	4	5
74. 变得越来越容易与人争吵	1	2	3	4	5
75. 当独处时感到神经紧张	1	2	3	4	5
76. 对于自己的成绩,别人没有给予适当的评价	1	2	3	4	5
77. 即使与别人在一起时也感到孤独	1	2	3	4	5
78. 感到非常不安,以至于不能安静坐下	1	2	3	4	5
79. 感到自己是不中用的	1	2	3	4	5
80. 对熟悉的事物,感到陌生或不真实	1	2	3	4	5
81. 叫喊或摔东西	1	2	3	4	5
82. 害怕会在公共场所昏倒	1	2	3	4	5
83. 感到如果忍让别人,别人就会占你的便宜	1	2	3	4	5

续表

最近1周之内,下列情况使你烦恼到什么程度	没有	轻度	中度	偏重	严重
84. 因为经常考虑性方面的问题而苦恼	1	2	3	4	5
85. 感到因自己的过错而应该受到惩罚	1	2	3	4	5
86. 感到事情做不完	1	2	3	4	5
87. 感到自己的身体出了严重的毛病	1	2	3	4	5
88. 对他人从来没有亲密之感	1	2	3	4	5
89. 自己感到有罪	1	2	3	4	5
90. 感到自己的精神方面出了毛病	1	2	3	4	5

■ 适应证

□ 反复因头痛、颈部、背部、腰部和四肢疼痛在综合医院有关科室就诊,临床查体和实验室检查结果未提示器质性病变者。

□ 因焦虑、恐怖、疑病、抑郁等精神因素所致的慢性疼痛。

□ 各种原因引起的慢性全身疼痛。

□ 紧张型头痛。

□ 偏头痛。

■ 禁忌证

□ 心肌梗死发作期或发作后伴有严重心律失常或心衰病人。

□ 主要脏器的严重疾患,如肝、肾功能不全病人,呼吸衰竭病人,脑出血、脑梗死、糖尿病病情不稳定的病人。

□ 精神分裂症发作期和躁狂症。

□ 严重智力缺陷,不配合检查者。

■ 评定方法

□ 采用1～5的5级评分法

1-无:自觉无该项症状(问题)。2-轻度:自觉有该项症状,但对受检者并无实际影响,或影响轻微。3-中度:自觉有该项症状,对受检者有一定影响。4-偏重:自觉常有该项症状,对受检者有相当程度影响。5-严重:自觉该症状的频度和强度都十分严重,对受检者的影响严重。

□ 单项分

90个项目的各单项评分值。

□ 总分

90个单项分相加之和。

□ 阳性项目数

单项分≥2的项目数。

□ 阴性项目数

单项分=1的项目数。

□ 阳性症状均分

阳性项目总分、阳性项目数。

□ 因子分

分成 10 个因子分：该因子总分/该因子项目数。

□ 躯体化：第 1、4、12、27、40、42、48、49、52、53、56 和 58 共 12 项；

□ 强迫症状：第 3、9、10、28、38、45、46、51、55 和 65 共 10 项；

□ 人际关系敏感：第 6、21、34、36、37、41、61、69 和 73 共 9 项；

□ 抑郁：第 5、14、15、20、22、26、29、30、31、32、54、71 和 79 共 13 项；

□ 焦虑：第 2、17、23、33、39、57、72、78、80 和 86 共 10 项；

□ 敌对：第 11、24、63、67、74 和 81 共 6 项；

□ 恐怖：第 13、25、47、50、70、75 和 82 共 7 项；

□ 偏执：第 8、18、43、68、76 和 83 共 6 项；

□ 精神病性：第 7、16、35、62、77、84、85、87、88 和 90 共 10 项；

□ 其他：反映睡眠和饮食情况的第 19、44、59、60、64、66 和 89 共 7 项。

■ 结果判定

总分超过 160 分，或阳性项目数超过 43 项，或任一因子分超过 2 分，可考虑阳性，需进一步检查。

■ 注意事项

□ 在开始评定前，先由工作人员将总的评定方法和要求向受检者交代清楚，然后，让其做出独立的、不受任何影响的自我评定，并用铅笔填写。对于文盲者由工作人员逐项念给他听，并把各项意思告诉他，不带任何暗示。

□ 评定的时间范围为过去 1 周内。

■ 心理治疗

□ 根据术前了解病人的心理问题、心理特点、发生原因，耐心细致地做好病人的心理疏导工作，据病人的情况开展不同形式的心理行为指导。

□ 支持性心理治疗。

□ 精神放松治疗。

□ 减轻病人的焦虑、紧张与恐惧、怀疑与失望情绪。

□ 可向病人讲病例经验，安全措施、手术过程、特点、方法及目的，并说明酸、麻、胀是正常反应。

□ 增加病人对医者的信赖感及手术的安全感。达到病人精神放松、情绪稳定、积极配合、顺利完成手术之目。

□ 术后的心理护理，最主要的还是术后疗效。但是对于病情重、病史长、针刀闭合术是很难一次治愈的，向病人交待二次或三次手术的必要性，使病人做好充分的心理准备。

中篇

针刀治疗手术入路

第
六
章

体表定位与应用解剖

第一节 颈 项 部

■ 寰椎（C1）与颅骨的枕部形成滑膜关节——寰枕关节，无椎体无棘突，像是处于颅骨与枢椎间的垫圈。（图6-1）

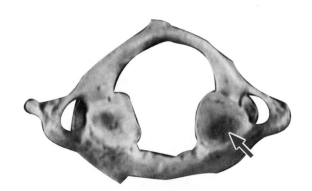

图6-1 第1颈椎关节面解剖图

■ 枢椎（C2）前部有一特有的垂直突起即齿突。齿突的前部与寰椎的后部形成滑膜关节——寰枢关节。（图6-2）

■ 寰枕、寰枢关节均无椎间盘而依靠致密的韧带网及周围的肌肉、筋膜维持稳定。

□ 颈椎的屈曲与伸直有50%发生于寰枕关节。

□ 颈椎的旋转有50%发生于寰枢关节。

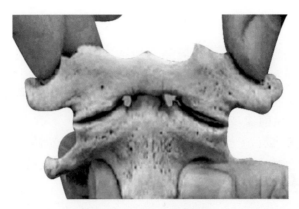

图 6-2　寰枢关节解剖图

□ 颈椎的上段是身体中最易发生功能障碍与损伤的区域之一。

□ 外伤、扭伤或头向前姿势所致的姿势性应力也可使上颈椎劳损。

□ 头部向前姿势使寰椎必须后旋以保持视线水平，致使枕下肌缩短而卡压第 1、2 颈神经，这是临床上紧张性头痛的常见病因。针刀对枕下肌群的松解有明显的疗效。

■ 钩突是 C3 ~ C7 椎体上表面后缘的隆起。

□ 钩突与其上位椎体下面侧方斜坡的相应钝面形成钩椎关节。

□ 在颈椎屈曲与伸直过程中钩椎关节内发生剪切作用，故易受到损伤或退变，出现软组织增厚与粘连或骨赘，刺激邻近的椎动脉。

■ 横突有明显的前后两部分，前部与后部围成一个中心开口即横突孔，其内有椎动脉走行，横突最外侧的突出是前后结节；它们上节段是 6 条肌肉的附着点，在下节段是 9 条肌肉的附着点。横突上表面有一条沟，脊神经在其内走行。（图 6-3）

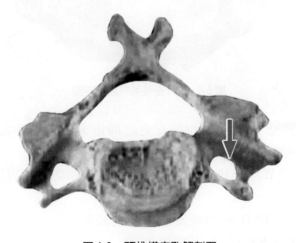

图 6-3　颈椎横突孔解剖图

一、颈部运动相关肌肉韧带

■ 头夹肌、颈夹肌：起于项韧带及上位胸椎棘突，止于乳突和上3个颈椎横突，一侧收缩使头颈向同侧旋转，两侧收缩使头后仰，由颈神经后支支配。

■ 前、中、后斜角肌：起颈椎横突，止于第1肋骨上面、第2肋骨粗隆，提1~2肋助吸气，由颈神经前支支配。

■ 颈长肌、头长肌：位于颈椎前面，低头、侧屈，由颈神经前支支配。

■ 胸锁乳突肌：起胸骨体、锁骨胸骨端，止于乳突及枕骨上项线，一侧收缩使头转向对侧，两侧收缩使头后仰，由副神经、颈丛肌支支配。

■ 骶棘肌：起骶骨背面及髂嵴后部，止于肋骨、横突和乳突、棘突，仰头、伸直脊柱。由脊神经后支支配。

■ 项韧带：项韧带的浅部附着于枕骨隆起的外侧和第7颈椎，在颈椎棘突上和棘突间易于触及，屈颈更明显。此韧带向尾侧延伸为棘上韧带和棘间韧带。

二、骨性、肌性标志

■ 枕骨粗隆：在发际感到一个圆形突起。

■ 上项线：在枕骨隆突斜向外下移动到乳突可感到上项线的边缘。（图6-4）

■ C1横突：在乳突与下颌角的间隙可触及，位置较深（正常人也可感到压痛）。在下颌骨的下颌支和胸锁乳突肌以后，这两个结构之间的间隙可触及。（图6-5）

■ 寰椎后结节：在枕外隆嵴延伸部分，枕骨大孔的后缘正下方小凹陷处。

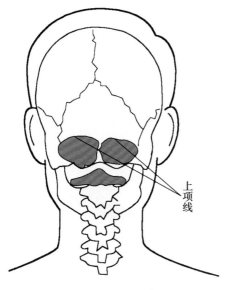

图6-4　上项线示意图

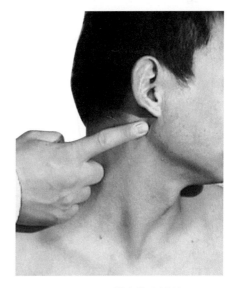

图6-5　C1横突体表触诊

（图 6-6）

■ 枢椎棘突：头部做轻微的屈伸运动在寰椎后结节的下方触摸到的骨性结构为枢椎棘突。（图 6-7）

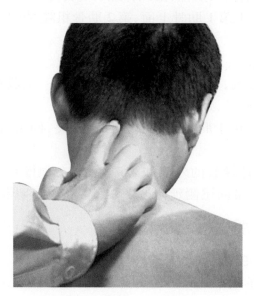

图 6-6　寰椎后结节体表触诊

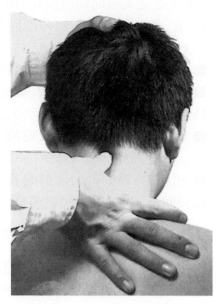

图 6-7　枢椎棘突体表触诊

■ 颈椎棘突：从 C2 向尾部计数棘突会感到颈椎前突。C3、C4、C5 棘突较深，紧密挨在一起，不易区分。（图 6-8）

■ C7～T1 棘突：在头部左右旋转时 C7 棘突有动度，而 T1 棘突没有。（图 6-9）

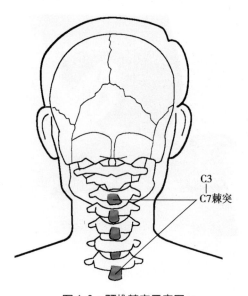

图 6-8　颈椎棘突示意图

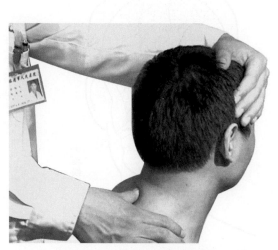

图 6-9　C7～T1 棘突体表触诊

■ 在头部做极度后伸,可感到 C7 棘突在颈部脊柱生理性前凸消失,而 T1 没移动。(图 6-10)

■ 甲状软骨:位于 C4 ~ C5 椎体的前方,部分为甲状腺覆盖。(图 6-11)

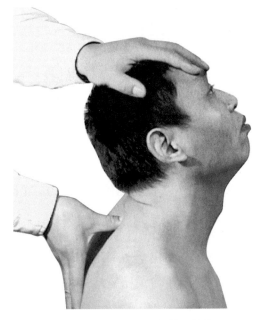

图 6-10　C7 ~ T1 棘突体表触诊

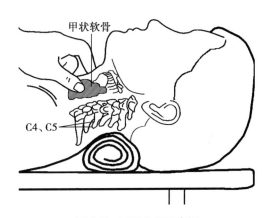

图 6-11　甲状软骨示意图

■ 甲状软骨:头部极度后伸,在中线最大的喉软骨即甲状软骨。甲状软骨随年龄的增长而骨化。(图 6-12)

■ 侧面:在中线上,向前的角状突起——喉结即是甲状软骨。(图 6-13)

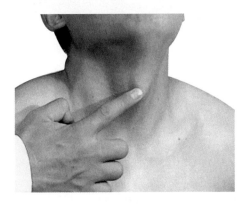

图 6-12　甲状软骨示意图

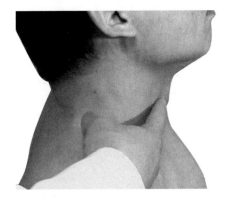

图 6-13　甲状软骨侧面示意图

■ 环状软骨:在 C6 椎体的前面。此处常用于气管切开。(图 6-14)

■ 环状软骨:位于喉结下方两横指。(图 6-15)

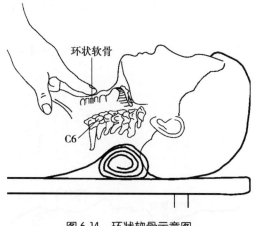
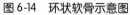

图6-14 环状软骨示意图

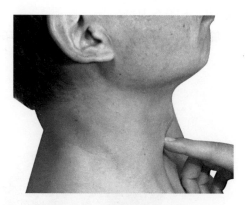

图6-15 环状软骨体表触诊

■ 颈动脉结节:位于 C6 横突的前方(注意不要同时触及两侧颈动脉)。(图6-16)

■ 颈动脉触摸点:其搏动在胸锁乳突肌的胸骨肌头或该肌后外侧。注意:压迫该处可妨碍脑部血液循环,必须谨慎。动脉粥样硬化斑块有可能移动导致脑栓塞。(图6-17)

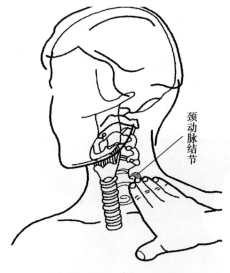

图6-16 颈动脉结节示意图

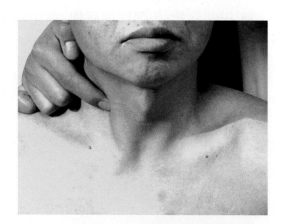

图6-17 颈动脉触摸点

三、颈 屈 曲

胸锁乳突肌为主要屈肌,前、中、后斜角肌有辅助作用。(图6-18)

■ 胸锁乳突肌乳突附着点:该肌通过四个肌头终止于颅骨,两个枕骨部的肌头附着于上项线的外侧部,两个乳突部的肌头附着于颞骨乳突。(图6-19)

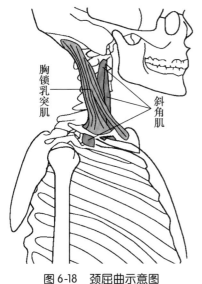

图 6-18 颈屈曲示意图

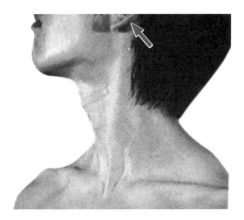

图 6-19 胸锁乳突肌乳突附着点

■ 胸锁乳突肌起点:胸骨柄、锁骨内侧端。止点:颞骨乳突。

作用:一侧收缩使头向同侧侧屈,两侧收缩使头后仰。(图 6-20,图 6-21)

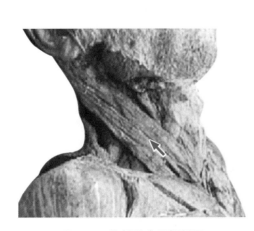

图 6-20 胸锁乳突肌解剖图

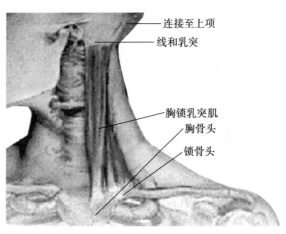

图 6-21 胸锁乳突肌示意图

■ 胸锁乳突肌胸骨肌头:头向对侧旋转并侧屈可触及胸骨肌头远端附着点。(图 6-22)

■ 胸锁乳突肌锁骨肌头:附着于锁骨上面中、内 1/3 处。(图 6-23)

■ 后斜角肌和中斜角肌肌腹:短促吸气,重复运动胸廓上部,有助于斜角肌运动。后斜角肌的下端附着于第 2 肋的上外侧面。中斜角肌的下端附着于第 1 肋上面的前斜角肌结节后方和锁骨下动脉沟的后方。(图 6-24)

■ 前斜角肌:在胸锁乳突肌锁骨肌头深面,该肌的运动能上提上部胸廓。(图 6-25)

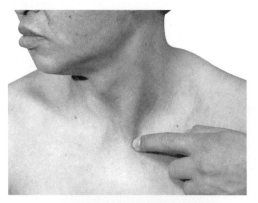

图 6-22　胸锁乳突肌胸骨肌头触诊图

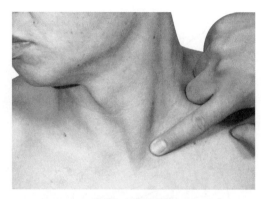

图 6-23　胸锁乳突肌锁骨肌头触诊图

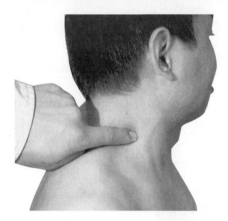

图 6-24　后斜角肌和中斜角肌肌腹触诊图

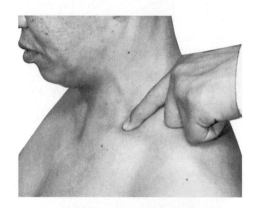

图 6-25　前斜角肌触诊图

■ 前斜角肌起点:颈椎横突。止点:第 1 肋上面。

作用:上提第 1 ~ 2 肋助吸气。(图 6-26,图 6-27)

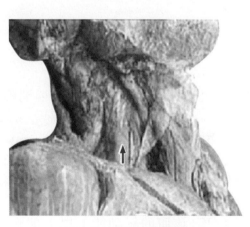

图 6-26　前斜角肌解剖图

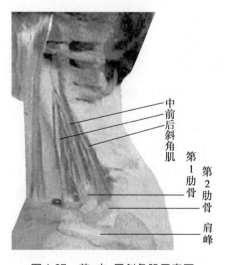

图 6-27　前、中、后斜角肌示意图

■ 中斜角肌起点:颈椎横突。止点:第 1 肋上面。
作用:上提第 1~2 肋助吸气。(图 6-28)

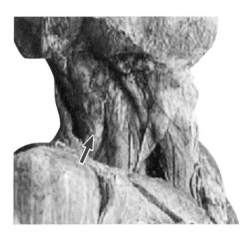

图 6-28　中斜角肌解剖图

四、颈 伸 展

主要的颈伸肌是斜方肌、半棘肌、头夹肌、颈夹肌。肩胛提肌有辅助伸肌作用。抗阻力仰头向上看。(图 6-29)

■ 斜方肌上部纤维:上提肩部,头向同侧抗阻力侧屈,在颈的外侧部可显示。斜方肌的颈部肌束。(图 6-30,图 6-31)

■ 斜方肌起点:上项线、枕外隆凸、项韧带、全部胸椎棘突。止点:锁骨外 1/3、肩峰、肩胛冈。

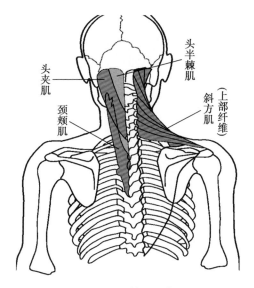

图 6-29　颈伸肌示意图

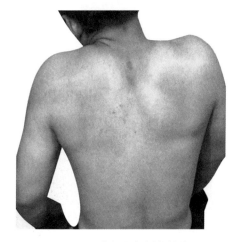

图 6-30　斜方肌上部纤维触诊图

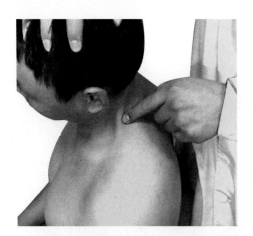

图 6-31　斜方肌上部纤维触诊图

作用：拉肩胛骨向中线靠拢，上部纤维提肩胛骨，下部纤维降肩胛骨。（图 6-32）

■ 肩胛提肌侧面观：抗阻力侧屈头部在上提肩胛肌时，该肌明显。

肩胛骨上角是肩胛提肌下端肌纤维附着点。（图 6-33）

■ 肩胛提肌在颈部两侧，斜方肌的深面。起点：上 4 个颈椎横突。止点：肩胛骨内侧角。

作用：上提肩胛骨。

■ 颈侧方旋转、侧方屈曲

□ 颈侧方旋转主要是胸锁乳突肌。右胸锁乳突肌使头转向左侧。（图 6-34）

□ 颈侧方屈曲的主要肌肉是斜角肌。侧屈不是单纯的活动，而是与颈椎的旋转同时发生。（图 6-35）

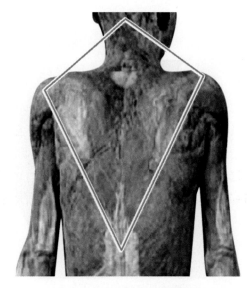

图 6-32　斜方肌起止点解剖图

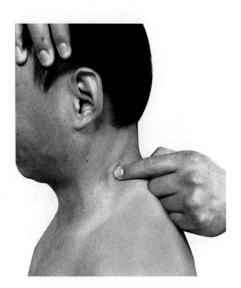

图 6-33　肩胛提肌侧面触诊图

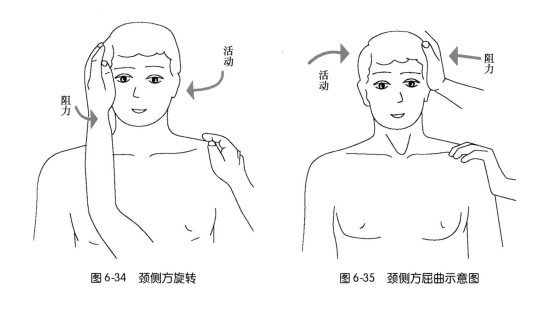

图 6-34　颈侧方旋转　　　　　　　　图 6-35　颈侧方屈曲示意图

第二节　肩　　部

肩关节是人体中活动度最大而稳定性最差,最易受到损伤的关节。其功能活动受颈胸椎的影响。

■ 肩胛骨:静息位覆盖第 2～7 肋骨,其背面骨嵴称肩胛冈。

■ 肩胛冈:上方为冈上肌肌腹;肩胛冈下方是冈下肌;向侧方延伸膨大为肩峰。肩峰与锁骨组成肩锁关节。肩胛骨前上面骨性突起称喙突,是胸小肌、肱二头肌短头、喙肱肌、喙锁、喙肱、喙肩韧带附着点。

■ 锁骨:内侧与胸骨相连,外侧将上肢骨和躯干骨连在一起,构成胸锁关节(滑膜关节),有上升、下降、前屈、后伸、旋转 5 种功能动作,并与肩峰构成肩锁关节(滑液关节)。

■ 盂肱关节:由关节软骨、关节囊、肩峰下滑囊、冈上肌、肱二头肌长头组成,是人体活动度最大的关节。具有屈、伸、外展、内收、内旋和外旋 6 种功能。

■ 肱骨:前外侧面是大结节,为冈上肌、冈下肌和小圆肌的附着点。前内侧面是小结节,是肩胛下肌的附着点。两骨性突起之间是结节间沟,有肱二头肌长头肌腱通过。

■ 关节囊:起于盂唇,连于肱骨干的骨膜。

■ 该处易发生粘连性关节囊炎,称冻结肩。关节囊的纤维化和增厚使关节囊挛缩,妨碍肩部外旋,限制外展,用针刀行切割松解治疗,效果确切。

■ 关节唇:为纤维软骨唇环绕于关节盂周围。肱骨过度活动、肱二头肌长头肌腱在盂唇上面附着处的反复牵拉或过度牵拉的剪切力会造成损伤。

■ 韧带:有盂肱韧带、喙肱韧带、喙肩韧带、肱横韧带。

■ 喙肩关节:由前部的喙突、后部的肩峰和中间的喙肩韧带构成。肱骨大结节与喙肩韧带和肩峰前部撞击或压迫冈上肌和冈下肌肌腱、关节囊、肱二头肌肌腱或者是由于三角肌下滑囊撞击喙肩韧带和肩峰,临床称为撞击综合征。

■ 滑囊:在肩部有 8~9 个滑囊,肩峰下滑囊和三角肌下滑囊位于肱骨小结节上方与冈上肌腱、喙肩韧带、肩峰和三角肌下。由于过度用力、姿势紧张或外伤易造成肩峰下滑囊无菌炎症并产生粘连使滑液减少,针刀通透剥离疗效明显。

■ 周围神经:支配肩部和上臂的主要是臂丛神经由 C5~T1 构成。其分支包括桡神经、正中神经和尺神经。通过上肢下传到手部。临床中胸廓出口综合征就是臂丛神经受到压迫的结果。针刀治疗臂丛神经受压常松解斜角肌、锁骨上、下区域、胸小肌区域。

■ 肌肉:菱形肌、斜方肌、肩胛提肌、前锯肌在上臂上举时参与收缩。冈上、下肌、小圆肌、肩胛下肌参与肩袖的活动。

一、骨性、肌性标志

■ 斜方肌结节:在肩胛冈的后缘,位于皮下隆起,即为斜方肌结节。(图6-36)

■ 肩胛骨的冈上窝:在肩胛冈上方,是冈上肌的附着点。

■ 肩胛骨的冈下窝:在肩胛冈下方,是冈下肌的附着点。(图6-37)

■ 肱骨头:肩关节屈曲 90°并旋内、旋外,可感到肱骨头旋转,肩关节旋内时可触摸到肱骨的大结节和小结节及中间的结节间沟。(图6-38)

■ 肩峰:

□ 在锁骨外侧端。(图6-39)

□ 肩胛骨的肩峰和锁骨肩峰构成肩锁关节。(图6-40)

□ 肩峰的下缘与后缘是三角肌的附着点。(图6-41)

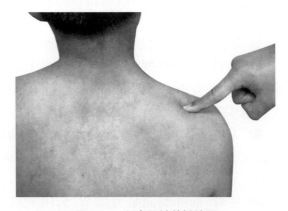

图6-36　斜方肌结节触诊图

□ 在肩锁关节的外侧,可触及宽而平的肩胛骨面。(图6-42)

■ 喙突:在肱骨头内侧和锁骨下方,能触摸到的是喙突尖和内侧缘,是肱二头肌短头肌腱、喙肱肌、胸小肌的附着点。(图6-43)

■ 肱二头肌沟:内旋上臂,在肱骨的中点近侧即是该沟。沟内含有肱二头肌的长头及其肌腱。(图6-44)

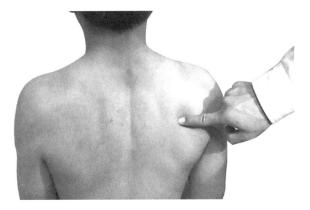

图 6-37 冈下窝触诊图

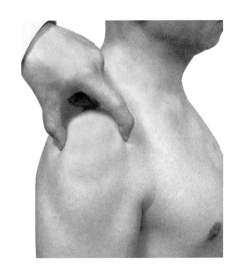

图 6-38 肱骨头触诊图

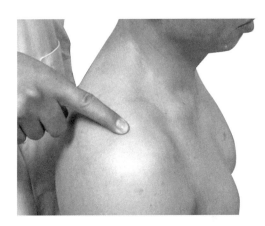

图 6-39 肩峰触诊图

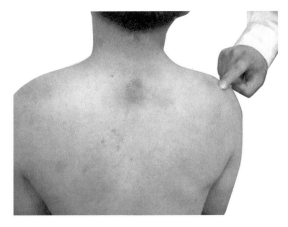

图 6-40 肩锁关节触诊图

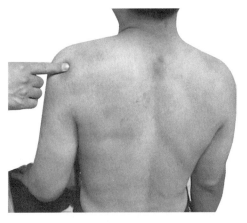

图 6-41 三角肌的附着点触诊图

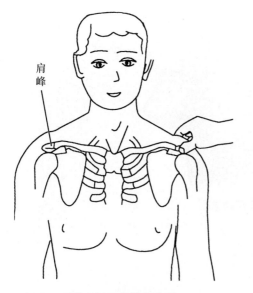

图 6-42　肩峰示意图

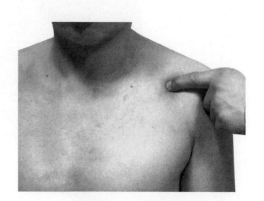

图 6-43　喙突触诊图

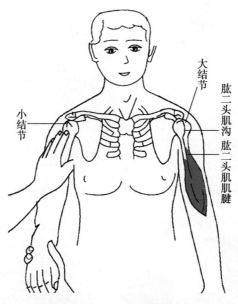

图 6-44　肱二头肌示意图

二、屈　曲

　　三角肌的前部和喙肱肌是肩关节的主要屈肌。胸大肌的锁骨头、三角肌的中间纤维、肱二头肌、前锯肌、斜方肌为次要的屈肌。（图 6-45）

　　■ 三角肌起点：锁骨外 1/3、肩峰、肩胛冈。止点：肱骨三角肌粗隆。
作用：肩关节外展、前屈或后伸。（图 6-46）

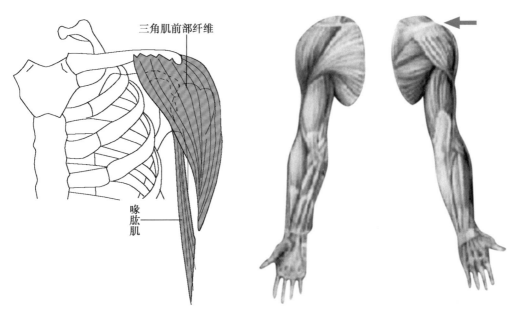

图 6-45 三角肌前部和喙肱肌示意图 图 6-46 三角肌前、后面观

■ 三角肌的后部（脊柱部）肌束：外展肩关节 90°屈曲肘关节。该肌束在肩关节的后部可显示并能触及。（图 6-47）

■ 三角肌的中部（肩峰部）肌束：肩部外展在前束和后束之间为中部。（图 6-48）

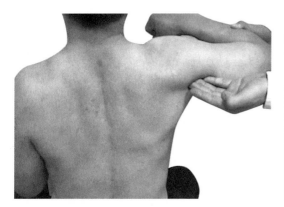

图 6-47 三角肌的后部触诊图

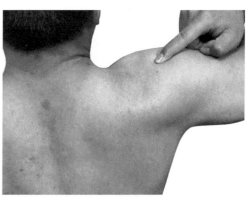

图 6-48 三角肌的中部触诊图

■ 三角肌的前部（锁骨部）肌束：做肩部水平向前推的动作，可触摸到该肌束。（图 6-49）

■ 喙肱肌：前屈外展臂部并屈曲肘关节，在臂部的内侧面、肱二头肌的后方能感到一条绷紧的条索状肌肉，即是该肌。（图 6-50）

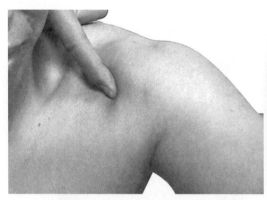

图 6-49　三角肌的前部触诊图

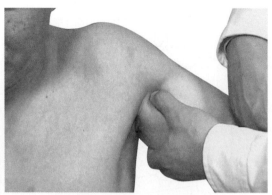

图 6-50　喙肱肌触诊图

■ 喙肱肌起点:肩胛骨喙突。止点:肱骨中部内侧。

作用:肩关节屈、内收。(图 6-51)

■ 肱二头肌长头肌腹:在肘区的前面、臂的前面一直到三角肌的下面,屈伸肘关节动作能更好的显现该肌腹。(图 6-52)

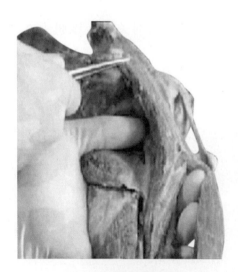

图 6-51　喙肱肌解剖图

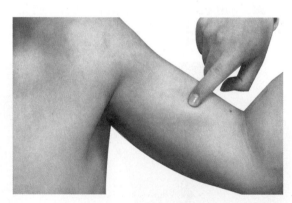

图 6-52　肱二头肌长头肌腹触诊图

■ 肱二头肌短头肌腹:在上臂前面近端 1/3 处,靠近胸大肌向肘部、向内侧下行能触到肱二头肌短头、肱二头肌长头的肌腹沟,连续屈伸肘部有助于触摸该沟。(图 6-53)

■ 肱二头肌肌腱:前臂旋后,抗阻力屈曲肘关节,在肘窝处可触摸到。该肌腱附着于桡骨粗隆的后部。(图 6-54)

■ 肱二头肌起点:长头起于肩胛骨盂上结节,短头起于肩胛骨喙突。止点:桡骨粗隆。

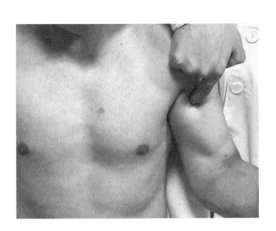

图 6-53　肱二头肌短头肌腹触诊图

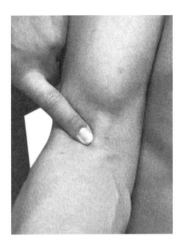

图 6-54　肱二头肌肌腱触诊图

作用：屈肘关节、前臂旋后。（图 6-55）

■ 前锯肌：重复做短促的吸气动作，可看到附着在肋骨的指状突起出现在后方的背阔肌和前方的胸大肌之间。（图 6-56）

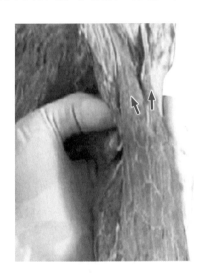

图 6-55　肱二头肌解剖图

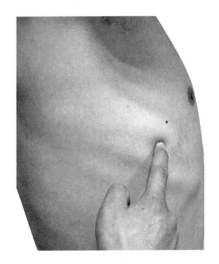

图 6-56　前锯肌触诊图

■ 前锯肌起点：第 1～8 肋骨。止点：肩胛骨内侧缘及下角。

作用：拉肩胛骨向前。（图 6-57）

■ 斜方肌：从枕骨突起向外向下到锁骨外 1/3 为斜方肌上部纤维。

□ 斜方肌下部纤维附着于肩胛冈的内侧，沿下胸椎棘突的内侧向下走行。压低肩胛骨明显。

□ 斜方肌中部纤维从肩峰到第 7 颈椎和上部胸椎的棘突处可触及，内收肩

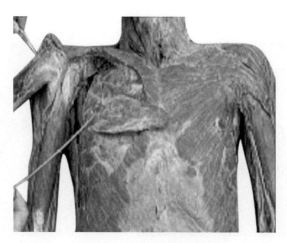

图 6-57　前锯肌解剖图

胛骨明显。

□ 斜方肌呈扁平状,由于纤维的旋转会触到像条索状的结构,正常无紧张、无压痛。(图 6-58)

■ 背阔肌、大圆肌、三角肌的后部纤维是肩关节主要的伸肌。小圆肌和肱三头肌长头为次要的伸肌。肩关节伸直疼痛提示收缩肌肌腱炎。(图 6-59)

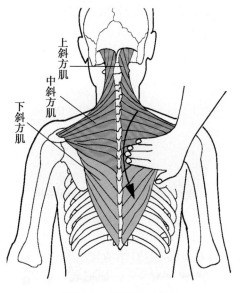

图 6-58　斜方肌示意图

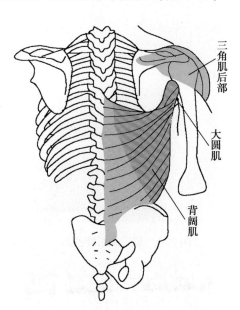

图 6-59　背阔肌、大圆肌、三角肌的后部纤维示意图

三、伸　直

■ 背阔肌：在上臂的内侧面、胸廓后外侧部可触摸到该肌。（图6-60）

■ 大圆肌：在上臂的内侧面、胸廓偏后侧向上推，有一明显的肌性突起即是该肌。（图6-61）

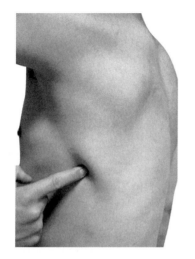

图6-60　背阔肌触诊图

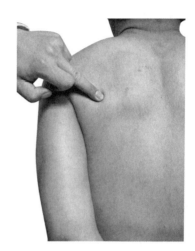

图6-61　大圆肌触诊图

■ 背阔肌起点：下6个胸椎棘突和全部腰椎棘突及髂嵴。止点：肱骨小结节嵴。

作用：使肩关节后伸，内收及内旋。（图6-62，图6-63）

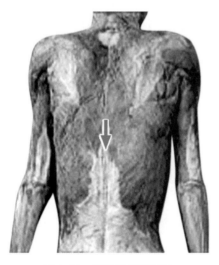

图6-62　背阔肌解剖图①

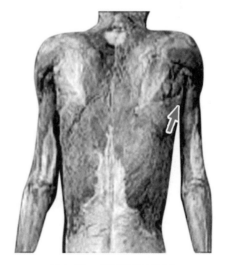

图6-63　背阔肌解剖图②

■ 小圆肌:肩关节外展、肘关节屈曲各 90°,前臂旋前,在肩胛骨外侧缘的三角肌和大圆肌之间即是该肌。(图 6-64)

■ 肱三头肌长头近侧端肌腱:肩关节外展、肘关节屈曲各 90°,前臂远侧端抗阻力外展肘关节,在肩后部三角肌的后束肌纤维和小圆肌的外侧可触及该肌腱。(图 6-65)

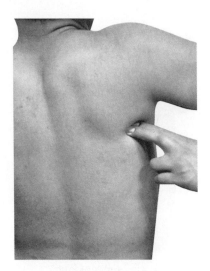

图 6-64　小圆肌触诊图

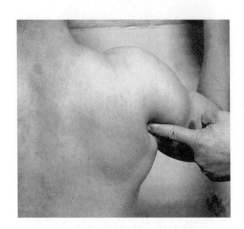

图 6-65　肱三头肌长头近端肌腱触诊

■ 肱三头肌:起点:长头起于肩胛骨盂下结节;内侧头起于桡神经沟内下方的骨面;外侧头起于桡神经沟外上方的骨面。止点:尺骨鹰嘴。

作用:伸肘关节、助肩关节伸及内收(长头)。(图 6-66,图 6-67)

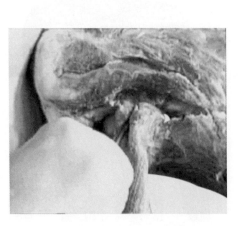

图 6-66　肱三头肌起点解剖图

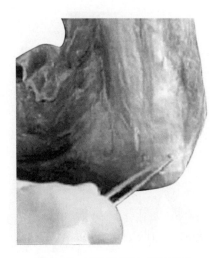

图 6-67　肱三头肌止点解剖图

四、外　　展

■ 三角肌中部纤维和冈上肌为肩关节外展肌。

■ 三角肌的前后纤维和前锯肌有辅助作用。

阻力肩关节外展疼痛提示收缩肌肌腱炎。（图6-68,图6-69）

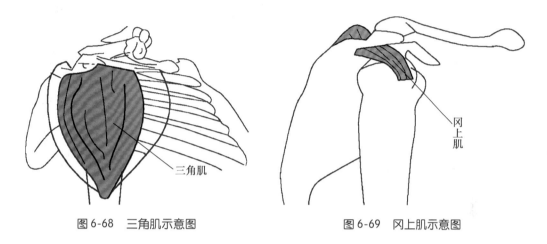

图6-68　三角肌示意图　　　　　　　　图6-69　冈上肌示意图

三角肌的中部（肩峰部）肌束:肩部外展在前束和后束之间为中部。

■ 冈上肌:臂部外展,在冈上窝内可触及该肌。（图6-70）

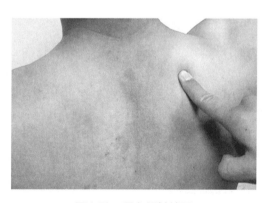

图6-70　冈上肌触诊图

五、内　　收

■ 胸大肌:起点:锁骨内侧半、胸骨、第1~6肋软骨。止点:肱骨大结节嵴。作用:内收、内旋及屈肩关节。（图6-71,图6-72）

■ 胸大肌:臂外展、肘关节屈曲各90°,并抗阻力前臂向上,在锁骨下方寻找分隔胸大肌的锁骨肌束和胸骨肋软骨肌束。（图6-73）

■ 胸大肌的锁骨肌束附着于锁骨前缘的内侧2/3。上肢外展90°,肩关节内收，胸大肌的腹部肌束组成了胸大肌的下外侧缘，该肌束附着于腹直肌的筋膜。
（图6-74）

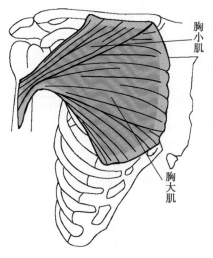

图6-71　胸大肌示意图

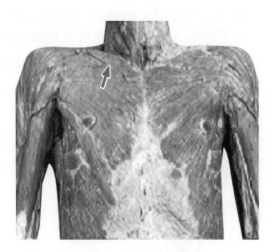

图6-72　胸大肌解剖图

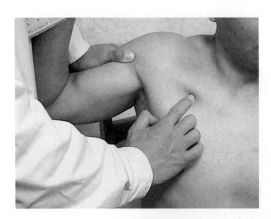

图6-73　胸大肌触诊图①

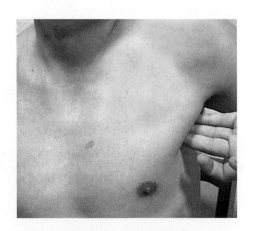

图6-74　胸大肌触诊图②

六、内　旋

■ 肩胛下肌、背阔肌、大圆肌、胸大肌是主要的肩关节内旋肌。（图6-75）

■ 肩关节内旋疼痛多是收缩肌肌腱炎引起。

■ 肩胛下肌：触摸该肌必须使肩胛骨与胸廓之间隔离一定间隙。手指的外侧为背阔肌，内侧前方为胸大肌，指腹下为肩胛下肌。（图6-76）

■ 肩胛下肌起点：肩胛下窝。止点：肱骨小结节。

作用：上臂旋内。（图6-77）

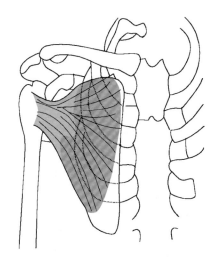

图6-75　肩胛下肌示意图

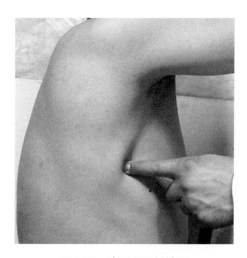

图6-76　肩胛下肌触诊图

七、外　旋

■ 冈下肌和小圆肌为肩部外旋的主要肌肉。三角肌的后部纤维辅助外旋活动。（图6-78）

■ 冈下肌起点：肩胛骨冈下窝。止点：肱骨大结节中份。

作用：使上臂旋外。（图6-79）

■ 小圆肌起点：肩胛骨外侧缘背面。止点：肱骨大结节下份。

作用：肩关节外旋。（图6-80）

■ 冈下肌和小圆肌在肱骨上的附着点：前臂

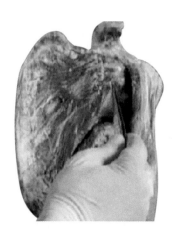

图6-77　肩胛下肌解剖图

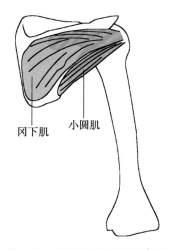

图6-78　冈下肌、小圆肌示意图

冈下肌　　小圆肌

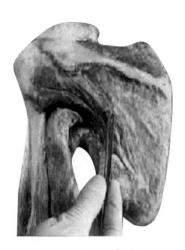

图6-79　冈下肌解剖图

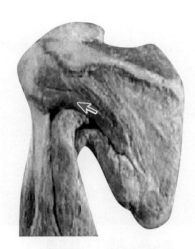

图 6-80　小圆肌解剖图

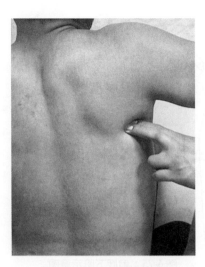

图 6-81　小圆肌触诊图

前屈、内收和外旋,在肩峰后下缘的下方、肱骨大结节的中部和后部即是。

□ 冈下肌在冈下窝可触摸到。

□ 小圆肌在肩胛骨外侧缘的三角肌和大圆肌之间可触摸到。(图 6-81)

八、耸肩(肩关节上抬)

■ 斜方肌的上部和肩胛提肌为主要的肩关节上提肌。

□ 抗阻力肩关节上抬疼痛提示收缩肌肌腱炎。

□ 肩关节上抬无力提示副神经及 C4~6 神经损伤。(图 6-82)

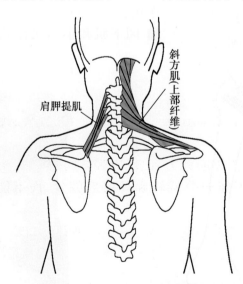

图 6-82　斜方肌的上部和肩胛提肌示意图

九、肩关节下降

■ 大、小菱形肌是肩关节的下降肌，由斜方肌的中部纤维辅助（斜方肌中部纤维覆盖于菱形肌上）。

□ 肩关节的下降疼痛提示收缩肌肌腱炎，或胸椎疾病。

□ 肱骨内收和伸直无力提示菱形肌固定肩胛骨无力。（图6-83）

■ 菱形肌起点：下位颈椎和上位胸椎棘突。止点：肩胛骨内侧缘。

作用：上提和内牵肩胛骨。（图6-84）

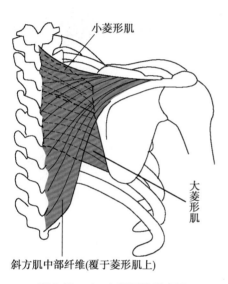

小菱形肌

大菱形肌

斜方肌中部纤维(覆于菱形肌上)

图6-83 大、小菱形肌示意图

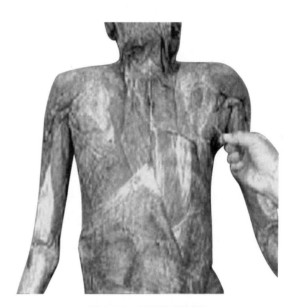

图6-84 菱形肌解剖图

十、肩关节前伸

■ 前锯肌为肩关节的主要前伸肌。

该肌维持肩胛骨下角靠在胸壁，使下角向上旋转。前伸疼痛是收缩肌肌腱炎。

□ 前屈无力提示前锯肌无力，出现肩胛骨内摆。做"推墙试验"可引出。

□ 前锯肌无力，不能充分旋转和外展肩胛骨，而不能前屈上臂完成上举。（图6-85）

■ 前锯肌：起点：第1～8肋骨。止点：肩胛骨内侧缘及下角。

作用：拉肩胛骨向前。（图6-86）

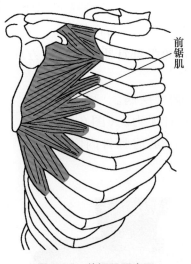
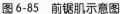

图 6-85　前锯肌示意图

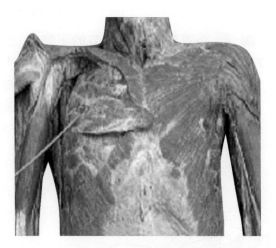

图 6-86　前锯肌解剖图

第三节　肘　　部

　　上臂与前臂的 3 块骨骼在肘及前臂形成 4 个关节。屈伸发生在肱尺、肱桡关节处。旋前与旋后是近、远侧桡尺关节运动作用。肘关节微屈曲是张开位,闭合位是伸展。关节囊的纤维化和硬化可造成肘关节功能障碍、疼痛。

　　■ 肱尺关节是肱骨滑车与尺骨半月切迹之间的关节。

　　■ 肱桡关节是肱骨小头与桡骨头之间的关节。

　　■ 近侧桡尺关节是桡骨头与桡骨尺骨切迹之间的关节。

　　■ 远侧桡尺关节是尺骨头与桡骨的尺骨切迹之间的关节。

　　■ 关节囊:肘部关节囊既薄又松弛,围绕关节面,但不围绕内外侧上髁。尺、桡骨副韧带与关节囊交织加固关节囊。外伤或损伤可造成韧带纤维化、粘连,产生功能障碍。针刀在前臂及韧带附着点处进行切割、松解,可消除粘连恢复正常伸展性。

　　■ 神经:有尺、桡、正中 3 条主要神经。肘部的反复屈曲使肘管变窄或肘部持续屈曲(睡眠时出现)可造成尺神经损伤。肘部反复旋前或旋前屈曲可造成正中神经损伤。反复旋前、肘部伸展与腕部屈曲(伸肘掰腕动作)易造成桡神经损伤。针刀的治疗机制是松解神经周围组织的粘连释放筋膜中的张力,解除筋膜中的纤维变性。

　　■ 肌肉

　　□ 肱二头肌长头:起肩盂上方,短头:起喙突,止于桡骨粗隆。有屈肘、前臂旋后作用。

　　□ 肱桡肌:起肱骨外上髁,止于桡骨茎突。有屈肘、前臂旋前作用。

　　□ 肱三头肌：长头：起肩盂下方，内侧头：起肱骨后面桡神经沟以下，外侧头：起桡神经沟以上，止于尺骨鹰嘴、尺骨粗隆。有伸肘、屈肘作用。

　　□ 旋前圆肌：起肱骨内上髁，止于桡骨中部前外面。有屈肘、旋前作用。

　　□ 旋前方肌：起尺骨下 1/4 前面，止于桡骨下 1/4 前面。有旋前作用。

　　□ 旋后肌：起肱骨外上髁及尺骨，止于桡骨上 2/3 部。有旋后作用。

第四节　腕　手　部

　　■ 腕关节：腕部远侧桡腕关节是由桡骨远端及关节盘与腕骨相邻近排组成的关节。腕中关节是由腕骨相邻近排与远排组成的关节。桡骨外展、尺骨外展、屈曲及延伸是腕部基本运动功能。是韧带损伤或克雷骨折的好发部位。针刀剥离、松解可使该部挛缩的肌筋膜及交织的韧带延长、消除粘连、减少钙沉积物并使软骨软化。

　　■ 关节囊、韧带：桡尺骨远端关节囊有韧带加以巩固。腕部关节囊是前臂筋膜的加厚及韧带即屈肌与伸肌支持带的加固。腕背侧或掌侧韧带易引起损伤。指屈肌的积累性劳损使尺腕掌侧韧带变厚，导致腕管综合征，腕管狭窄、正中神经受压。针刀剥离、松解腕管韧带及相关肌肉如腕、手指与拇指屈肌及腕后部伸肌群粘连、增厚及纤维化的组织，治疗效果肯定。

　　■ 神经：尺、桡及正中神经经前臂行进至腕、手区域，提供感觉及运动功能。尺侧腕屈肌、指深屈肌的尺骨部、小鱼际肌群、骨间肌、拇指收肌、拇指短屈肌深头，小指指尖及尺骨侧面的感觉由尺神经支配。正中神经支配前臂屈肌、掌外侧部及大鱼际、示指指间的感觉。桡神经支配所有伸肌及手背和拇指与示指间隙的感觉。

　　■ 肌肉：作用于腕部掌侧肌肉，有掌长肌、桡、尺侧腕屈肌。作用于腕部背侧肌肉，有桡侧腕长、短伸肌和尺侧腕伸肌。兼有手指及拇指背伸作用的有指伸肌、食指伸肌、小指伸肌、拇指长、短伸肌及拇长展肌。常见的功能障碍为拇指短伸肌及拇长展肌的狭窄性腱鞘炎。针刀可沿肌腱剥离纤维变性、增厚组织，以减少高张性，增加筋膜弹性。

　　■ 腕掌关节：是腕骨远端与掌骨基底之间的关节。第 1 掌指关节可屈曲与伸展、外展与内收。它可触摸到其他手指，有抓取、握拳与捏的功能。也是最常出现关节炎的关节之一，常导致囊纤维、软骨变性，滑液缺失。针刀可在肌肉附着点刺激滑囊促进关节润滑，并可对屈肌腱环韧带内的粘连剥离、松解。

　　■ 掌指关节：是掌骨凸头与指骨凹头的滑膜关节。有屈曲、伸展、内旋及外展功能。

　　■ 指间关节：为屈曲与伸展的滑膜屈曲关节，有抓取与握拳的功能。

　　■ 手部肌肉：手部有 18 块内部肌和 9 块外部肌。手指有 2 块外部屈肌及 3

块伸肌。拇指有 4 块外部肌,1 块位于掌侧,3 块位于背侧。

☐ 手部的过度疲劳可形成慢性功能障碍,使代谢废物增加,形成酸性环境,缺血、缺氧造成疼痛或手指屈肌的肌腱变厚,形成硬结压迫环韧带造成扳机指。

☐ 针刀沿纤维走行剥离松解对纤维变性的组织切割剥离,可恢复正常的组织功能。

一、腕 屈 曲

■ 尺侧腕屈肌 起点:肱骨内上髁、前臂深筋膜。

止点:豌豆骨。

作用:屈腕、腕内收。（图 6-87 ~ 图 6-90）

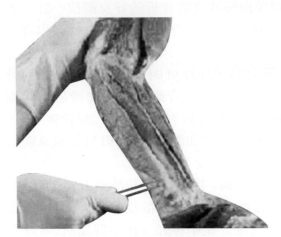

图 6-87 尺侧腕屈肌解剖图

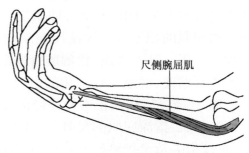

图 6-88 尺侧腕屈肌示意图

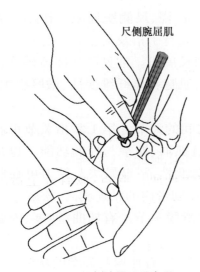

图 6-89 尺侧腕屈肌示意图

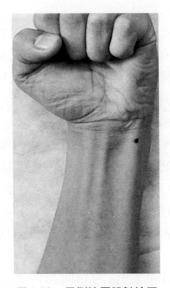

图 6-90 尺侧腕屈肌触诊图

□ 做轻微的屈曲并内收腕关节的动作,在腕前区的最内侧可显示其肌腱。

□ 在掌内侧腕豆骨附近可触及,抗阻力尺偏时更明显。（图6-89）

■ 桡侧腕屈肌　起点:肱骨内上髁、前臂深筋膜。止点:第2掌骨底。

作用:屈肘、屈腕、腕外展。（图6-91,图6-92）

紧握拳,在腕前区的外侧部,可见此肌腱。（图6-93）

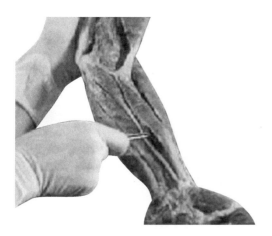

图6-91　桡侧腕屈肌解剖图

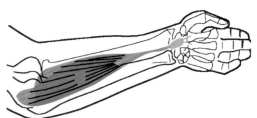

图6-92　桡侧腕屈肌示意图

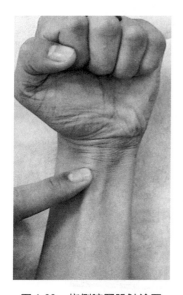

图6-93　桡侧腕屈肌触诊图

二、腕　伸　直

■ 尺侧腕伸肌

在第5掌骨基底止点经过时,在尺骨头和尺骨茎突间的沟内可触及此肌腱。抗阻力伸腕和尺偏时,此肌腱更明显。（图6-94）

抗阻力内收和伸展腕关节,在腕部的后内侧（尺侧）,即是尺侧腕伸肌腱。（图6-95）

■ 尺侧腕伸肌　起点:肱骨外上髁。止点:第5掌骨底背面。

作用:伸腕、腕内收。（图6-96,图6-97）

■ 桡侧腕长伸肌　紧握拳,保持腕关节伸直和外展,就能显示该肌腱。（图6-98）

■ 桡侧腕短伸肌　起点:肱骨外上髁。位于桡侧腕长伸肌的后内侧。止点:第3掌骨底。

作用:伸腕。（图6-99）

紧握拳,在指总伸肌腱的外侧（桡侧）和桡侧腕长伸肌腱的内侧（尺侧）即是该肌腱。（图6-100）

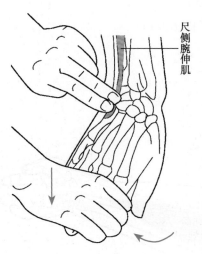

图 6-94　尺侧腕伸肌示意图

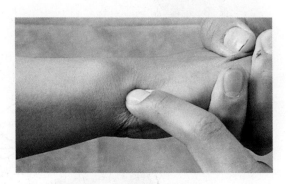

图 6-95　尺侧腕伸肌触诊图

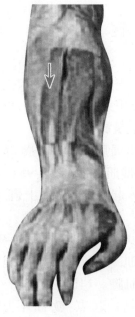

图 6-96　尺侧腕伸肌解剖图

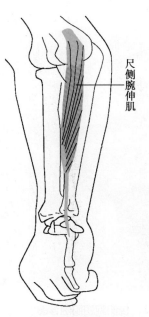

图 6-97　尺侧腕伸肌示意图

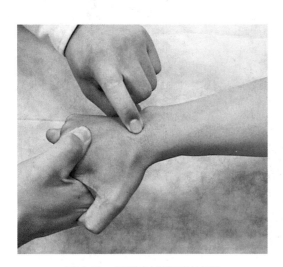

图 6-98 桡侧腕长伸肌触诊图

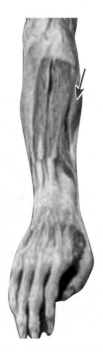

图 6-99 桡侧腕短伸肌解剖图

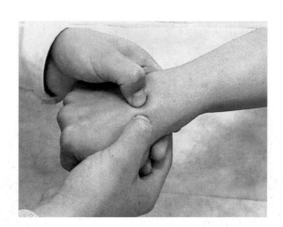

图 6-100 桡侧腕短伸肌触诊图

三、手屈曲——远侧指间关节屈曲

■ 指深屈肌 起点:尺骨、骨间膜。止点:第 2~5 指中节指骨底。

作用:屈腕、屈第 2~5 指。(图 6-101,图 6-102)

该肌是伸远侧指间关节唯一的一块肌肉,也可屈腕和近侧指关节。掌指关节处疼痛、肿胀可能是屈指肌腱鞘炎。

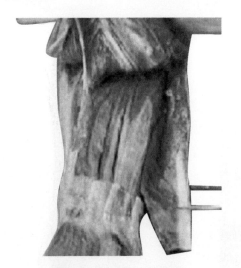

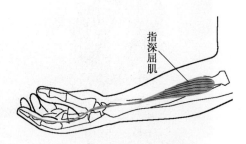

图 6-101　指深屈肌解剖图　　　　　　图 6-102　指深屈肌示意图

四、近侧指间关节屈曲

■ 指浅屈肌　起点：肱骨内上髁、尺桡骨前面。止点：第 2～5 指中节指骨两侧。

作用：屈肘、屈腕、屈掌指关节和近侧指间关节。（图 6-103，图 6-104）

有屈曲近指关节和掌指关节及屈腕作用。屈指无力导致不能抓握或用手指带物。

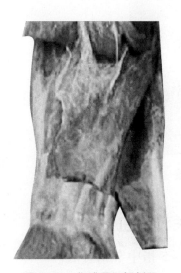

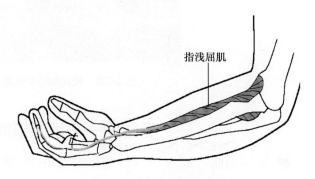

图 6-103　指浅屈肌解剖图　　　　　　图 6-104　指浅屈肌示意图

五、伸　　指

■ 指伸肌　起点：肱骨外上髁。止点：第 2～5 指中节、远节指骨底背面。

作用:伸肘、伸腕、伸指。(图6-105,图6-106)

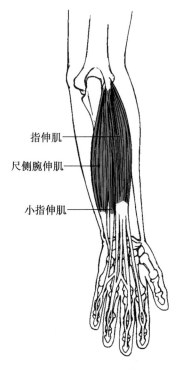

指伸肌

尺侧腕伸肌

小指伸肌

图6-105　指伸肌示意图

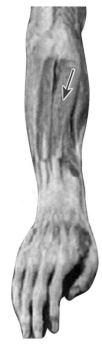

图6-106　指伸肌解剖图

六、拇指屈曲

■ **拇长屈肌**　起点:桡骨及骨间膜前面。止点:拇指远节指骨底。
作用:屈腕、屈拇指的掌指和指间关节。(图6-107~图6-109)

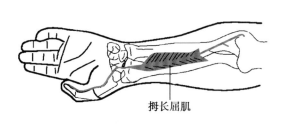

拇长屈肌

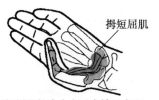

拇短屈肌

拇短屈肌的浅头由正中神经支配,
而深头由尺神经支配

图6-107　拇长屈肌示意图

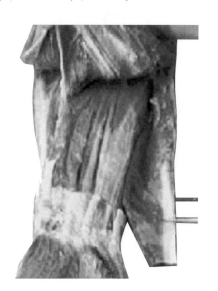

图6-108　拇长屈肌解剖图

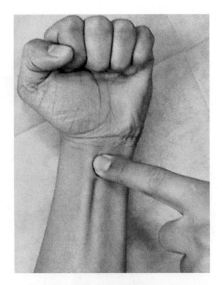

图 6-109　拇长屈肌触诊图

七、拇指外展

■ 拇长展肌　起点：桡、尺骨骨间膜背面。止点：第 1 掌骨底。

作用：拇指外展。（图 6-110,图 6-111）

■ 拇短展肌　起点：屈肌支持带、舟骨。止点：拇指近节指骨底。

作用：外展拇指。（图 6-112）

■ 拇短伸肌　起点：桡尺骨背面骨间膜背面。止点：拇指近节指骨底。

作用：伸拇指。（图 6-113）

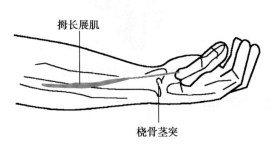

图 6-110　拇长展肌示意图

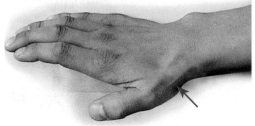

图 6-111　拇长展肌触诊图

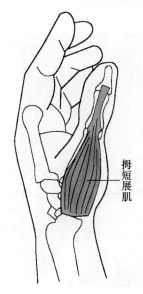

图 6-112　拇短展肌示意图

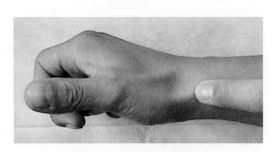

图 6-113　拇短伸肌触诊图

八、拇 指 伸 直

■ 拇长伸肌　起点:桡尺骨背面骨间膜背面。止点:拇指远节指骨底。
作用:伸拇指。(图 6-114 ~ 图 6-116)

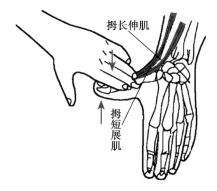

图 6-114　拇长伸肌示意图

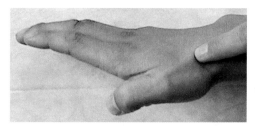

图 6-115　拇长伸肌触诊图

九、拇 指 内 收

■ 拇收肌　起点:屈肌支持带、头
状骨和第 3 掌骨。止点:拇指近节
指骨。

　　作用:内收拇指,屈拇指近节指
骨。(图 6-117)

■ 鼻烟窝(图 6-118)

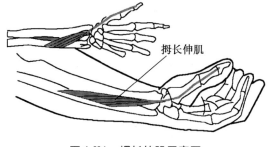

图 6-116　拇长伸肌示意图

■ 掌长肌　起点:肱骨内上髁、前臂深筋膜。止点:掌腱膜。
作用:屈腕、紧张掌腱膜。(图 6-119,图 6-120)

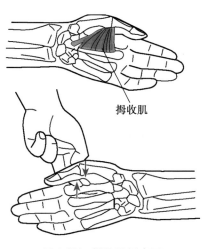

图 6-117　拇收肌示意图

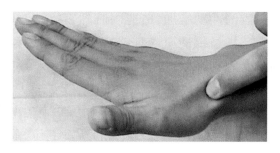

图 6-118　鼻烟窝触诊图

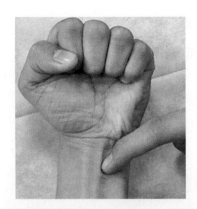

图 6-119　掌长肌触诊图

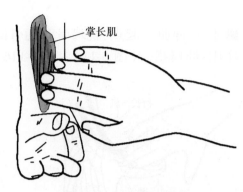

掌长肌

图 6-120　掌长肌示意图

第五节　胸　　部

胸椎体和横突与肋骨相连,形成滑膜关节,被称为肋椎关节。胸椎体是继发于骨质疏松的病理性骨折的发生部位。

■ 椎间孔:在椎体后面而不是椎间盘后面,故临床很少发现椎间孔变窄的现象。其神经根的运动幅度小,受刺激的机遇不大。

■ 胸脊神经:胸神经与颈、腰神经一样为混合神经,起源于脊髓的腹侧与背侧,两种神经根合并形成脊神经。

□ T1 和 T2 神经根受累,可见上臂与腋部的广泛性剧烈疼痛。

□ 胃或胰腺部病变可能是 T6、T7 神经根受累。

□ 胆囊疼痛或病变可能是 T7、T8 神经根受累。

□ 肾区病变或疼痛多是 T9 神经根受刺激。并在神经支配区域体表处有压痛或条索状物,这是针刀治疗内科疾病的解剖依据。

■ 胸交感神经:起自脊髓的 T1～L2 节段,支配心血管、呼吸及消化系统。交感神经传递内脏器官与肌肉、韧带及关节囊等体表结构间的神经反射,称为内脏-躯体反射与躯体-内脏反射。胸部体表结构的疼痛,可使交感神经传递至内脏器官的冲动增加,造成内脏器官疼痛与功能减弱。针刀的强刺激,抑制或减少了交感神经传递至内脏器官的冲动,缓解了疼痛,强化了功能,这是针刀在背部刺激交感神经治疗内科疾病的机制。

■ 颈胸、胸腰连接部:C7～T1 是多块支撑头部重量肌肉的附着点。头向前姿势常导致该处肌肉张力增加。T12 关节突关节面对应 L1 关节突的矢状面的大部分,是关节突关节改变的易发部位,易发生旋转性损伤。

■ 胸部骨性标志(图 6-121)

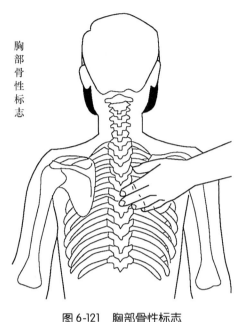

胸部骨性标志

图 6-121　胸部骨性标志

脊柱棘突与横突位置规律

C1 ~ C7	1. 相邻棘突之间与下位颈椎的横突在同一水平线上 2. 棘突与关节突的下缘在同一水平线上
T1	棘突与横突相平齐
T4	T4 的棘突与 T5 的横突相平
T8	T8 的棘突与 T9 ~ T10 横突之间相平
T10 ~ L5	1. 棘突的中点,相当于相应脊椎与一个脊柱横突间的水平(例如:T10 棘突的中点,相当于 T10 与 T11 横突间的水平) 2. 相邻棘突之间与下位脊椎的横突基本上是同一水平(例如:T10 和 T11 棘突之间与 T11 的横突基本上同一水平

□ 胸椎棘突比颈椎棘突细长。

□ T1 ~ T3 棘突与横突在同一水平。

□ T10 ~ T12 棘突类似腰椎呈水平方向。

□ T1 棘突为肩胛骨的内上角。

□ T3 棘突在肩胛冈的内侧端。

□ T7 棘突在肩胛骨下角。

第六节　中枢神经系统

■ 脑:分为三部分。

□ 大脑:大脑前叶区包括运动皮层,控制自主运动。顶叶区包含感觉皮层,接受来自触觉和本体感受所产生的"信息"。还有一些本体感受信号仅通过脊髓传输。

　　□ 脑干:是主动控制呼吸及心律的中心区域。

　　□ 小脑:主要功能是控制肌肉的协调、肌肉紧张性及位置姿态。

■ 脊髓

□ 灰质、白质:灰质包括神经元细胞体。白质包括神经纤维。一部分脊髓从感觉受体接受信息,另一部分则通过肌肉传递传感器信息。

□ 反射弧:是感觉和运动神经之间最简单的交流方式。如膝腱反射,通过轻叩肌腱,股四头肌会主动收缩。传入神经和感觉神经接受机械感受器、本体感受器、化学感受器和伤害感受器四种感受器传出的信号,并传输到脊髓刺激中间神经元,再刺激传出的运动神经元(α-神经元)。机械刺激、损伤、情感压力可使 α-神经元兴奋,肌张力过高。肌肉无力或萎缩是 α-神经元受到了抑制。

　　□ 神经纤维:脊髓在每一椎间的椎间孔发出。

　　□ 针刀触激脊神经就利用了这种反射弧达兴奋或抑制作用,当然是靠手法调节。对兴奋者针刀可以强触激;对抑制者只能轻触激。

　　□ Lederman 研究指出:敲击动物后背刺激其肢体系统,可使肌肉放松。

　　□ 笔者研究证明:针刀触激脊神经可解除相应部位的痉挛。

第七节　周围神经系统

■ 脊神经:脊神经起始于脊髓的延伸(脊神经节)形成运动神经根和感觉神经根。(图 6-123)

■ 脊神经有 4 种主要功能:

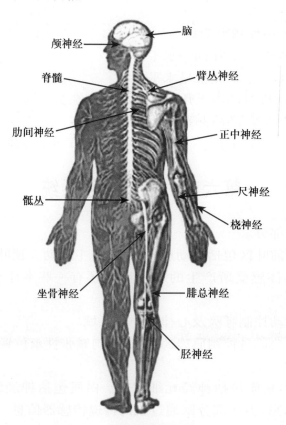

图 6-122　周围神经系统示意图

　　□ 躯体感觉神经(传入纤维),传导皮肤、肌肉、关节及韧带的感觉。

　　□ 躯体运动神经(传出纤维),可将信息从大脑通过脊髓传至骨骼肌。

　　□ 内脏感觉神经,属自主神经的一部分,将疼痛和压力传至中枢系统。

　　□ 内脏运动神经,将自主神经系统的脉冲传至非自主肌肉。

　　■ 脊神经共31 对,8 对颈神经、12 对胸神经、5 对腰神经、5 对骶神经和1 对尾神经。每对脊神经连于一个脊髓阶段,由前根(运动性)和后根(感觉性)在椎间孔处合成脊神经。(图6-124 ~ 图6-126)

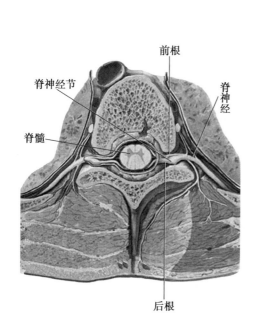

图 6-123　脊神经示意图

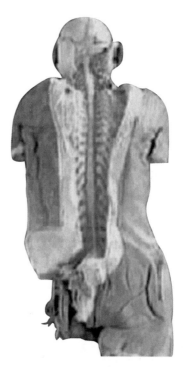

图 6-124　31 对脊神经解剖图

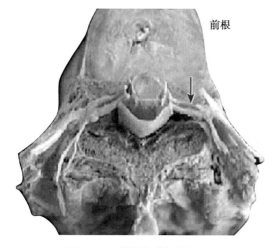

图 6-125　脊神经前根解剖图

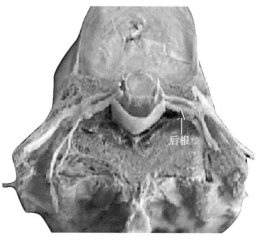

图 6-126　脊神经后根解剖图

■ 自主神经

□ 交感神经:交感神经细胞形成一条索状的神经干连接于脊柱两侧,从颅骨基底部延伸到尾骨。主要负责机体的"进攻还是后退"的应答反应,当机体处于应激状态时它处于兴奋状态。以减少血中的肾上腺素,外周血管收缩,心率增加,正常肠蠕动受到抑制,以使血液输送到骨骼肌被利用,同时肌肉会有紧张感。

□ 副交感神经:神经细胞位于颅和骶骨部位。主要负责能量的储存、营养供给和吸收。当机体处于休息时,副交感神经兴奋,心率减慢,肠道正常蠕动,消化液分泌增加。

■ 躯体神经

躯体感觉神经是从外周传递信息到中枢神经系统的特殊感受器。

□ 皮肤触觉和压力感受器传递轻触、深压、温度和痛觉。

□ 位置感受器和运动感受器传递躯体的位置和运动。

□ 氧气和酸碱平衡(化学感受器):肿胀、炎症、肌肉持续收缩,使化学感受器受到刺激,可减少组织的耗氧量。针刀治疗时加强了对化学感受器的刺激,进一步减少组织的耗氧量,达到治疗目的。

□ 痛觉刺激:疼痛是由化学刺激或化学物质从被损伤处到组织的释放而引起的。

□ 针刀治疗通过躯体感觉神经来传递信息,针刀治疗的每一部位都可以给大脑和脊髓传递信息,大脑将信息从脊髓传至身体的其他部位,包括情感和心理的中枢。所以在病人信任和愉快时行针刀治疗是很重要的。可帮助病人整体的康复。

■ 肌肉的运动神经

□ α-运动神经元:起源于大脑皮层运动区域,支配收缩肌纤维,负责肌肉的自主收缩。

□ γ-运动神经元:起源于脑干的 γ-运动神经元,支配肌梭(梭内纤维),负责通过肌肉自主收缩控制肌肉。

第八节　神经干(丛)应用解剖

■ C1 神经干经寰椎和枕骨穿出椎管。

■ C2～C7 神经干经同序数颈椎上方的椎间孔穿出。

■ C8 神经干经 C7 椎下方的椎间孔穿出。

■ 12 对胸神经干和 5 对腰神经干均经同序数椎骨下方的椎间孔穿出。

■ S1～S4 由同序数的骶前孔和骶后孔穿出。

一、颈　　丛

由 C1～C4 神经前支交织构成,位于胸锁乳突肌上部深面,中斜角肌和肩胛提肌的前方。主要分支枕小神经、耳大神经、颈皮神经、锁骨上神经、膈神经。颈丛与副神经、迷走神经和交感神经存在一些交通支。（图 6-127，图 6-128）

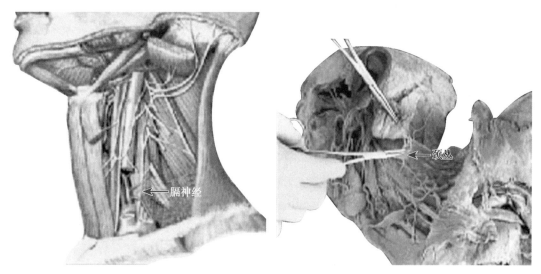

图 6-127　膈神经解剖图　　　　　　　图 6-128　颈丛解剖图

二、臂　丛

由 C5～C8 神经前支和 T1 前支组成。位于锁骨下动脉的后上方。分为锁骨上分支和锁骨下分支。锁骨上分支多为短肌支，主要有：

■ 胸长神经，损伤后易出现前锯肌瘫痪；

■ 肩胛背神经，分布于菱形肌和肩胛提肌；

■ 肩胛上神经分布于冈上肌、冈下肌和肩关节，冈上肌、冈下肌无力和肩关节疼痛多为肩胛上切迹处该神经受损，是针刀刺激松解常见部位。

■ 臂丛锁骨下分支分布于肩部、胸部、臂部及手部的肌肉、关节和皮肤。主要有：肩胛下神经、胸内、外侧神经、胸背神经、腋神经（三角肌瘫痪见于腋神经损伤）。

■ 正中神经

从肱二头肌内侧沟上端肱动脉搏动点开始，向下至肱骨内、外上髁间线中点稍内侧，循前臂正中向下，达腕部桡侧腕屈肌腱和掌长肌腱之间。正中神经穿旋前圆肌及指浅屈肌起点腱弓处易受压，造成旋前圆肌综合征。腕管周围的炎症、肿胀、粘连可压迫正中神经，出现鱼际肌萎缩、手掌平坦、拇、示、中指掌面感觉障碍。出现猿形手。（图 6-129～图 6-131）

■ 尺神经

□ 自胸大肌下缘肱动脉搏动点开始，至肱骨内上髁与鹰嘴之间，达豌豆骨处。（图 6-132）

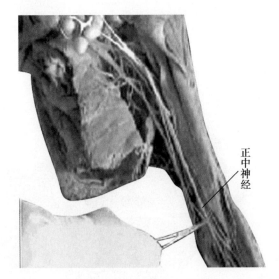

图 6-129　正中神经走行解剖图

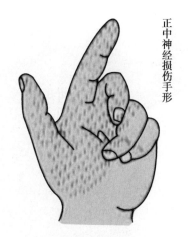

图 6-130　正中神经损伤手形示意图

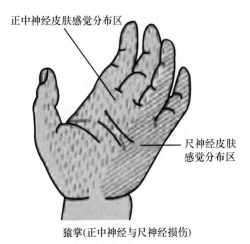

猿掌(正中神经与尺神经损伤)

图 6-131　猿掌(正中神经与尺神经损伤)示意图

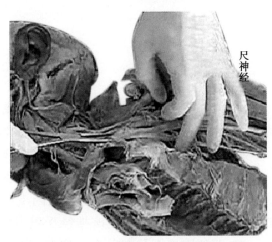

图 6-132　尺神经走行解剖图

□ 损伤后屈腕力减弱,环指和小指远节指关节不能屈曲,拇指不能内收,各指间不能靠拢,各掌指关节过伸,小鱼际、骨间肌萎缩,出现爪形手。(图 6-133)

■ 桡神经

□ 自腋后襞下缘外端与臂交点处,斜过肱骨后方,至肱骨外上髁。(图 6-134)

□ 损伤后抬前臂时垂腕、第1、2 掌骨间背面皮肤感觉障碍、伸腕力弱不能屈指,多为桡神经损伤。(图 6-135)

■ 胸神经

□ 前支在胸、腹壁皮肤的节段性分布最为明显。

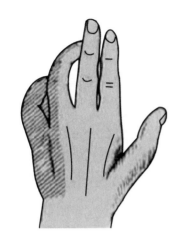

图 6-133　爪形手(尺神经损伤)示意图

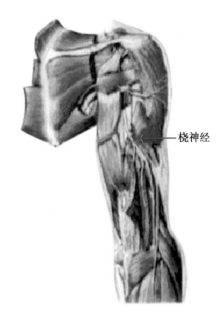

图 6-134　桡神经解剖图

桡神经

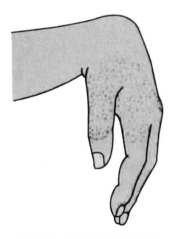

图 6-135　垂腕(桡神经损伤)
　　　　　示意图

□ T2 分布区相当于胸骨角平面。

□ T4 相当于乳头平面。

□ T6 相当于剑突平面。

□ T8 相当于肋弓平面。

□ T10 相当于脐平面。

□ T12 分布于脐与耻骨联合连线中点平面。

□ 临床常根据感觉障碍节段推断损伤平面。

三、腰　丛

■ 主要起源于 L1 ~ L4 脊神经前支,位于腰大肌深面腰椎横突前方,形成丛后分出髂腹下神经、髂腹股沟神经、生殖股神经、股外侧皮神经、股神经及闭孔神经。

■ 股神经

□ 是腰丛的最大分支,其肌支分布于髂肌、耻骨肌、股四头肌和缝匠肌;其皮支最长的为隐神经,分布于髌下、小腿内侧面及足内侧缘皮肤。

□ 股神经损伤表现:屈髋无力,坐位时不能伸膝,行走困难,大腿前面和小腿内侧面皮肤感觉障碍,膝腱反射消失。(图 6-136)

■ 闭孔神经

□ 肌支支配闭孔外肌、长、短、大收肌、股薄肌。(图 6-137)

□ 皮支分布于大腿内侧面皮肤。(图 6-138)

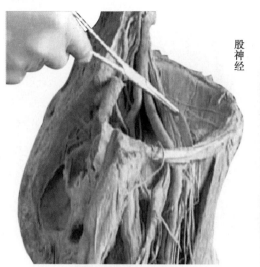

股神经

图 6-136　股神经解剖图

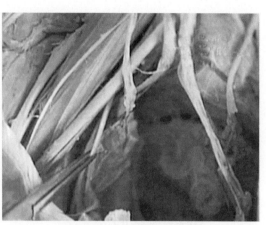

图 6-137　闭孔神经解剖图

四、骶　　丛

■ 是全身最大的脊神经丛。由 L4
神经前支余部和 L5 神经前支合成的腰骶
干及全部骶神经和尾神经前支组成。骶
丛短支支配梨状肌、闭孔内肌、孖肌、股方
肌等。

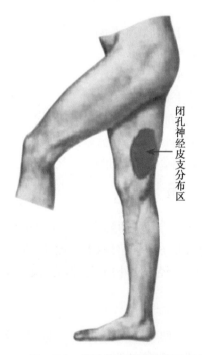

闭孔神经皮支分布区

图 6-138　闭孔神经皮支分布区示意图

□ 臀上神经（来自 L4 ~ S1）支配臀
中、小肌及阔筋膜张肌。（图 6-139）

□ 臀下神经（来自 L5 ~ S2）支配臀
大肌。（图 6-140）

□ 阴部神经（来自 S1 ~ S4）支配会
阴和外生殖器的皮肤及肌肉。

□ 股后皮神经为感觉神经。

□ 坐骨神经（来自 L4 ~ S3）为混合
神经，是全身最粗最长的神经。支配半膜
肌、半腱肌及股二头肌，邻近腘窝前又分
为粗大的胫神经和较细的腓总神经。坐
骨结节和大转子之间的中点以及股骨内、外侧髁之间中点连线的上 2/3 段为坐
骨神经干的体表投影。（图 6-141）

□ 胫神经（来自 L4 ~ S2）支配小腿全部屈肌，全部足肌和小腿外侧、足部、
足小趾外侧缘及足底皮肤感觉。股骨内、外髁之间的中点向下至内踝后方为胫

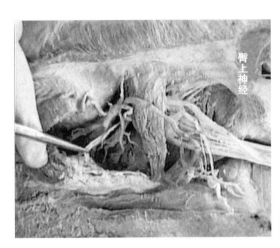

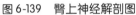

图 6-139 臀上神经解剖图

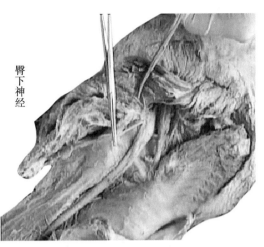

图 6-140 臀下神经解剖图

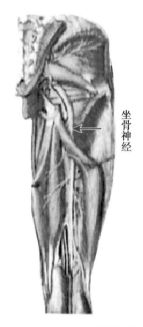

图 6-141 坐骨神经解剖图

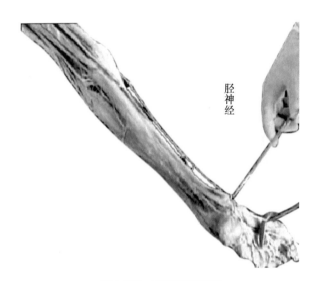

图 6-142 胫神经解剖图

神经的体表投影。（图 6-142）

　　□ 胫神经损伤常见小腿后群肌无力，足不能跖屈，不能以足尖着地，内翻无力，出现钩状足外翻畸形。是由于小腿前外侧肌群过度牵拉所致。（图 6-143）

　　□ 腓总神经（来自 L4～S2）分为腓浅神经及腓深神经。腓浅神经支配腓骨长、短肌及足背皮肤感觉。腓深神经支配小腿前部诸肌、足背肌及第 1 趾间隙处的趾背皮肤感觉。（图 6-144）

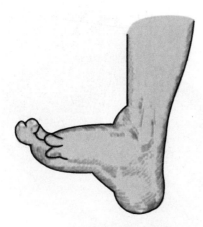
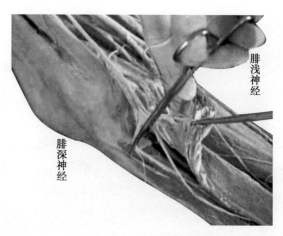

图 6-143　钩状足胫神经损伤示意图　　　　　图 6-144　腓浅神经解剖图

□ 腓总神经损伤后,足不能背屈,趾不能伸,足下垂且内翻,呈马蹄内翻足畸形,跨阈步态。小腿外侧及足背感觉障碍。（图 6-145）

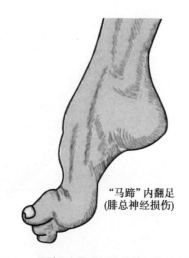

"马蹄"内翻足
(腓总神经损伤)

图 6-145　"马蹄"内翻足（腓总神经损伤）示意图

第九节　腰部应用解剖

■ 椎骨由前后两部分组成,前部包括椎体,后部包括两个由椎弓根构成的椎弓。一个棘突和两个横突及成对的上、下关节突,上、下关节突形成滑膜关节。（图 6-146,图 6-147）

■ 腰椎有 5 块椎骨,每块椎骨与上位椎骨形成 3 个关节,也与下位椎骨形成 3 个关节。这 3 个关节包括一个椎间盘关节和两个关节突关节。椎间孔是两个

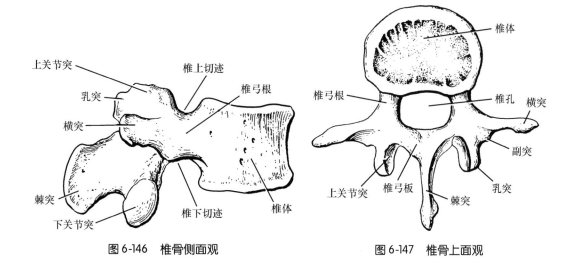

图 6-146 椎骨侧面观 　　　　图 6-147 椎骨上面观

椎体间的空隙,脊神经根在该孔通过。(图 6-148)

■ 关节突关节:包括被结缔组织关节囊包绕的滑膜间隔、脂肪组织垫。它决定了运动的范围与方向,同时还有负重能力。该关节运动受限会导致同一脊柱节段肌肉的高张力。脊旁肌持续性的收缩使关节突关节的压力增加,加速退变。关节囊损伤局部会产生疼痛,并可向腿部放射,可产生肌肉萎缩或高张力。针刀刺激松解可减轻关节囊的粘连,这是针刀椎管外松解的理论依据。

■ 椎间盘:

□ 是由两节椎体连接在一起的纤维软骨结构。

□ 由髓核和纤维环构成。髓核内的液体流动与纤维环的弹性构成一种振荡吸收液压

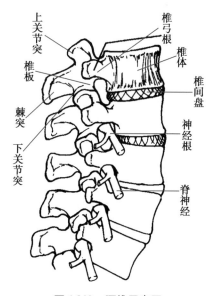

图 6-148 腰椎示意图

系统,故髓核内的液体丢失与纤维环的弹性降低或纤维环的破裂导致膨出、突出或脱出,这是造成下腰痛的主要原因。

□ 间盘物质漏出进入脊髓刺激或压迫脊神经根常出现严重的根性症状。是针刀脊神经刺激术的适应证。(图 6-149)

■ 椎间孔:

□ 可以看成是一个开口(孔)。

□ 是起源于脊髓的运动、感觉神经根的通道。

　　□　由上位与下位椎体的两个椎弓根构成椎间孔的顶与底,关节突、前关节囊与其后的黄韧带,三者形成。

　　□　椎间盘退变、椎间盘脱出、黄韧带与关节囊的增厚和纤维化、关节突关节退变与钙化、腰椎前凸增加等,均可使椎间孔直径变窄,造成神经根受压,产生下肢的疼痛、麻木及无力。

　　□　这是针刀刺激,切割松解椎间孔的解剖依据。(图6-150)

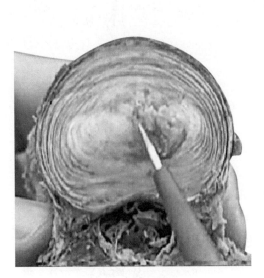

图6-149　椎间盘解剖图

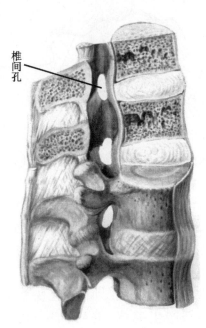

图6-150　椎间孔示意图

　　■　椎间孔处脊神经的毗邻关系

　　□　前方为椎体和椎间盘。

　　□　后方为关节突关节和黄韧带。

　　□　上方为上位椎弓的椎下切迹,下方为下位椎弓的椎上切迹。

　　□　因此脊柱的病变会累及脊神经出现感觉和运动障碍。

　　■　腰脊神经:起源于脊髓的腹侧(运动)与背侧(感觉)神经根在椎间孔处合并。这两束神经根的结合体称为脊神经。

　　□　背侧神经节(脊神经节)内含感觉神经细胞,位于椎间盘附近的椎间孔内。各种原因的椎间孔占位均可使脊神经节受累,出现的疼痛为根性痛。

　　□　脊神经节同时具有机械敏感性,改变体位或运动模式可诱发反射运动,导致持久的肌肉收缩。

　　□　故针刀对脊神经的触激可抑制肌肉的过度收缩或痉挛。

　　□　脊神经节受累常可诱发神经根支配的相应皮节的疼痛(皮节是脊神经的

感觉根支配的皮肤区域）。（图 6-151）

　　□ 脊神经后根在椎间孔附近有椭圆形的膨大称为脊神经节。（图 6-152 ~
图 6-154）

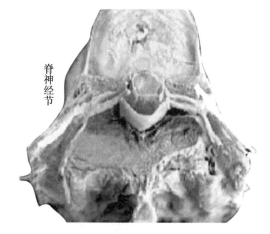

图 6-151　脊神经节解剖图

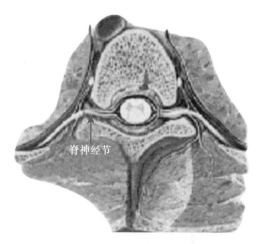

图 6-152　脊神经节示意图①

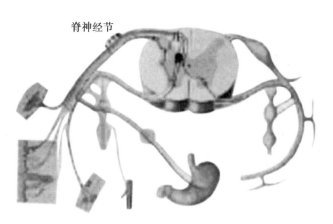

图 6-153　脊神经节示意图②

　　■ 腹侧神经根：是脊神经的运动神经根（前根），受损后常出现支配区域的
肌肉萎缩。（图 6-155，图 6-156）

　　□ 脊神经的前后根在出椎间孔后分为粗大的前支和细小的后支。（图 6-
157）

　　□ 后支的肌支分布于项、背、腰、骶部深层肌；皮支分布于枕、项、背、腰、骶、
臀部的皮肤。

　　□ 前支除肋间神经外，都先形成神经丛（包括颈丛、臂丛、腰丛及骶丛），然
后再分支支配所属区域。

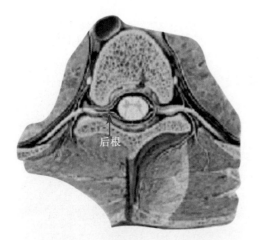

图 6-154　脊神经后根解剖示意图

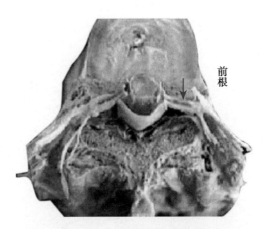

图 6-155　腹侧神经根解剖图

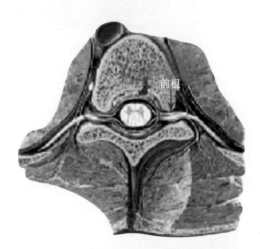

图 6-156　腹侧神经根示意图

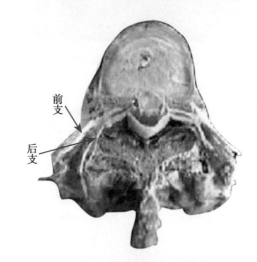

图 6-157　脊神经的前后支解剖图

第十节　髋　　部

■ 髋骨由耻骨、髂骨和坐骨构成。（图 6-158）

■ 股骨头：是股骨的延伸部分，其血运主要来源于关节囊内。关节囊的急性肿胀和慢性无菌炎症、粘连可使囊内压增高，致使血运减少，最终缺血坏死、关节退变。这也是针刀关节腔减压治疗股骨头坏死的理论依据。

■ 股骨头触诊位置（图 6-159）：

1　髂前上棘

2　大转子

3　股骨头

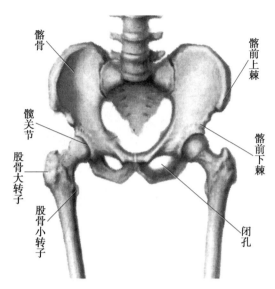

图 6-158 髋骨示意图

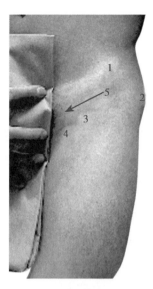

图 6-159 股骨头体表位置

4 股动脉

5 腹股沟韧带

□ 股骨头后触诊：被检查者俯卧位、屈膝、髋关节内旋，在股骨头大转子和髂骨外侧面之间，经臀大肌即可触摸到股骨头。做髋关节内、外旋，可触及活动的股骨头。（图 6-160）

□ 股骨头前触诊：被检查者侧卧位，检查者站在其后方，用髋部固定被检查者的骨盆（在前后平面上）。左手放在被检查者髋部前外侧面，右手支撑住被检查者的大腿前内侧面，缓慢带动下肢伸展（骨盆固定）。左手指可逐渐地触摸到硬而突出向前的股骨头。（图 6-161）

□ 股骨大转子：被检查者侧卧，股骨大转子突向髋部外侧面。（图 6-162）

■ 股骨颈与股骨干：股骨颈为股骨的一部分，位于大、小转子之间，连接股骨头和股骨干。

■ 前倾角：股骨颈与股骨髁平面之间的扭转角度约 15°，前倾角增大，走路时采用踮脚姿态。平卧时患肢足尖向上或偏向内，内旋增加而外旋减少称内收髋。

■ 颈干角：股骨颈与股骨干的角度约为 125°，增大髋内翻，减小髋外翻。前倾角与颈干角决定髋关节的功能。

■ 股骨大、小转子：

□ 大转子为外展外旋肌的附着点。

□ 小转子为髂腰肌的附着点。

■ 髋关节：

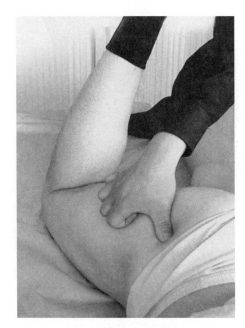

图6-160　股骨头后触诊

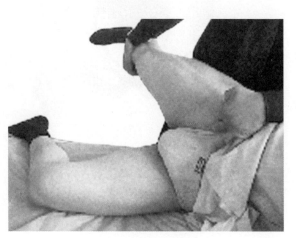

图6-161　股骨头前触诊

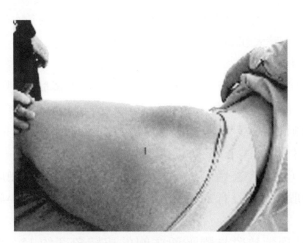

图6-162　股骨大转子触诊图

　　□ 由骨盆的髋臼及股骨头构成的滑膜球冠性关节。

　　□ 位于髂前上棘与耻骨联合中线,腹股沟韧带下方的1.5cm处。

　　□ 具有屈曲、伸展、内收、外展、内旋、外旋功能。

　　□ 针刀可切割松解关节软骨的退变及关节囊的过度纤维化,平衡骨盆肌肉的力量,增加或恢复关节活动范围。

　　□ 老年骨质疏松所致的股骨颈骨折,髋关节疼痛常在腹股沟处并向大腿与膝关节处放射。

■ 关节囊:厚而坚强,呈螺旋状附于股骨。

■ 关节囊韧带:

□ 髂股韧带呈 V 形,近端附着于髂前上棘的下部,远端附于转子间连线的下部;其前方加强关节囊。

□ 关节伸直受限提示该韧带挛缩。

□ 耻股韧带分别附着于耻骨支及转子间线,加强关节囊的内侧。关节外展伸直受限提示该韧带挛缩。

□ 坐股韧带起于髋臼边缘,止于大转子内侧,关节内旋伸直受限提示该韧带挛缩。

□ 关节囊增厚,被动内旋时疼痛,外展、内旋受限是针刀治疗的适应证。

一、滑　　囊

■ 滑囊是由滑膜构成的囊,充满关节液,可降低关节面的摩擦;

□ 位于髂腰肌与关节囊之间称髂耻滑囊。

□ 位于臀大肌和大转子之间称转子滑囊。

□ 有创伤或积累性损伤可造成滑膜炎或粘连。

□ 针刀切割松解粘连,刺激滑膜分泌关节液。

二、神　　经

■ 股神经

□ 支配大腿前方的肌肉。

□ 股外侧皮神经,支配大腿外侧肌群。

■ 生殖股神经

□ 男性支配睾丸。

□ 女性支配阴唇及股三角皮肤。

■ 闭孔神经

□ 支配大腿及膝内侧皮肤。

■ 坐骨神经

□ 支配大腿后侧肌。

□ 并通过胫、腓神经支配小腿及足的肌肉。

■ 周围组织的粘连可造成神经的卡压和损伤。

■ 骨盆的失平衡可造成神经的牵拉。

■ 采用针刀松解神经与周围组织粘连,可减轻或消除压迫。

三、肌　　肉

■ 大腿前面观（图 6-163）：

1　缝匠肌

2　股内侧肌

3　股直肌

4　股外侧肌

5　阔筋膜张肌

6　股四头肌肌腱

7　髌韧带

■ 大腿后面观（图 6-164）：

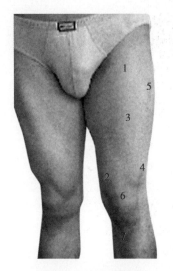

图 6-163　大腿前面观

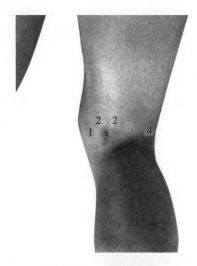

图 6-164　大腿后面观

1　股薄肌

2　半膜肌

3　半腱肌肌腱

4　股二头肌肌腱

■ 屈曲肌：

□ 髂肌

□ 腰肌

□ 股直肌

□ 阔筋膜张肌

□ 缝匠肌

■ 后伸肌：

□ 臀大肌

□ 半膜、半腱肌和股二头肌。

■ 外展肌：

□ 臀中肌、臀小肌

□ 阔筋膜张肌

□ 缝匠肌

■ 内收肌：

□ 股薄肌

□ 耻骨肌

□ 大收肌、长收肌、短收肌

■ 外旋肌（深部）：

□ 梨状肌

□ 闭孔内、外肌

□ 上、下孖肌

■ 内旋肌：

□ 臀中肌、臀小肌

□ 阔筋膜张肌

■ 最易受损的为股直肌、腘绳肌。

四、髋 屈 曲

■ 腰大肌和髂肌是髋屈曲的最强最主要的屈肌。

□ 两肌有一个共同的肌腱。

□ 髂腰肌借助股直肌、缝匠肌、阔筋膜张肌帮助。

□ 屈髋时腹股沟疼痛提示髂腰肌滑囊炎。

□ 屈髋无力时站立、上下坡困难。（图 6-165）

■ 髂腰肌

起点：髂肌起于髂窝，腰大肌起于腰椎体侧面和横突。止点：股骨小转子。

作用：髋关节前屈和旋外，下肢固定时，使躯干和骨盆前屈。（图 6-166 ~ 图 6-168）

■ 髂腰肌远侧部：

□ 在髋关节前面的髂耻面可触及该肌。

□ 当屈髋时在髂耻隆起处可触及该肌收缩。

□ 髂腰肌与耻骨肌共同构成股三角底。该区敏感，触摸宜轻。（图 6-169）

■ 髂腰肌近侧部：

□ 对抗仰卧起坐动作使腹直肌收缩。

□ 在脐中与髂前上棘连线中点的腹直肌外侧缘上。（图 6-170）

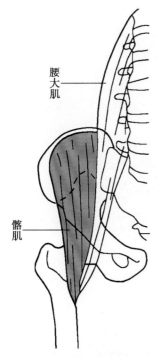

图 6-165　腰大肌和髂肌示意图

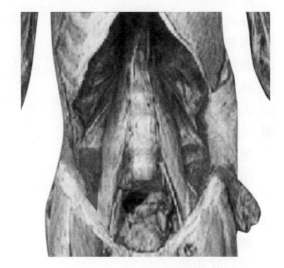

图 6-166　髂腰肌解剖图

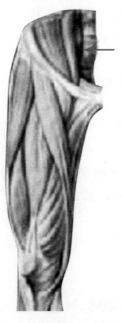

图 6-167　腰肌解剖示意图

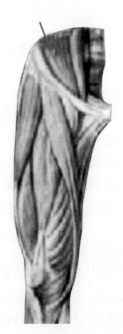

图 6-168　髂肌解剖示意图

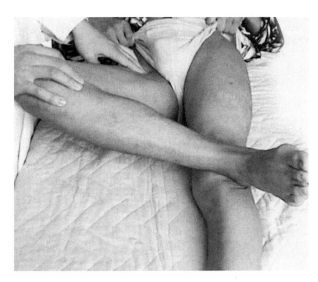

图 6-169　髂腰肌远侧部触诊图

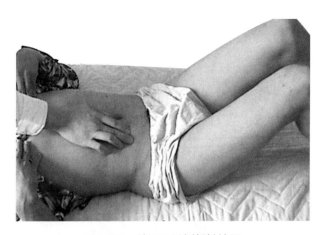

图 6-170　髂腰肌近侧部触诊图

五、髋 伸 直

■ 臀肌和腘绳肌为髋伸肌。（图 6-171）

□ 臀肌附着于股骨和髂胫束（仅指臀大肌）。

□ 腘绳肌附着于胫骨近侧。

□ 臀大肌是所有伸髋肌中最强的肌肉。

□ 髋被动伸直,膝关节必须伸直以使股四头肌伸直。一手下压稳定骨盆,一手放在大腿远侧的前面向上抬下肢,正常范围是 0°～15°。

□ 伸髋疼痛提示臀大肌、腘绳肌痉挛或坐骨结节滑囊炎。

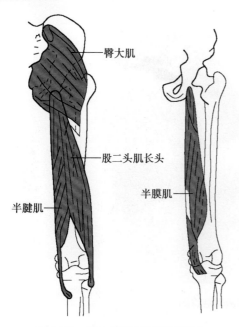

图 6-171　臀大肌和腘绳肌示意图

□ 腰椎间盘突出常影响伸髋肌，体检时出现疼痛。（图 6-172）

■ 臀大肌：伸髋有利于该肌的显示。臀皱纹大致与臀大肌下缘相一致。（图 6-173 ～图 6-175）

起点：髂骨翼外面和骶骨背面。止点：臀肌粗隆及髂胫束。

作用：髋关节伸、外旋。

■ 腘绳肌：腘绳肌包括股二头肌、半腱肌、半膜肌。

□ 股二头肌：起点：长头起于坐骨结节；短头起于股粗线。止点：腓骨小头。

作用：伸髋关节、屈膝关节并微旋外。

□ 半腱肌：起点：坐骨结节。止点：胫骨上端内侧面。

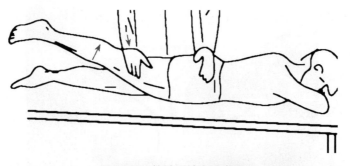

图 6-172　伸髋肌检查示意图

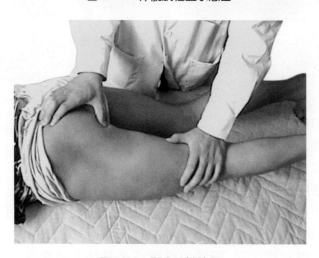

图 6-173　臀大肌触诊图

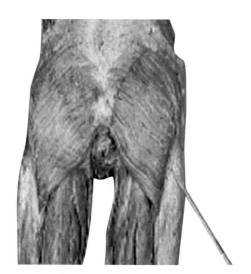

图 6-174 臀大肌解剖图①

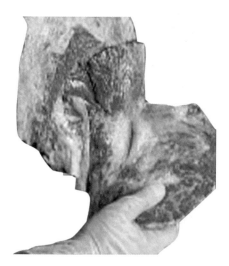

图 6-175 臀大肌解剖图②

作用:伸髋关节,屈膝关节并微旋内。

□ 半膜肌:起点:坐骨结节。止点:胫骨内侧髁后面。

作用:伸髋关节,屈膝关节并微旋内。(图 6-176 ~ 图 6-178)

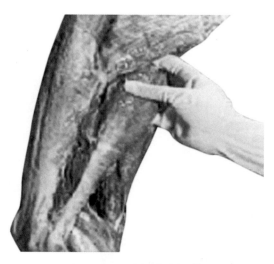

图 6-176 腘绳肌解剖图①

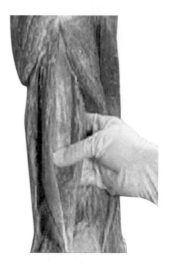

图 6-177 腘绳肌解剖图②

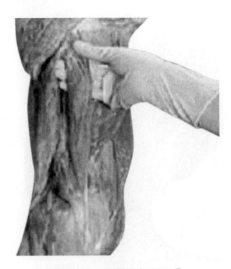

图 6-178　腘绳肌解剖图③

六、髋外展

■ 臀中肌

□ 是主要的髋外展肌,臀大肌和梨状肌可协助。

□ 髋外展肌的主要作用并非使大腿离开中线,而是单腿站立时防止大腿内收。

□ 阻力外展髋疼痛是由于臀中肌和臀小肌高度紧张,提示粗隆滑囊炎。(图 6-179)

□ 髋外展无力常导致 Trendelen-burg 步态。

□ 骨性标志为髂嵴前部和股骨大转子上缘。

□ 医者手放在大腿外下部,防止膝关节活动。(图 6-180)

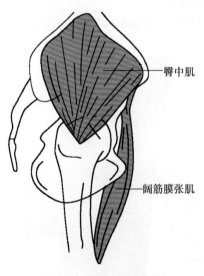

臀中肌

阔筋膜张肌

图 6-179　臀中肌示意图

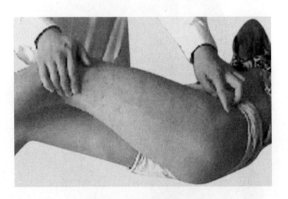

图 6-180　臀中肌触诊图

起点:髂骨翼外面。止点:股骨大转子。

作用:髋关节外展、内旋和外旋。(图 6-181)

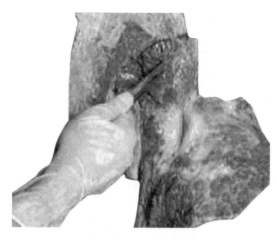

图 6-181　臀中肌解剖图

七、髋内收

■ 内收大肌是最强的髋内收肌。腘绳肌、臀大肌、耻骨肌和一些短的旋肌也参与髋内收。

□ 内收长肌、内收短肌和股薄肌也有稳定骨盆的作用。（图 6-182，图 6-183）

□ 内收长肌的肌腱炎在阻力内收时疼痛。

□ 鹅足滑囊炎在膝下疼痛，可能为挛缩的股薄肌远端附着刺激引起。

■ 大收肌：起点：耻骨支、坐骨支、坐骨结节。止点：股骨粗线和内上髁的收肌结节。

作用：内收、外旋髋关节。（图 6-184）

■ 长收肌：屈髋、屈膝下肢外展对抗大腿内收，在大腿内侧可触及该肌收缩。（图 6-185）

起点：耻骨支、坐骨支前面。止点：股骨粗线。

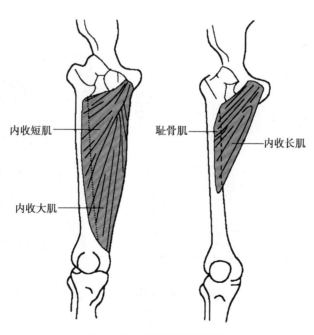

内收短肌　　内收大肌　　耻骨肌　　内收长肌

图 6-182　髋内收肌示意图

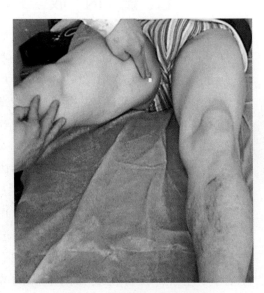

图6-183　股薄肌体表触诊图

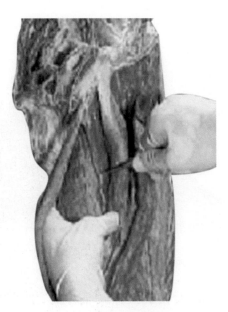

图6-184　大收肌解剖图

作用：内收、外旋髋关节。（图6-186）

■ 耻骨肌：在长收肌外侧的浅沟内，构成股三角底的内侧段。（图6-187）

起点：耻骨支、坐骨支前面。止点：股骨耻骨肌线。

作用：内收、外旋髋关节。（图6-188）

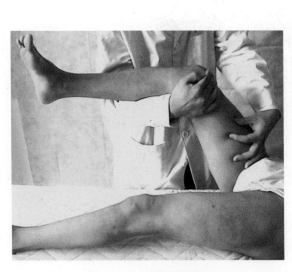

图6-185　长收肌触诊图

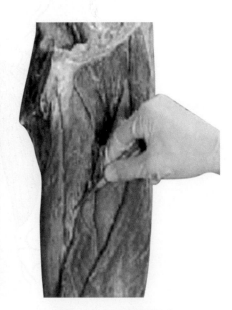

图6-186　长收肌解剖图

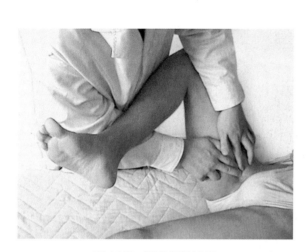

图6-187 耻骨肌触诊图

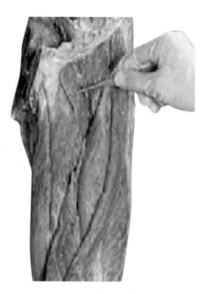

图6-188 耻骨肌解剖图

八、髋外旋

■ 梨状肌、闭孔内肌、闭孔外肌和两块孖肌。（图6-189）

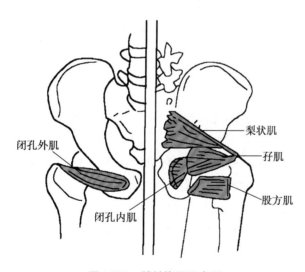

图6-189 髋外旋肌示意图

□ 股四头肌和耻骨肌也参与外旋。

□ 抗阻力外旋的疼痛多是梨状肌损伤。

■ 梨状肌：屈髋45°、屈膝90°、内旋并水平外展髋关节，从股骨大转子后上缘延伸至髂嵴出现一个凹陷，即为经臀大肌前部的臀中肌后缘，沿臀中肌后缘向坐骨大切迹及骶骨外侧缘可触及梨状肌。（图6-190）

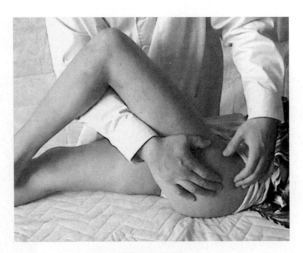

图 6-190　梨状肌触诊图

起点：骶骨前面骶前孔外侧。止点：股骨大转子。
作用：髋关节外展、外旋。（图 6-191）

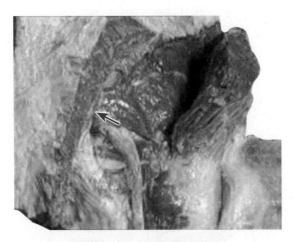

图 6-191　梨状肌解剖图

■　上下孖肌和闭孔内肌：在坐骨小切迹处加压即可触摸该肌群。（图 6-192）

闭孔内肌起点：闭孔膜内面及其周围骨面。止点：股骨转子窝。
作用：髋关节外旋。（图 6-193）
■　股方肌：骨性标志为坐骨结节内侧、股骨大转子外侧。
起点：坐骨结节。止点：转子间嵴。
作用：髋关节外旋。
□　肌性标志为臀大肌下沿。
□　该肌被臀大肌覆盖不能触及。（图 6-194）

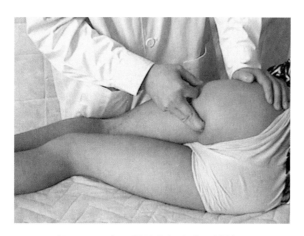

图 6-192 上下孖肌和闭孔内肌触诊图

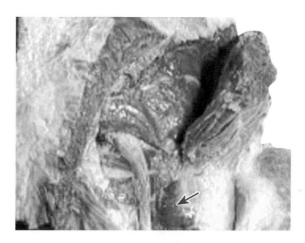

图 6-193 闭孔内肌解剖图

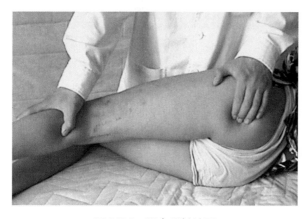

图 6-194 股方肌触诊图

■ 闭孔外肌:屈髋90°、对抗髋外旋拇指下可感觉到该肌绷紧并活动。

起点:闭孔膜外面及周围骨面。止点:转子窝。

作用:使髋关节旋外。(图6-195,图6-196)

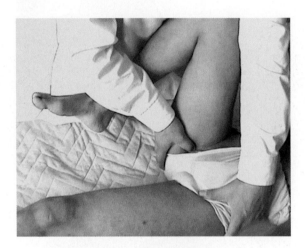

图6-195　闭孔外肌触诊图

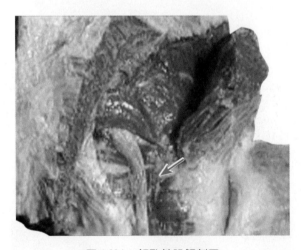

图6-196　闭孔外肌解剖图

九、髋内旋

■ 臀中肌、臀小肌、阔筋膜张肌是髋关节主要内旋肌。

□ 抗阻力内旋疼痛提示髋关节内病变。

■ 臀中肌:起点:髂骨翼外面。止点:股骨大转子。

作用:髋关节外展、内旋和外旋。(图6-197)

■ 臀小肌:屈膝、屈髋90°,髋内旋可感觉臀中肌、臀小肌在指下收缩而不能摸到。因为臀小肌被臀中肌前部的纤维覆盖，可同时收缩。

■ 臀小肌：起点：髂骨翼外面。止点：股骨大转子。

作用：髋关节外展、内旋和外旋。（图6-198，图6-199）

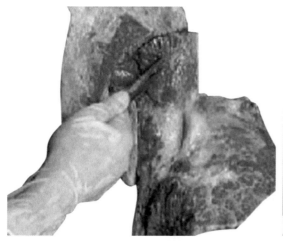

图6-197　臀中肌解剖图

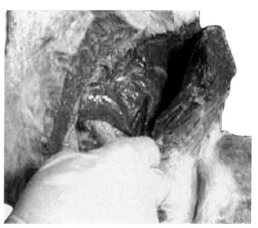

图6-198　臀小肌解剖图

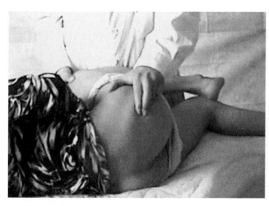

图6-199　臀小肌触诊图

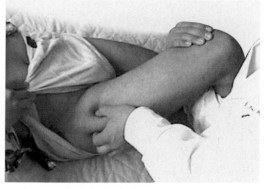

图6-200　阔筋膜张肌触诊图

■ 阔筋膜张肌：抗阻力屈曲大腿，大腿近侧出现两块肌肉，内侧为缝匠肌，外侧为阔筋膜张肌。阔筋膜张肌位于髂前上棘和股骨大转子之间。（图6-200～图6-202）

■ 阔筋膜张肌：起点：髂前上棘。止点：经髂胫束至胫骨外侧髁。（图6-203）

作用：紧张阔筋膜并屈髋关节。（图6-204）

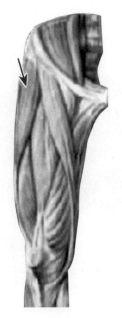

图 6-201　阔筋膜张肌解剖图

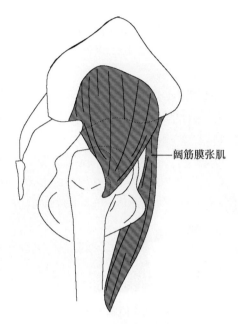

阔筋膜张肌

图 6-202　阔筋膜张肌示意图

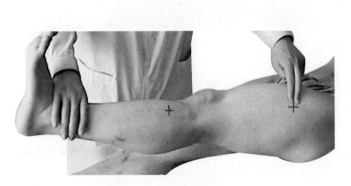

图 6-203　髂胫束触诊图

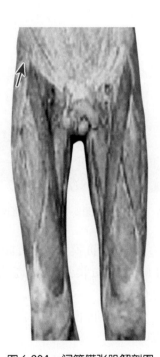

图 6-204　阔筋膜张肌解剖图

第十一节 膝 关 节

■ 膝关节由三块骨(股骨、胫骨和髌骨)、两个关节(胫股关节和髌股关节)组成。

■ 胫股关节在四个方向上可以不受限制地活动,为屈伸、内外翻、内外旋和前后滑动。由肌肉(动态)和韧带(静止)来稳定和限制活动范围。

■ 髌股关节障碍多为腘绳肌、髂胫束和腓肠肌持久紧张或关节囊粘连所致,在上楼梯或从椅子上站起或膝关节过度屈曲可增加其压力,引起疼痛。关节是由双侧半月板、关节囊、滑膜囊、韧带、神经和周围肌性组织组成的滑膜关节。髌下脂肪垫位于髌骨下韧带两侧皮肤隆起处。轻度的屈曲,关节囊、股四头肌、腘绳肌最松弛,膝关节最大松弛状态为敞开位。伸直位是闭合位。屈曲受限是膝关节炎常见表现。提示关节囊纤维化或变厚,是针刀治疗适应证。

■ 半月板:内外侧的半月板形成股骨髁的关节槽,有助于关节的稳定性,并有承重、减震作用。损伤多在内侧,可引起肿胀和潜在的半脱位。

■ 关节囊:包括胫股和髌股关节,在髌骨上端与股骨有两横指的距离,与胫骨接近。

■ 滑囊:有膝前滑囊(髌上、下、前滑囊)。

□ 膝后半腱肌及腓肠肌内侧滑囊。膝后的关节肿胀称囊肿。

□ 膝内鹅足滑囊。

■ 神经:胫、腓神经、隐神经。腓总神经和隐神经最易受伤。

■ 肌肉:最易损伤的肌肉是横跨两个关节的股四头肌和腘绳肌。

■ 韧带:

□ 关节囊增厚部分可归类为韧带。

□ 前韧带、髌韧带是股四头肌的一部分,止于胫骨粗隆。

□ 内外侧髌股韧带和髌胫韧带是阔筋膜束,与髌骨和胫骨的股内斜肌和股外斜肌及内外侧冠状韧带连接。

□ 后韧带包括腘斜韧带和腘窝韧带。

□ 内外侧副韧带。

□ 前后交叉韧带,称中间韧带。

□ 前交叉韧带和内侧副韧带是最易损伤的韧带,是针刀治疗适应证。

■ 膝部常见压痛点:(图 6-205)

1 膝脂肪垫

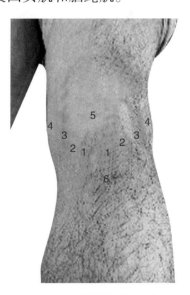

图 6-205 膝部常见压痛点

2　膝眼

3　半月板前角

4　侧副韧带

5　髌骨

6　胫骨粗隆

■ 腘窝后面观：被检查者体位：仰卧、屈髋、屈膝。（图 6-206）

1　胫神经

2　腓总神经

3　腘动脉

■ 腿后外侧面观：（图 6-207）

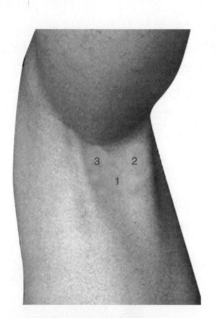

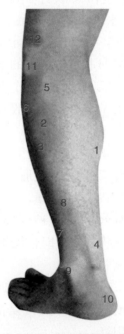

图 6-206　腘窝后面观　　　　　图 6-207　腿后外侧面观

1　腓肠肌内侧头

2　腓肠肌外侧头

3　比目鱼肌

4　跟腱

5　跖肌

6　腓骨长肌

7　腓骨长肌肌腱

8　腓骨短肌

9　外踝

10　跟骨后面

11　腓骨头

12　股二头肌肌腱

一、膝关节运动相关肌肉、起止点、作用

■ 半腱肌:起点:坐骨结节。止点:胫骨上端内侧面。

作用:伸髋关节、屈膝关节并微旋内。(图6-208)

■ 半腱肌远侧肌腱:骨性标志是胫骨内侧缘上端。屈膝并快速连续的小腿内旋可显示该肌。也可在小腿肚上方或腘窝处触及。(图6-209)

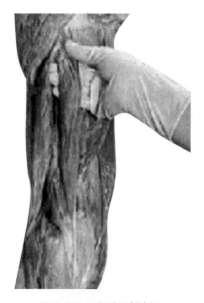

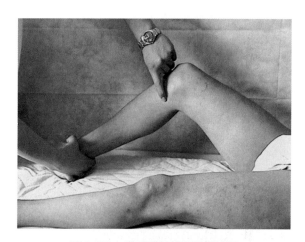

图6-208　半腱肌解剖图　　　　　图6-209　半腱肌远侧肌腱触诊图

■ 半腱肌肌腱:抗阻力屈膝、内旋,在大腿后内外侧面可显示该肌。(图6-210)

■ 缝匠肌:起点:髂前上棘。止点:胫骨上端内侧面。

作用:屈髋关节、屈膝关节,使已屈的膝关节旋内。(图6-211)

■ 缝匠肌远端:膝关节稍屈、髋稍外旋,在膝关节内侧面上可见该肌。(图6-212)

■ 半膜肌:起点:坐骨结节。止点:胫骨内侧髁后面。

作用:伸髋关节、屈膝关节并微旋内。(图6-213)

■ 半膜肌肌腱:小腿外旋确认胫骨内侧髁骨性标志,在内侧髁内后面摸到较粗的圆形条索即是该肌腱。(图6-214)

■ 股薄肌:起点:耻骨支、坐骨支前面。止点:胫骨上端内侧面。

作用:内收、外旋髋关节。(图6-215)

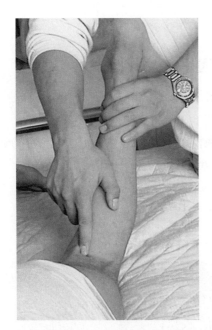

图 6-210　半腱肌肌腱触诊图

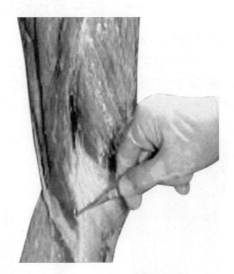

图 6-211　缝匠肌解剖图

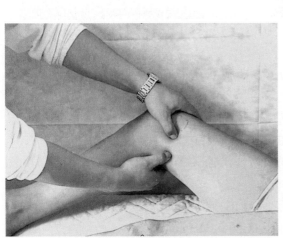

图 6-212　缝匠肌远端触诊图

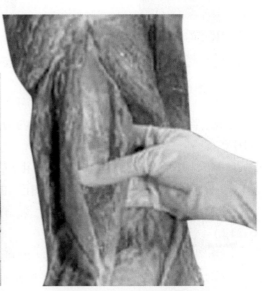

图 6-213　半膜肌解剖图

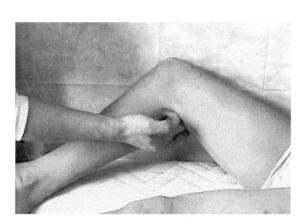

图 6-214　半膜肌肌腱触诊图

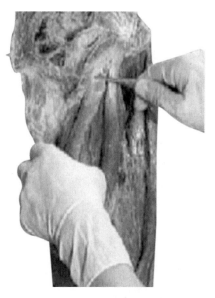

图 6-215　股薄肌解剖图

■ 股薄肌远侧肌腱：骨性标志为胫骨内侧缘。在半腱肌上方和缝匠肌下方为该肌腱。（图 6-216）

■ 股二头肌：起点：长头起自坐骨结节，短头起自股骨粗线。止点：腓骨小头。作用：伸髋关节、屈膝关节并微旋外。（图 6-217）

■ 腘窝处股二头肌腱：对抗膝关节屈曲、外旋该肌腱，在腘窝后外侧处可触及。（图 6-218）

■ 腘肌肌腱：对抗屈膝在腓侧副韧带后方可触及该肌腱。左手示中指之间

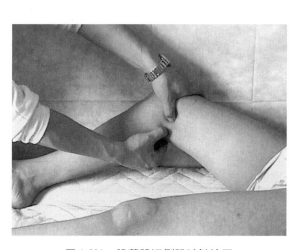

图 6-216　股薄肌远侧肌腱触诊图

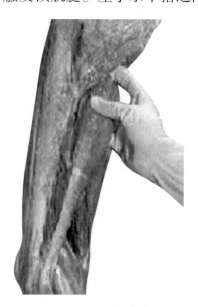

图 6-217　股二头肌解剖图

为该肌腱。（图6-219）

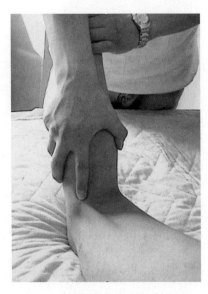

图6-218　腘窝处股二头肌腱触诊图

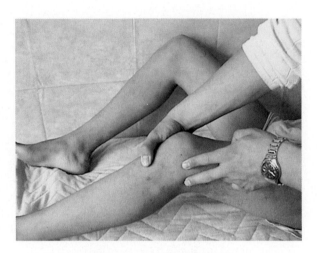

图6-219　腘肌肌腱触诊图

二、膝关节伸直

■ 膝关节伸肌是股四头肌，但股直肌经过髋关节参与屈髋。

■ 阻力伸膝疼痛可能是髌腱炎或髌骨关节疾病。

■ 伸膝无力表现为上下坡困难或异常步态。（图6-220）

■ 股四头肌：起点：髂前下棘、股骨粗线内外侧唇、股骨体的前面。止点：经髌骨及髌韧带止于胫骨粗隆。

作用：屈髋关节、伸膝关节。（图6-221，图6-222）

■ 股内侧肌肌腹：膝关节在屈曲位伸展，使股四头肌收缩，可在髌骨内上方触及该肌肌腹。（图6-223）

■ 股内侧肌远端：伸膝、下压，在大腿下内侧面可触及该肌远端。它比股外侧肌长约6cm。（图6-224）

■ 股外侧肌：下肢伸直位，医者手放于腘窝处，在大腿前外侧面可显示该肌。位于大腿外侧面、股中间肌外侧、其外侧面被髂胫束覆盖。（图6-225）

■ 股直肌：髋稍屈、膝稍伸保持股四头肌的等长收缩。在大腿内侧面显示收缩的该肌。（图6-226）

■ 股直肌近侧部：足跟上提，在缝匠肌和阔筋膜张肌之间可触及该肌收缩。该肌构成了腹股沟股外侧的底。（图6-227）

■ 股四头肌肌腱：

□ 下肢伸直位，连续伸缩和放松股四头肌并在膝上轻压，在髌骨上方、股内、外侧肌之间可触及该肌腱。（图6-228）

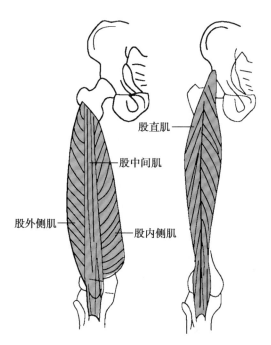

图 6-220　膝关节伸肌示意图

股直肌

股中间肌

股外侧肌

股内侧肌

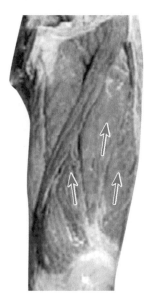

图 6-221　股四头肌解剖图①

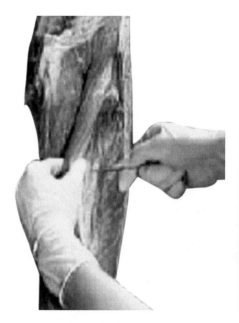

图 6-222　股四头肌解剖图②

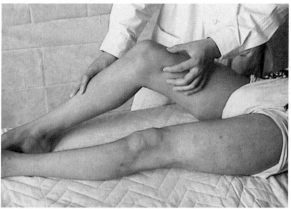

图 6-223　股内侧肌肌腹触诊图

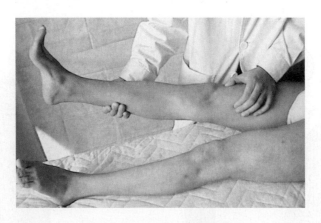

图 6-224　股内侧肌远端触诊图

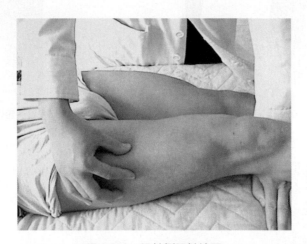

图 6-225　股外侧肌触诊图

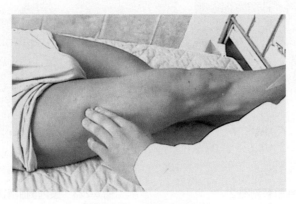

图 6-226　股直肌触诊图

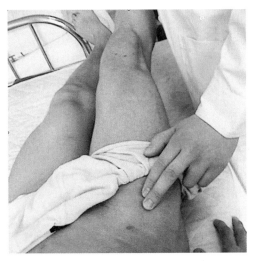

图 6-227　股直肌近侧部触诊图

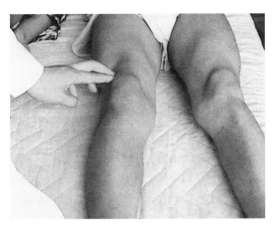

图 6-228　股四头肌肌腱触诊图

□ 股中间肌构成股四头肌之深面而不能显示。

三、膝关节旋转

■ 外旋肌：是股二头肌、阔筋膜张肌。膝关节所有旋转肌与韧带相结合才起到稳定作用。

■ 内旋肌：内侧腘绳肌、缝匠肌、股薄肌、腘肌是胫骨的内旋肌。在膝从伸直到屈曲开始就有旋转活动。（图 6-229）坐姿、膝关节屈曲被动旋内、旋外。（图 6-230）

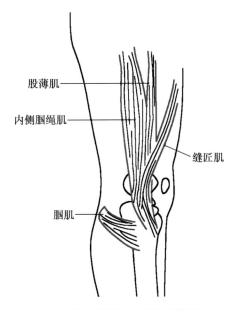

股薄肌

内侧腘绳肌

缝匠肌

腘肌

图 6-229　膝关节内旋肌示意图

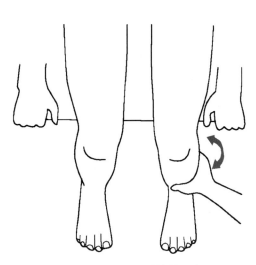

图 6-230　坐位膝关节旋转示意图

第十二节　踝、足部

■ 踝关节：是可跖屈和背屈的滑膜关节。

■ 关节囊、韧带：

□ 踝关节囊薄弱，提供支持少。

□ 内侧联合韧带为三角韧带，由内踝至距骨、跟骨和舟骨的纤维束组成。

□ 前、后距腓韧带和跟腓韧带组成外侧联合韧带。

□ 踝关节损伤主要是韧带损伤，造成关节纤维化、僵直、关节不稳定。

□ 针刀可松解粘连，恢复正常的韧带伸展性。但对韧带松弛不宜用针刀治疗，可行平衡身体感受训练。以恢复正常神经反射功能。

□ 超负荷或不正常姿态的跑、跳可造成慢性损伤，造成纤维层沉积，腱鞘增厚，导致狭窄性腱鞘炎的发生。

□ 治疗可用针刀降低肌腱的高张性，延长该部挛缩的组织。

■ 踝部肌肉：与足踝运动有关的肌肉共有 31 块。足外在肌起源于小腿，共 11 块；足内在肌起源于足，共 20 块，其中有 11 块肌肉通过踝时变成肌腱，止于足。

■ 足底部压痛点：（图 6-231）

1　跟骨刺

2　跖筋膜炎

3　跟下脂肪垫炎

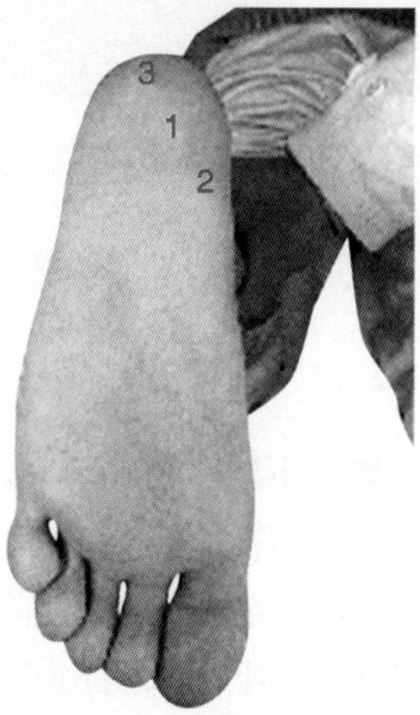

图 6-231　足底部压痛点

■ 骨骼：

□ 足部包括 26 块骨和 30 个关节。

□ 足部运动包括跖屈、背屈、内翻、外翻。

■ 跟距关节：

□ 有内翻和外翻两种运动功能。

□ 马蹄内翻足是指足跟角向内造成旋后的状态，可由旋前肌（腓骨长短肌、蹑长伸肌、趾长伸肌）肌力减弱造成。或由旋后肌（小腿三头肌、趾长屈肌）挛缩所致。

■ 跖趾关节：

□ 连接跖骨与趾骨。

□ 有屈、伸、内收和外展功能。行走时，蹑趾可帮助离地阶段稳定足部。每迈一步蹑趾都要背屈，步态的改变与跖趾关节有直接关系并有导致足踝、膝、髋关节变性的可能。

　　□　由于关节的重复性压力和炎症导致软骨变性、关节囊增厚、姆趾僵硬。

　　□　治疗可用针刀切割、松解挛缩的关节囊或紧张挛缩的肌肉张力。

　　■　趾间关节：

　　□　为滑膜关节。

　　□　有屈、伸活动功能。

　　□　损伤可造成关节囊纤维化，出现锤状趾、爪形趾，均可导致足内在肌无力，足外在肌持续屈曲挛缩状态。

　　□　治疗可用针刀增加肌肉力量，延长软组织韧带。

　　■　跖筋膜：

　　□　由足底深筋膜增厚而形成。

　　□　由于长期站立导致累积性静力性承重造成跖筋膜炎，出现足跟疼痛，晨起症状加重。筋膜与跟骨骨膜相交织，过度牵拉骨膜和筋膜可形成跟骨骨刺。

　　□　针刀对跟骨的纤维化和尖状钙化有显著的治疗效果。

　　■　踝部神经：

　　□　腓深神经是通过由踝至足底支持带的底面。

　　□　腓浅神经走行于皮下经足踝的前外侧。

　　□　胫神经走行于内踝后下方，穿过深浅层屈肌支持带之间，又称跗管。踝扭伤或旋前使跗管受压。

　　■　足部神经：

　　□　胫后神经分支成内外跖神经，走行于深浅层趾横韧带之间，形成趾间神经。

　　□　趾间神经受压是跖骨头疼痛的常见原因。

　　□　趾间神经的慢性刺激、纤维组织增生可形成神经瘤。

　　□　治疗可用针刀沿神经走行松解跖横韧带。

一、阻　力　试　验

　　■　踝跖屈：踝的跖屈肌主要是腓肠肌和比目鱼肌。病人用趾站立，通过身体的重量给予阻力。阻力跖屈疼痛可能由于跟腱炎或腓肠肌、比目鱼肌扭伤。在跟后疼痛可能是跟后滑囊炎。跖屈无力可产生异常步态，上台阶和跳跃困难。在瘫痪病人可见膝过伸畸形和足的跟骨畸形。

　　■　踝背屈：踝的背屈肌是胫前肌。病人坐位，小腿悬于诊断床边，膝屈曲90°，医者托住其小腿，嘱用力背屈踝和内翻足。医者对足给予向下外翻力。胫前肌损伤时，可出现疼痛。背屈无力产生足下垂和跨阈步态，可能出现的是马蹄足畸形。

　　■　距下内翻：足的内翻主要通过胫后肌完成，趾长屈肌和姆长屈肌辅助。

病人侧卧位,踝稍跖屈,医者一手稳定小腿的下端,另一手放在足的内侧缘。当病人内翻足时,对前足施向下的压力。足内翻无力引起足旋前或外翻畸形,并减弱对足纵弓的支撑。阻力内翻疼痛可产生于内踝后方的胫后肌或屈踇长肌腱鞘炎。

■ 距下外翻:足的外翻肌是腓骨长、短肌。病人侧卧位踝为中立位,医者一手稳定小腿的下端,另一手对足的外侧缘施向下的压力。让病人抬起足的外侧缘,阻力足外翻疼痛,见于腓骨肌腱或腓骨附着处的腱鞘炎。踝内翻扭伤可引起腓骨肌腱的牵拉或撕裂和痛性阻力足外翻,足外翻无力引起足内翻位,并引起足外侧稳定性的减弱。

■ 屈趾:屈趾肌是踇长、短屈肌和趾长、短屈肌。病人仰卧位,屈趾。医者在趾底而给予一个向上的推力。不能屈曲远节趾骨是由于长屈肌功能异常。阻力屈趾疼痛见于踇长屈肌腱鞘炎。

■ 伸趾:趾伸肌是踇长、短伸肌和趾长、短伸肌。病人仰卧,伸趾。医者在远节踇趾给其向下的压力。伸趾无力可能引起踝背屈和足外翻减弱。

二、内　翻

■ 胫骨后肌:起点:胫腓骨后面及骨间膜。止点:足舟骨粗隆,内、中间和外侧楔骨。

作用:足跖屈、内翻。(图 6-232,图 6-233)

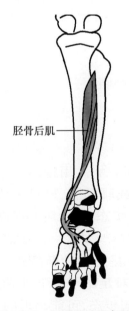

图 6-232　胫骨后肌示意图

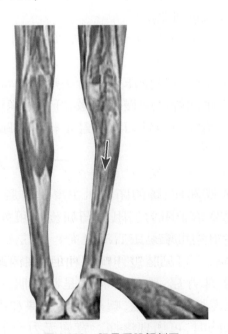

图 6-233　胫骨后肌解剖图

　　□ 足旋前或外翻畸形：是足内翻无力引起。

　　□ 足内翻疼痛：是由于胫后肌在胫骨内侧覆着点的腱鞘炎或屈踇长肌腱鞘炎。

　　■ 内踝处的胫后肌腱：足跖屈、内收对抗足内侧缘上的阻力可显示该肌腱。（图6-234）

　　■ 足内侧缘的胫后肌腱：手法如上，该腱沿足内侧缘附着于足舟骨结节。（图6-235）

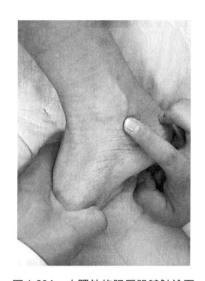

图6-234　内踝处的胫后肌腱触诊图

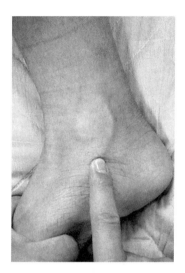

图6-235　足内侧缘的胫后肌腱触诊图

　　■ 屈踇长肌

　　该肌腱位于胫骨、距骨后部的远端与载距突的下方之间。肌腱位于踝内侧的最后部。位置深，不能触及。胫后肌腱、趾长屈肌腱和屈踇长肌腱及神经血管束位于屈肌支持带下方，形成跗骨隧道。如压迫胫后神经产生跗骨隧道综合征。（图6-236）

　　■ 内踝后沟内的屈踇长肌腱：反复屈曲踇趾，在跟腱与内踝之间的内踝后沟内可触及该腱收缩。（图6-237）

　　起点：胫腓骨后面及骨间膜。止点：踇趾远节趾骨。

　　作用：屈踇趾、足跖屈。（图6-238）

　　■ 屈趾长肌：阻止趾屈曲时，在内踝后部感到该肌腱紧张。该肌腱跨过踝关节外侧韧带内侧部，循行于跟骨小突上的沟内，延伸至足的跖侧面。（图6-239，图6-240）

　　■ 趾长屈肌：起点：胫腓骨后面及骨间膜。止点：第2～5趾骨远节趾骨底。

　　作用：足跖屈、屈第2～5趾骨。（图6-241）

　　外翻

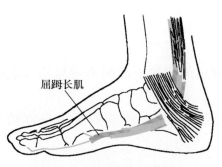

图 6-236　屈踇长肌示意图

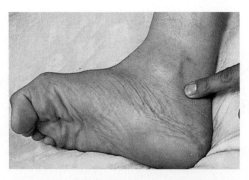

图 6-237　内踝后沟内的屈踇长肌腱触诊图

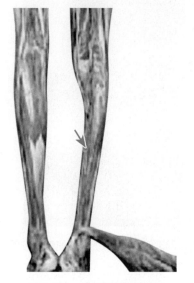

图 6-238　屈踇长肌解剖图

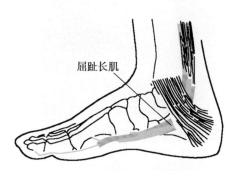

图 6-239　屈趾长肌示意图

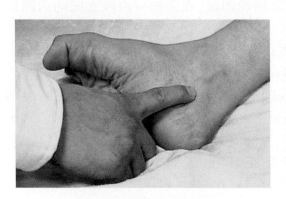

图 6-240　屈趾长肌触诊图

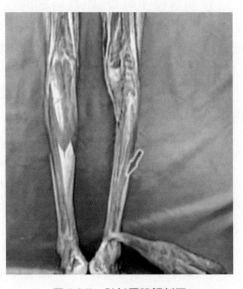

图 6-241　趾长屈肌解剖图

■ 足的外翻肌是腓骨长肌和腓骨短肌。

■ 足内翻位是足外翻无力引起。

■ 外翻疼痛多是腓骨附着处的腱鞘炎。（图6-242）

■ 腓骨长肌、短肌：起点：腓骨外侧。止点：腓骨长肌止于内侧楔骨、第1跖骨底；腓骨短肌止于第5跖骨粗隆。

作用：足跖屈、外翻。（图6-243）

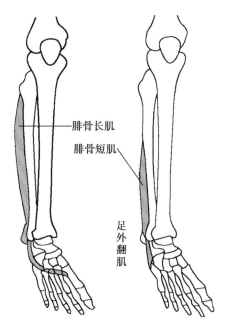

图6-242　足外翻肌示意图

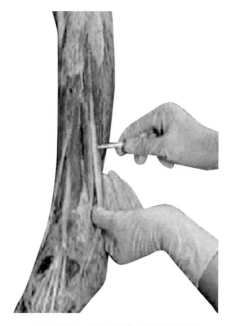

图6-243　腓骨长肌、短肌解剖图

■ 腓骨长肌；足旋前和跖屈可显示该肌腱。在腓骨结节后经过。（图6-244）

■ 腓骨短肌；充分足外展对足外侧缘给予阻力可显示该肌腱。在腓骨结节前经过。（图6-245）

三、踝背屈

■ 胫骨前肌：为踝的主要背屈肌，并可内翻足。

□ 阻力背屈出现疼痛提示该肌损伤。

□ 背屈无力产生足下垂和跨阈步态，并可见马蹄足畸形（属腓肠肌麻痹等）。（图6-246～图6-248）

■ 胫骨前肌：起点：胫腓骨上端，骨间膜前面。止点：内侧楔骨内面、第1跖骨底。

作用：足背屈、内翻。（图6-247）

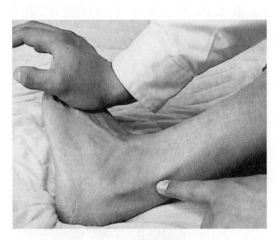

图 6-244　腓骨长肌触诊图

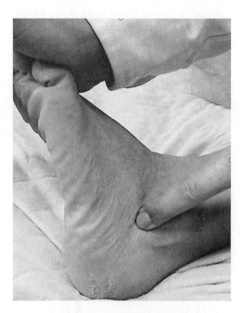

图 6-245　腓骨短肌触诊图

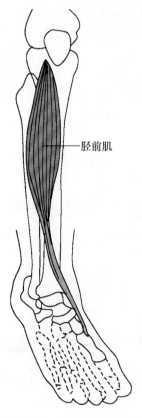

胫前肌

图 6-246　胫骨前肌示意图

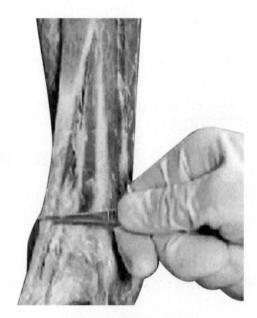

图 6-247　胫骨前肌解剖图

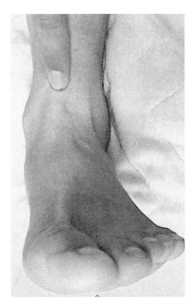

图 6-248　胫前肌触诊图

四、踝跖屈

■ 腓肠肌和比目鱼肌是踝跖屈的主要肌。辅助肌是胫后肌、腓骨长短肌、姆长屈肌、趾长屈肌和跖肌。（图 6-249）

□ 趾过度屈曲以增大踝的跖屈是趾长屈肌的作用。

□ 跖屈曲时过度内翻是胫后肌的作用，过度外翻是腓骨长肌的作用。

□ 阻力跖屈疼痛见于跟腱炎或腓肠肌、比目鱼肌损伤。

□ 跖屈无力产生步态异常，上楼梯和跳跃困难。

□ 在瘫痪病人（如脊柱裂）可见膝过伸畸形和跟骨畸形。

■ 腓肠肌：起点：内侧头起于股骨内上髁；外侧头起于股骨外上髁。止点：跟骨结节。

作用：屈膝关节、足跖屈。（图 6-250）

■ 比目鱼肌起点：胫腓骨上端。止点：跟骨结节。

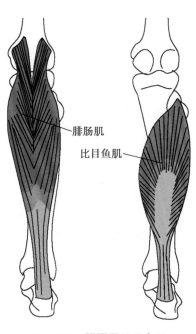

图 6-249　踝跖屈肌示意图

腓肠肌
比目鱼肌

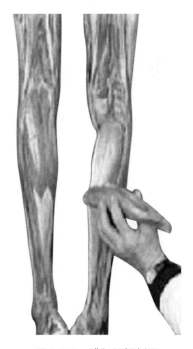

图 6-250　腓肠肌解剖图

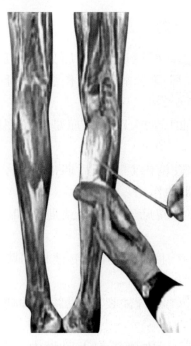

图 6-251　比目鱼肌解剖图

作用：足跖屈。（图 6-251）

■ 小腿腓肠肌内侧头，对抗踝关节跖屈和膝关节屈曲可显示此肌。腓肠肌内侧头肌腹比外侧头靠下。

■ 膝部腓肠肌内侧头，肌紧张的方法如上。附着于股骨内侧髁关节囊的增厚部分。在腘窝内侧可触及。（图 6-252，图 6-253）

■ 小腿腓肠肌外侧头，对抗踝关节跖屈和膝关节屈曲，促使腓肠肌紧张，可显示该肌。

■ 膝部腓肠肌外侧头附着于股骨外侧髁后面关节囊的加厚处，构成了腘窝的外下缘。（图 6-254，图 6-255）

■ 比目鱼肌腓骨头近端，位于腓骨长肌后方和腓肠肌外侧头的前方。（图 6-256）

■ 比目鱼肌腓骨头远端，位于腓骨短肌的上方和腓骨长肌腱的后方。（图 6-257）

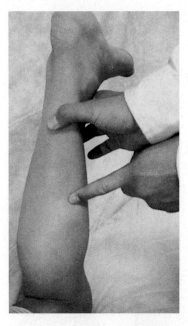

图 6-252　小腿腓肠肌内侧头触诊图

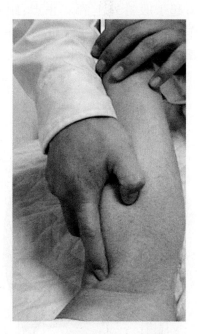

图 6-253　膝部腓肠肌内侧头触诊图

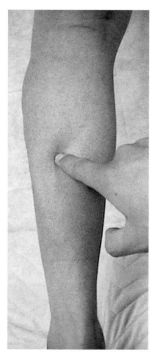

图 6-254　小腿腓肠肌外侧头触诊图　左

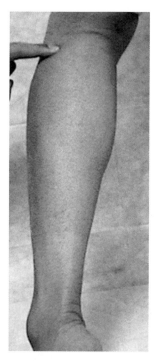

图 6-255　膝部腓肠肌外侧头触诊图　右

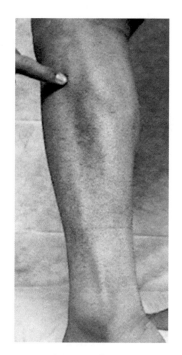

图 6-256　比目鱼肌腓骨头远端触诊图

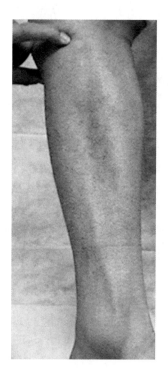

图 6-257　比目鱼肌腓骨头近端触诊图

五、屈　趾

■ 趾长、短屈肌与蹈长、短屈肌为屈趾肌。

□ 不能屈曲远节趾骨是由于蹈长屈肌病变。

□ 阻力屈趾疼痛提示蹈长屈肌腱鞘炎。（图6-258）

■ 趾长屈肌：起点：胫腓骨后面及骨间膜。止点：第2~5趾骨远节趾骨底。

作用：足跖屈、屈第2~5趾骨。（图6-259）

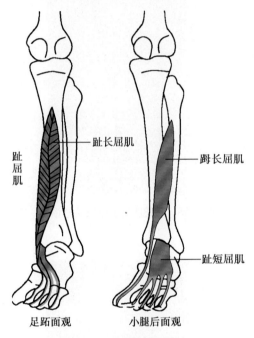

图6-258　屈趾肌示意图

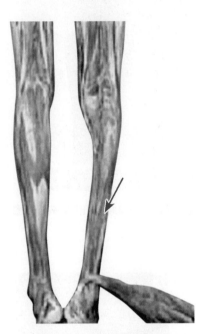

图6-259　趾长屈肌解剖图

■ 蹈长屈肌：起点：胫腓骨后面及骨间膜。止点：蹈趾远节趾骨。

作用：屈蹈趾、足跖屈。（图6-260）

■ 趾长屈肌肌腱跨过踝关节外侧韧带内侧部循行于跟骨小突上的沟内，该肌腱延伸至足的跖侧面。（图6-261）

■ 内侧后沟内的蹈长屈肌腱使蹈趾反复屈曲，在跟腱与内踝之间的内踝后沟内可触及该腱收缩。（图6-262）

六、伸　趾

■ 蹈长短伸肌与趾长短伸肌为趾伸肌。伸趾无力提示踝背屈或足外翻减弱。由于足下趾屈曲增加了跌倒的危险。（图6-263）

■ 蹈长伸肌：蹈趾趾间关节和趾跖关节同时背伸并给予压力可显示该肌腱。（图6-264）

■ 跛短伸肌:重复跛趾跖趾关节伸展,足背的趾长伸肌腱外侧隆起的肌肉结构即该肌肌腹。(图6-265)

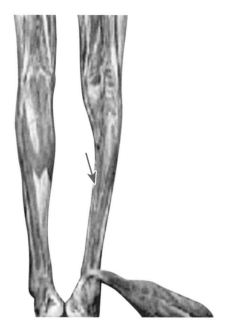

图6-260　跛长屈肌解剖图

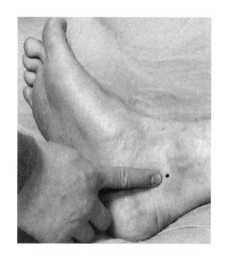

图6-261　趾长屈肌肌腱触诊图

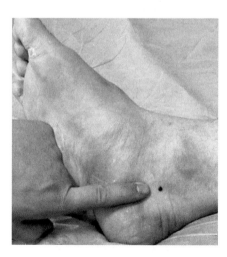

图6-262　内侧后沟内的跛长屈肌腱触诊图

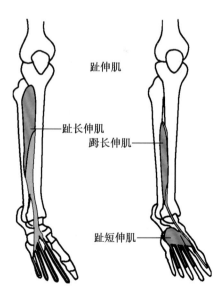

图6-263　伸趾肌示意图

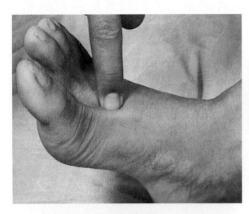

图 6-264　跨长伸肌触诊图

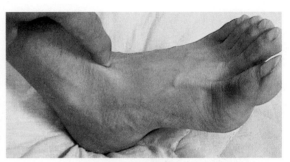

图 6-265　跨短伸肌触诊图

■ 趾长伸肌：足背屈在踝部可显示该肌腱。向 2～5 趾骨背面施压对抗跖趾关节伸展，在足背面可显示肌腱。

提示：趾长屈肌也参与足的外展、旋前和背屈。（图 6-266）

■ 趾短伸肌：趾间和跖趾关节背屈，该肌腹即可显示在趾长伸肌肌腱外侧、外踝前内侧。（图 6-267）

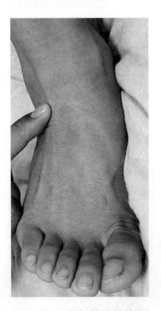

图 6-266　趾长伸肌触诊图

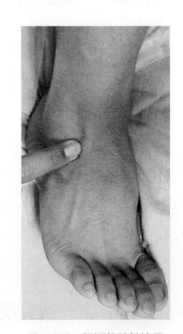

图 6-267　趾短伸肌触诊图

■ 跖腱膜：跖腱膜触诊。（图 6-268）

爪形趾畸形。（图 6-269）

锤状趾畸形。（图 6-270）

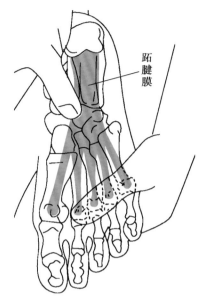

图 6-268　跖腱膜触诊示意图

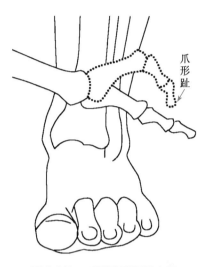

图 6-269　爪形趾畸形示意图

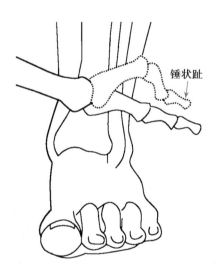

图 6-270　锤状趾畸形示意图

七、足部主动活动度

■ 跖屈 0°～50°、背屈 0°～20°。（图 6-271）

■ 内翻 0°～35°、后足内翻 0°～5°、外翻 0°～15°、后足外翻 0°～5°。（图 6-272）

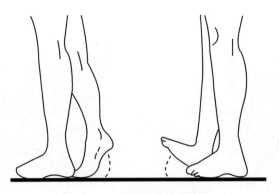

图 6-271 跖屈与背屈示意图

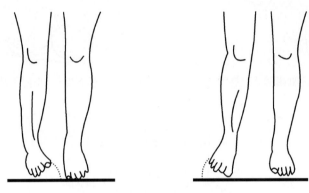

图 6-272 内翻与外翻示意图

八、足部被动活动度

■ 跖屈 0°~50°、背屈 0°~20°。（图 6-273）

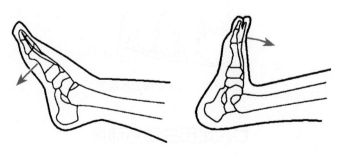

图 6-273 跖屈、背屈示意图

■ 内翻 0°~30°、后足内翻 0°~5°、外翻 0°~15°、后足外翻 0°~5°。（图 6-274）

■ 伸趾 0°~70°、屈趾 0°~15°。（图 6-275）

■ 外展、内收。（图 6-276）

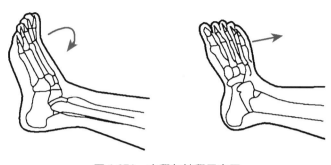

图 6-274　内翻与外翻示意图

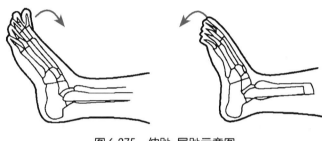

图 6-275　伸趾、屈趾示意图

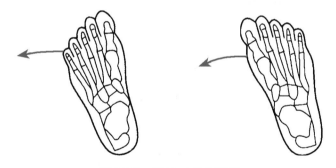

图 6-276　外展、内收示意图

针刀脊神经触激术

对脊神经的直接触激是在前人研究成果的基础上得到启发,笔者通过多年临床实践,应用 X 线平片标志线进行体表定位,使针刀准确的到达被触激的脊神经根鞘膜,利用人体的防御机制,神经根的应激反应、逃避反应治疗腰椎疾病,椎间盘病变、椎间孔狭窄或纤维化所致的神经根受压和神经、肌肉痉挛性疾病。

第一节 历 史 回 顾

■ 早在 1967 年 Shealy 和他的同事首次应用脊髓刺激术,20 世纪 70 年代引入经皮电极,使植入术创伤更小。

■ North,《神经外科学》,1994 年,研究:对神经刺激和再次手术进行前瞻性研究和随机对照比较。病人 50 例,均为准备再次手术者。结果:统计学处理($P=0.018$),显示神经刺激术明显优于再次手术。总结:

□ 对难治性疼痛疾病,脊髓刺激是一种有效的治疗手段。

□ 非常昂贵。

□ 需要更多的研究,以探讨这种手段是否适用于中国人。

■ 脊神经背根毁损术:经皮射频脊神经背根毁损术首次由 Cybels 和 Uematsu 及同事们报道。迄今关于开放性脊髓神经根切断术的报道很多,但对经皮技术的报道尚少见。

■ 笔者 1996 年立项的课题"针刀椎管内脊神经根触激术治疗腰椎间盘突出症临床研究"至 2002 年通过国内领先水平成果鉴定。

第二节 基 本 原 理

■ 针刀触激

□ 针刀触激到神经即可产生触激反应，它与刺激的反应相同，但没有损伤神经的后顾之忧。

□ 针刀刺激首先是刺，然后才是出现激的反应，刺本身就有受到损伤的概率。

□ 针刀闭合侵袭术对机体可造成微创，当然它没有机械力传至人体后所造成的机体损伤、结构完整性破坏和功能改变，也没有开放手术组织结构的破坏和全身的应激反应及内分泌和代谢的变化。

□ 针刀闭合术对神经根给予适度的触激，利用其应激反应、神经根鞘膜受触激后出现的逃避反应，达到治疗目的。

□ 这和神经阻滞减轻手术应激反应是截然不同的。

□ 针刀闭合术只达到触激→反应，尚达不到伤害→破坏。

□ 最早倡导的闸门控制学说认为："通过刺激非传导疼痛的粗神经纤维可抑制疼痛的细纤维活动。因此可治疗感受伤害性疼痛"。

□ 根据神经受触激向两端传导的机制，针刀在脊髓外对神经根的触激与脊髓、神经刺激有殊途同归之妙。

□ 笔者临床研究成果证实：针刀脊神经触激术，对神经病性疼痛，具有确切的治疗作用。

■ 应激反应

□ 应激是人的身体对紧张或刺激或触激产生不适应性反应。亦可称为"防御反应"。

□ 应激可使心跳加速、血压升高，因刺激或触激产生的应激称之为"逃避反应"。

□ 应激源有物理性、刺激或触激、冷热、心理性的、紧张、焦虑等。

□ 针刀就是利用这种物理性的触激产生应激的逃避反应，神经根与周围组织的粘连得以相应松解（局部）。

□ 同时伴随应激反应（全身），内源性镇痛物质如吗啡等物质分泌增多，受刺激的周围组织循环加强，更有利于神经根水肿及无菌炎症的消退，达到治疗目的。

□ 应激反应和过激反应如何掌握触激的量尚待进一步探索。

第三节　神经系统的致敏

■ 致敏：为神经系统在正常刺激下出现的过度反应的现象。常见原因有两种：

□ 痛觉致敏：大脑的肢体控制区引起痛觉的过度反应，它可触及中枢神经使肌肉过度紧张或过度松弛。

□ 炎症致敏：在脊髓水平处可引起神经敏感发生。慢性炎症反应可引起机械感受器的致敏。

□ 针刀的触激加强了神经致敏的现象，产生的是应激反应。

第四节　针刀脊神经触激术的神经病学基础

■ 椎间孔处的神经根受压或神经绷紧、牵拉过伸使得周围神经对触激很敏感。

■ 在神经通过的地方由于结缔组织粘连而使神经受限或被结缔组织卡压，阻碍了神经的正常活动。

■ 针刀触激所产生的反射可使粘连得以松解，卡压得以解除。

■ 劳损或损伤造成的肿胀、炎症而产生的压迫可使神经受限或受刺激。

■ 周围神经强韧而有弹性并具有敏感的自我保护和应激反应功能，按照规范的操作它们是不会受伤的。

■ 针刀对神经鞘膜的触激借助其应激反应使周围软组织与神经的粘连得以松解。

第五节　针刀脊神经触激术的操作

■ 定位方法

□ 依据腰椎 CT、MR 片，确定病变椎间隙、侧别，皮肤至进针路径垂直距离。

□ 依靠骨性标志，在病变间隙及脊柱后正中线放置金属标志针。标志针要求以甲紫涂均，用胶布固定至皮上，拍腰椎正位 X 线平片。

□ 在腰椎正位 X 线平片上等比例测量带有标志线的后正中线至椎板外切迹或小关节内、外缘、小关节间隙的横向距离；由于棘突不一定完全在后正中线上，所以在后正中线上放金属标志线，测量横标志线距进针点的纵向距离。

□ 测量 X 线平片上金属线至进针刀点的距离。（图 7-1）

□ 测量染色金属线在体表留下的标记至进针刀点的距离进行体表定位。（图 7-2）

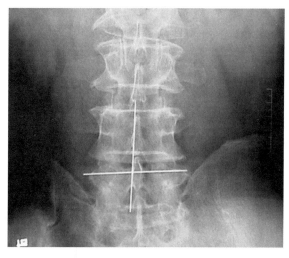

图 7-1 金属标记线的腰椎 X 线片

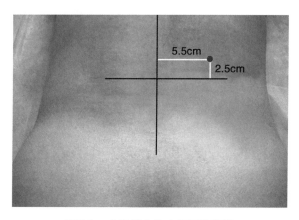

图 7-2 金属线在体表留下的标记

■ 经 300 例病人测量的数据平均值为：

□ 后正中线至小关节内缘一般在 1.2～1.5cm，小关节间隙一般在 1.5～2.0cm，椎板外切迹一般在 1.7～2.2cm。

□ 进针达侧隐窝深度，小关节内缘一般不超过 5.8cm，小关节间隙一般不超过 6.8cm，椎板外切迹一般不超过 6.2cm。可作为临床参考。

■ 产生体表定位误差因素：

□ 金属标志物固定不牢，产生滑动。

□ 甲紫涂抹不均，造成体表线条粗细不一致。

□ 拍片体位与施术体位变化过大。

□ 皮肤松弛，定位点容易移动。

■ 术前查体

□ 结合腰椎间盘突出症诊断标准，排除结核、肿瘤等椎管内占位及其他非针刀疗法适应证。

□ 体温、呼吸、脉搏、血压、血液生化指标及周围血象在正常范围。

■ 术前准备

□ 病人的心理准备,在实施手术之前应掌握病人的心理活动,介绍针刀疗法特点,椎管内触激松解的目的,解除其惧怕疼痛,担心手术失败,顾虑手术的安全性和并发症等心理问题。耐心细致地做好病人的心理疏导工作,据病人的情况开展不同形式的心理行为指导,如支持性的心理治疗,渐进性松弛疗法等以减轻病人的紧张、顾虑及恐惧情绪,使其处于一种良好的精神状态中,积极配合完成手术。

□ 对神经根炎、癌痛、脊髓病变等神经根受压引起的疼痛行神经根触激术前应向病人讲清楚,这只是缓解疼痛的治疗方法,还应配合其他病因治疗手段。

□ 医生的思想准备,医生应精力充沛、精神集中、认真负责,做好各种应急思想准备。

□ 针刀器具的准备

□ 选择 3 号小针刀,修磨刀锋不宜过锋利,因为针刀作用于椎管内后,过锋利的刀锋容易划伤来不及躲避的血管、神经。

□ 采用高压蒸汽灭菌法,消毒好的针刀应具备无锈斑、无卷刃、无裂纹,其他器具常用的还应有:洞巾、纱布、棉球、无菌手套。蚊式止血钳弯直各一把。

□ 备一次性无菌注射器及抢救药品,以备断针、晕针、休克急用。

■ 无菌操作

椎管内神经根触激术必须在紫外线消毒合格的手术室进行,所使用的针刀及器具经高压蒸汽灭菌消毒。常规洗手、泡手消毒后,戴无菌手套,对施术部位用 2% 碘酊消毒皮肤,待碘酊干燥后用 75% 乙醇溶液脱碘两遍,其半径在 15cm以上,然后常规铺洞巾,进行操作。

■ 麻醉问题

禁用局麻,忌用各种镇痛液或激素药物作深部组织注射。因麻醉类药物起到了封闭或阻滞作用,阻碍了针刀产生疏通之效果;其二降低缓解了酸、麻、胀、痛敏感性的信息反馈及反射。为保持神经的正常敏感性,减少误伤该部神经、血管,故不采取任何麻醉药物。

■ 体位

□ 俯卧位:病人俯卧于手术台上,下腹部垫一圆枕使其增高 10cm 左右,手术台调节至两头下垂 5～10cm,以病人适宜为度。双上肢自然摆放在头颈部两侧,头偏左或偏右侧保持呼吸道通畅。医者站在病人左侧,此种体位病人有安全感,定位准确,针刀体不易偏离。对高血压、冠心病、特别肥胖或有通气障碍病人注意不要俯卧时间过长,术毕即刻翻身仰卧休息。

□ 侧卧位:病人侧卧手术台上,头部可垫薄枕,双手扶膝,腰背向后成弧形,背部与床面垂直,该体位硬脊膜张力小,脑脊液压力低,减少了穿破硬脊膜的机会。适用于脊柱侧弯受限,疼痛难忍不能俯卧或因其肥胖致棘间隙触摸不清或退行性变椎间隙狭窄者。其不足之处在于针刀达骨面后还需二次探索进针刀,手术时间相对较长,病人痛苦大。

■　手术入路

根据病人的不同年龄、体质、症状、体征采用以下 4 种手术入路。

□　定位在 L2 以下的棘间隙

□　经正中入路:在病变下位棘间隙正中紧贴下位棘突偏患侧做定点标记。刺入,依次经过皮肤、皮下脂肪、棘上韧带、棘间韧带、黄韧带,阻力感消失后再继续深入的同时微动针刀,以触及神经根鞘膜产生反射,此时病人患肢有突发触电放射感,并不由自主地颤动或抬起患肢,视为手术成功。(图 7-3 ~ 图 7-5)

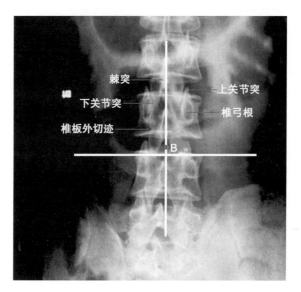

图 7-3　正中定点 B 点:棘间隙正中紧贴下位
棘突偏患侧做定点标记

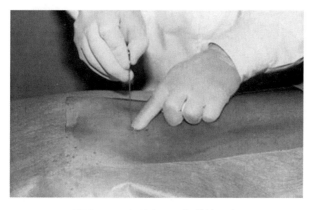

图 7-4　B 点(图 7-3)为进针刀点

□ 经小关节间隙入路：因病人存在个体差异，故必须根据腰椎正位片等比例测量。在病变下位棘间隙测量患侧小关节间隙与正中线的水平距离做定点标记，垂直皮肤进针刀，在刺入过程中可能触及上下小关节突骨质，可内外微调针刀寻找小关节间隙，阻力感消失后，证明针刀突破黄韧带进入侧隐窝，微动针刀，以触激神经根鞘膜，病人患肢有突发触电样放射感，并不由自主地颤动或抬起患肢视为手术成功。（图7-6～图7-8）

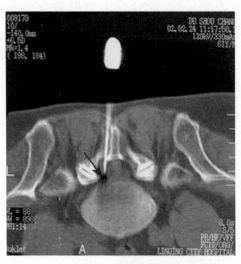

图7-5　于L5棘突左侧进针，进入椎管，针刀位于神经根右侧，硬膜囊左侧。神经根同针刀之间可示低密度间隙

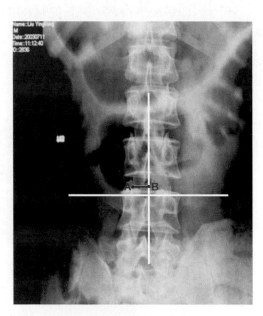

图7-6　小关节间隙测量法

A点：小关节间隙；B点：自A点做一水平线与脊柱正中线的交点

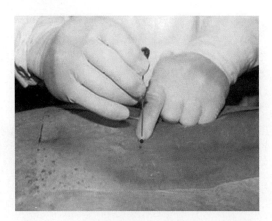

图7-7　以B点为基准点，向患侧做一水平线，依据X线片等比例测量A-B（图7-6）的距离，标记A点，为进针刀点

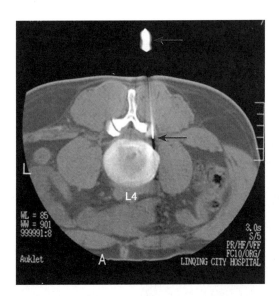

图 7-8 经小关节间隙刺入，于 L5 水平右侧
小关节间隙进针刀，位于患侧椎间孔内

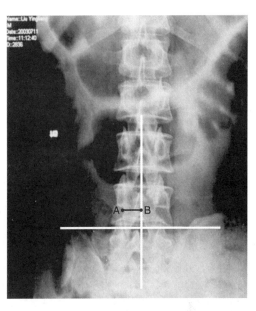

图 7-9 椎板外切迹测量法
A 点：椎板外切迹；B 点：自 A 点做一
水平线与脊柱正中线的交点

　　□ 经椎板外切迹入路：根据病人腰椎正位 X 片等比例测量，在病变棘间隙下位椎体的患侧椎板外切迹与正中线的水平距离，结合病人反复触诊，做定点标记。垂直皮肤进针刀，到达椎板后，针刀向外侧滑行，寻找椎板外切迹，沿外缘继续进针刀，有阻力感消失后，说明针刀突破黄韧带进入侧隐窝，微动针刀，触激神经根鞘膜，病人患肢有突发触电样放射感，并不由自主地颤动或抬起患肢，视为手术成功。(图 7-9 ~ 图 7-11)

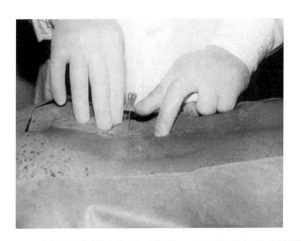

图 7-10 以 B 点为基准点，向患侧做一水平线，依据 X 线片等
比例测量 A-B(图 7-9)的距离，标记 A 点，为进针刀点

　　□ 经小关节外缘入路：根据腰椎正位 X 线片或 CT 片等比例测量病变下位棘间隙患侧小关节外缘与正中线的水平距离，结合病人反复触诊做定点标记。垂直皮肤刺入，在刺入过程中可能触及上关节突骨质，可向外微调针刀继续深入，以触激神经根鞘膜，病人有突发触电样放射感，并不由自主地颤动或抬起患肢，视为手术成功。（图 7-12 ~ 图 7-14）

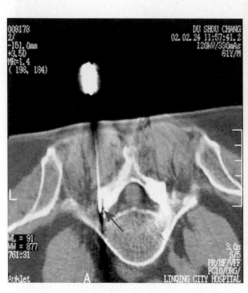

图 7-11　经椎板外切迹刺入，于 L4 椎板外
切迹进针刀，针刀位于椎间孔外侧部

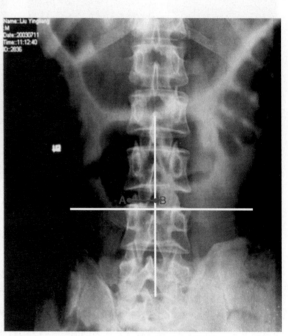

图 7-12　小关节外侧缘测量法
A 点：小关节外侧缘；B 点：自 A 点做一
水平线与脊柱正中的交点

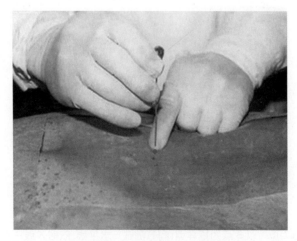

图 7-13　以 B 点为基准点，向患侧做一水平线，依据 X 线片等
比例测量 A-B（图 7-12）的距离，标记 A 点，为进针刀点

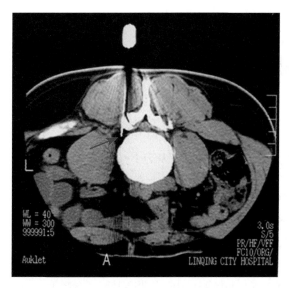

图 7-14　经小关节外侧缘刺入,于 L4 椎体下部、L5 上
关节突外缘进针刀,针刀位于椎间孔外口

第六节　手术中注意事项

■ 一般情况下针刀突破黄韧带即有明显的落空感,继续刺入,微动针刀患
肢可突发弹起或有触电样窜麻。对针刀穿过棘间韧带、黄韧带的突破感、肥胖病
人皮下脂肪的突破感、老年病人黄韧带之钙化与骨性组织之硬度,要手感清楚,
应反复体会。

■ 针刀确实入椎管内,病人未有反应,在摸索前进同时纵向摆动针刀致针
锋微动,亦未有反应,应即刻退出针刀于皮外,不可强求。

■ 针刀顺利抵达椎管内后,健侧突发弹起,这是由于针刀角度没有把握正
确,误触激健侧神经根所致,应迅速退针刀至皮下调整角度重新刺入。

■ 针刀在未达黄韧带时,患侧肢体出现酸、麻、胀,是针刀的穴位刺激效应,
应继续操作直至出现突发触电样放射感。

■ 高龄者因敏感程度的降低,触激至有触电样放射感,不必追求患侧肢体
跳动。

■ 在椎板外切迹或小关节间隙体表投影处进针刀,有时很难一次到位,针
刀抵达骨性组织时可微动针刀调整角度继续刺入,但决不允许大幅度纵向、横向
摆动,遇此情况需将针刀退到皮下,改变为正确方向重新刺入。

第七节　术　后　处　理

针刀退出皮肤后,按压针孔 3 ~ 5 分钟,观察无出血,外敷创可贴,仰卧休息 7

天,如症状未完全缓解可行第二次手术。

第八节　适应证、禁忌证与并发症处理

■ 适应证

☐ 适用于腰椎脊神经根源引起的腰腿痛。

☐ 经其他疗法或针刀椎管外治疗无效的病人。

☐ 下肢痉挛性疾病,如痉挛性脑瘫、遗传性痉挛性截瘫、震颤麻痹等。

■ 禁忌证:

☐ 有严重的内脏疾病或内脏疾病发作期。

☐ 有出血倾向及凝血功能障碍。

☐ 长期大量服用阿司匹林或正在使用抗凝药物(必要时停药 1 周)。

☐ 腰腿痛原因诊断不明确,不能除外结核、肿瘤者。

☐ 有感染发热者。

☐ 精神、心理状态不健康者。

■ 并发症及处理

☐ 未发现椎管内感染、血肿等严重并发症。但从手术入路的解剖部位和触激对象看,有损伤神经根的可能。

☐ 神经根损伤:在正常情况下按照规范操作触激神经根鞘膜激惹神经根,产生应激"逃避"反应,瞬间退出针刀,对神经根是不会造成损伤的。如掌握不好操作要领,有致神经根损伤之可能。

☐ 临床表现:皮肤感觉迟钝,患侧沉重、乏力,下肢局部不定位跳动,足底疼痛等。个别病人可同时伴有在咳嗽喷嚏时引起疼痛加重。

☐ 处理:

☐ 一般无特殊处理,平卧休息 3 天后可缓解。

☐ 症状明显者可给予 20% 甘露醇 250ml,每日 2 次,用 2~3 天,同时给予神经营养药物 10~15 天。

☐ 硬脊膜血管分布少,血供差,被误伤后其愈合期需 14 天左右。

☐ 脑脊液外溢:不一定外溢体外,可外漏于椎管外组织中。

☐ 临床表现头胀、头痛、坐起或站立症状加重,平卧症状减轻。

☐ 处理:低枕平卧休息 5~7 天,可同时给予生理盐水静滴,预后良好。

胸脊神经后支触激术

■ 体位:俯卧位。

■ 定点:

☐ 在 X 线平片金属标记横线上测量病变棘突上缘旁开 2cm 处(根据病人体

质一般在 1~2cm 中间,不可越过 2cm)的纵向距离。及 X 线平片纵线上棘突的距离。(图 7-15)

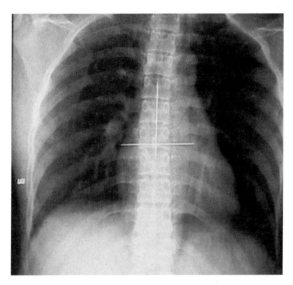

图 7-15　金属标记线的胸椎 X 线片

　　□ 如 X 线平片标记线,横线正好在棘突上缘纵线正好在棘突上,可直接在体表线上旁开 2cm 处定点。

　　□ 在体表留下的标记线上,按照 X 线平片测量数据,在病变棘突上缘旁开 2cm 定点。(图 7-16)

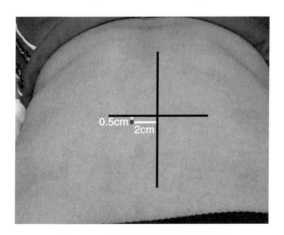

图 7-16　金属线在体表留下的标记

■ 方法:

　　□ 在影像导引下操作。

　　□ 用 3 号针刀在定点处垂直皮肤刺入。

□ 深达骨性标记,椎板外侧骨面。

□ 进针刀深度约4cm。

□ 稍提起针刀,向头侧、外侧倾斜达椎板外侧缘。

□ 再进针刀0.5～1cm刺入椎体横突间的肋-横突韧带,在椎间孔外侧椎旁间隙处。

□ 固定进针刀深度,纵向摆动针刀,至出现酸、麻、胀放射感后退出针刀,压迫针刀孔。(图7-17)

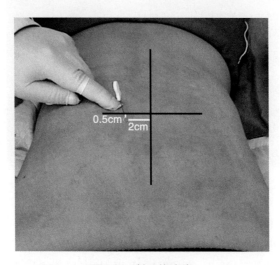

图7-17　针刀施术中

注:为方便观看,本书术中图片均将洞巾去除后拍照。

■ 提示

□ 忌在施术部位注射麻醉药品或镇痛液。

□ 严格无菌操作。术后仰卧位休息2小时。

□ 棘突上缘旁开1.5～2cm定点。针刀刺入深度约4cm出现椎板骨质感。

□ 达椎板后向前探索不得超过1cm。该手术入路适应于有针刀临床经验并熟知解剖的医师操作。

■ 适应证:胸椎病变引起的不完全性截瘫、骨质疏松、压缩性骨折、带状疱疹、无明显原因的胸部顽固性疼痛。

■ 并发症:

□ 进针刀深度或方向操作失误易引发气胸。

□ 掌握不好操作要领,有致神经根损伤之可能。

针刀交感神经触激术

第一节　腰交感神经触激术

一、应用解剖

■ 腰部交感神经链由 L1～L4 的腰交感节以节间束相连组成,经腰椎两侧的前方各沿同侧的腰大肌内侧行走,右侧交感干位于下腔静脉后方并被其掩盖,左侧毗邻腹主动脉的外侧。腰交感神经节的数目和位置常有变异,以 4 个神经节为多见。位于第 2 和第 4 腰椎水平的两个节比较恒定,其中 L2 神经节部分被腰肋内侧弓遮盖,L4 神经节多位于髂内动脉之后。

■ 腰交感神经节发出节后纤维进入脊神经参与形成腰丛和腰骶丛,并节段性分布于下肢血管。另外,腰段脊髓侧角的节前纤维穿过腰交感神经节后,发出腰内脏神经并终止于腹主动脉丛和肠系膜丛等,并在这些神经丛的神经节内交换神经元,其节后纤维分布到结肠左曲以下的消化道及盆腔器官,并分出纤维伴随血管分布至下肢。

■ 腰交感神经节中以 L3 神经节为主,在 L2、L3 行针刀触激即可取得良好效果。

二、手术入路

■ 体位:俯卧位。

■ 定位:

□ L2 或 L3 棘突上缘,距后正中线旁开 4 ~ 5cm 处。

□ 采用 X 线平片标志物测量,然后根据 X 线平片等比例测量数据,在体表定位。

□ 参考值:X 线正位片测量,该棘突上缘中点与上一个腰椎横突末端的距离,L2 为 4.5cm,L3 为 5cm。

■ 方法:

□ 针刀在定点处,稍向内侧与皮肤呈 80° ~ 85°角刺入。

□ 进针刀约 3cm 时可遇到横突有骨性阻力感。

□ 此时针刀向横突尾端移动,滑过横突下缘后继续向内、向前进针刀 2 ~ 3cm,再次出现骨性阻力感为椎体。

□ 此时向外侧调整进针角度,沿着椎体继续向外、向前进针刀约 2cm,固定深度,以病人耐受程度纵向、横向摆动针刀体,以增加触激强度并留针刀 3 ~ 5 分钟。

□ 病人可有酸、麻、温热感。退针刀于皮外压迫针孔 3 ~ 5 分钟,创可贴外敷。

三、提　示

■ 进针刀约 3cm 遇到骨质为横突。

■ 滑过横突下缘再进针刀 2 ~ 3cm 遇到骨质为椎体。

■ 针刀触到椎体骨质后向前刺入深度不能超过 2cm,避免越过椎体前缘,刺破大血管引起内出血。

■ 体表测量数据准确,定点正确,可直接刺入 5cm 至椎体骨质。

■ 在进针刀约 4cm 时,出现下肢触电样窜麻可能是触及脊神经,应稍退针后改变进针角度再行刺入。

■ 如采用阻滞术,在到位后固定注射针刀,回吸无液体、血液,注射 2% 利多卡因溶液 3 ~ 5ml,约 5 ~ 10 分钟后,下肢出现温热感,需用担架将病人送回病房。

■ 针刀触激术一般不用局麻药,如确需使用亦不可注射过浅或过偏,以免腰脊神经被阻滞,影响下肢运动。（图 8-1）

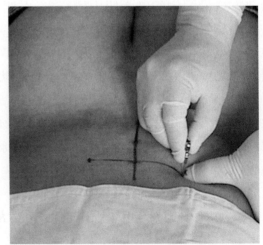

图 8-1　腰交感神经触激术

四、适 应 证

■ 下肢疼痛性疾病,反射性交感神经营养不良、损伤后综合征、烧灼痛、幻肢痛及变形性骨炎。

■ 下肢血管阻塞性疾病:包括血栓闭塞性脉管炎、动静脉栓塞症、雷诺病、难治性肢体溃疡、多汗症等。

■ 内脏性疼痛:盆腔器官恶性肿瘤疼痛等。

第二节　胸交感神经触激术

一、应 用 解 剖

■ 胸交感神经干位于胸椎的两侧稍前方,即肋骨小头的前方,沿脊柱走行,紧靠胸膜。一般有 10～12 对胸交感神经节,神经节以节间束相连接。

■ 上胸段交感神经节与相应的肋间神经及肋间血管靠近,而下胸段交感神经节与肋间神经及血管相互游离。

■ 触激胸交感神经节对感觉和运动神经无影响,可增加其支配区的血流,使皮肤温度上升,有镇痛和止汗等效应。

■ 胸椎棘突呈叠瓦状,棘突的下缘与下一胸椎横突处于同一平面。

二、手 术 入 路

■ 在 X 线监视下操作。

■ 体位:病人俯卧位

■ 定点

□ 依据 X 线平片金属标记线体表定点。

□ 上肢及胸部症状定点在T1～T5。

□ 上腹症状定点在 T6～T10。

□ 中腹症状定点在 T10～T12。

□ 在胸椎棘突正中线旁开 2.5～3.5cm 为进针点。

■ 方法

□ 在定点处左手按压感到手指下方的软组织深部有骨质感。

□ 右手持针刀紧贴拇指与皮肤垂直进针刀,约 2.5cm 处骨质为横突。

□ 达横突后,稍提起针刀向中线倾斜30°角进针刀。

□ 针刀在横突表面上向头侧到横突上缘。

□ 紧贴横突上缘向中线的椎体侧前方进针刀,约 3～4cm 遇到骨性阻力为椎体侧面胸交感神经节附近。

□ 在该处纵横小幅度摆动针体，留针刀 3 ~ 5 分钟，上肢、胸或腹的疼痛缓解，退出针刀至体外。（图 8-2）

三、提　示

■ 针刀刺入后应始终以骨面为标志进行操作。

■ 垂直刺入达横突约 2.5cm 稍向上提针刀，调整针刀呈 30°角，紧贴横突上缘向中线的椎体侧前方刺入约 3 ~ 4cm，过深有刺入胸腔造成气胸或刺破大血管的危险。

■ 针刀达椎体侧面有骨性阻力时终止进针刀。

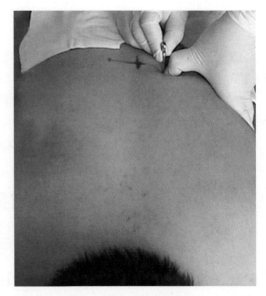

图 8-2　胸交感神经触激术

■ 针刀在刺入横突骨面下面的组织后禁反复提插，以免损伤血管造成血肿。如出现血肿可采用局部加压法，防止血肿增大。

■ 有凝血功能障碍或正在使用抗凝药物者，不适用此方法治疗。

■ 严格无菌操作，防止感染，术后休息 2 小时。

四、适　应　证

■ 上肢灼样神经痛、反应性神经营养不良、急慢性阻塞性血管病、截肢后疼痛综合征及多汗症等。

■ 缓解心绞痛、食管癌痛、肺癌痛、纵隔恶性肿瘤痛、胸膜炎痛等。

■ 通过触激下胸段交感神经节可治疗腹部脏器恶性肿瘤痛、急性胰腺炎痛、胆绞痛及肾输尿管绞痛。

第三节　颈交感神经触激术

一、应　用　解　剖

■ 颈交感神经节共有 3 对，即颈上、颈中和颈下神经节。3 个神经节所接受的节前纤维并非来自颈神经，而是起自上胸段的脊髓内，经 T1 ~ 6 及其交通支至胸段交感干，在交感干内上行达颈部交感干至各神经节，与各节内的神经细胞形成突触联系。由各节细胞发出的纤维形成各节分支，并支配其效应器官。

■ 颈上神经节在 3 个颈神经节中为最大，呈梭形，长 2cm 以上，位于 C2 ~ C3

椎体的前外方,位于头长肌前面,颈内动脉后及迷走神经内侧。

二、手术入路

■ 体位:俯卧位,双手放置前额处,颈部伸展。

■ 定位:依据 X 线平片标志线定位、测量、体表定位。在枕骨隆突下,C2 ~ C3 棘突正中线旁开约 2.5cm 定点。(图 8-3)

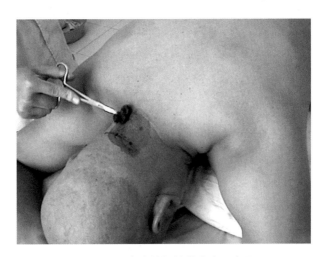

图 8-3　颈交感神经触激定点示意图

■ 方法

□ 左手拇指按压住定位处,深部有骨质感觉。固定按压防止皮肤滑动、错位。

□ 右手持针刀在左手拇指紧贴甲垂直进针刀,深达 3cm 处可触及 C2 横突骨质。(图 8-4,图 8-5)

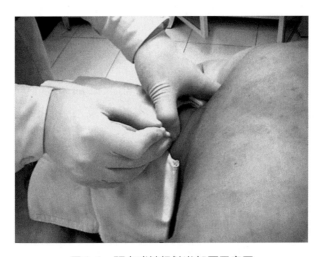

图 8-4　颈交感神经触激加压示意图

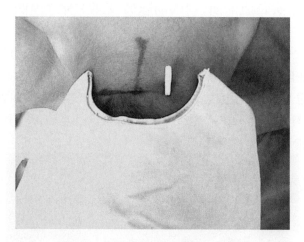

图 8-5　颈交感神经触激手术入路图

□ 针刀在横突骨面上划向其末端再进针刀 0.5～1cm,摆动针刀体出现酸麻胀或放射至耳后感,退出针刀至皮外,压迫 2～3 分钟,创可贴外敷。

□ 观察 3～5 分钟病人无不适反应,进行对侧触激。

三、适 应 证

■ 椎动脉型颈椎病、缺血性眩晕。

■ 缺血性脑血管病、老年痴呆症。

第四节　颈总动脉鞘触激剥离术

一、应 用 解 剖

■ 约 67% 的人颈总动脉平第 4 颈椎高度分为后方的颈内动脉和前方的颈外动脉。

■ 颈部有两个交感神经干,位于脊柱两侧颈椎前外方和颈动脉鞘后方。两侧各有上、中、下交感神经节,并由神经节发出分支至邻近的动脉,攀附动脉行走,在动脉的外膜形成相应神经丛。

■ 颈总动脉丛,主要由颈中神经节发出,交感神经纤维通常位于颈动脉外膜层。

二、手 术 入 路

■ 体位:仰卧位,保持肩部与枕部在同一高度。口微张开,下颌稍收,使颈前肌放松。

■ 定点：平甲状腺软骨外缘，紧贴颈总动脉搏动处外侧。

■ 施术方法：

□ 用 4 号针刀，在定点处左手食指指腹扪住颈动脉搏动处，指尖部下压使颈前组织变薄。

□ 右手持针刀紧贴左手拇指指甲处，即颈总动脉鞘外侧，垂直刺入穿过皮下组织及颈阔肌，到位后针刀可随颈动脉的搏动而摆动。此时固定针刀深度，纵向、横向推剥加强触激。（图 8-6）

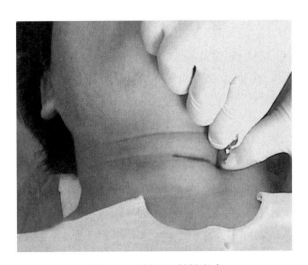

图 8-6　颈总动脉鞘触激术

□ 注意：整个手术过程左手的位置不能移动。术毕退出针刀，压迫针刀孔 3 ~ 5 分钟。

三、适　应　证

■ 痉挛性脑瘫语言不清、斜视或上肢痉挛为主。

■ 提示：针刀到位后，不进行加强触激不能起到治疗作用。轻微触激只起兴奋作用。只有加强触激才能达到对颈总动脉外鞘处交感神经的抑制。从而增加小动脉的扩张，增加脑血流量。其治疗机制尚待进一步研究。

第五节　星状神经节触激术

早在 1883 年 Liverpool 和 Alexander 在行椎动脉结扎治疗癌症时，误伤了颈交感神经，却得到了意想不到的治疗效果。从而对某些疾病至今一直采用切断交感神经的外科手术方法。

一、应 用 解 剖

星状神经节也称颈胸神经节，由颈下神经节与 T1（部分为 T1、T2 等）神经节合并而成，呈梭形或星状。星状神经节支配的组织器官包括：脑和脑膜、眼、耳、咽喉、舌、泪腺、腮腺、舌下腺、肩、上肢、心脏、大血管、气管、支气管、肺、胸壁及头颈部皮肤等。心脏的交感神经支配为双侧性，主要为颈中神经节支配，星状神经节的传出纤维主要止于窦房结及心房。

二、手 术 入 路

■ 体位：仰卧位，保持枕和背在同一高度。或将薄枕置于双肩下，使头尽量后仰，以充分暴露颈部，面向上方，颏部抬向前，口微张以减小颈前肌张力。

■ 定位：在环状软骨水平，旁开约 1.5cm 与胸锁关节上 2.5cm 两线之重叠点。

■ 施术方法：

□ 左手食指触及 C7 横突（依靠 X 线平片标志线，体表定位），下压时将胸锁乳突肌、颈总动脉、颈内动脉推向外侧与气管、食管分开。

□ 在动脉搏动的内侧以右手垂直进针刀，深达左手按压下的横突，约2.5～3cm，微动针刀体，但不能离开骨面滑动。（图 8-7）

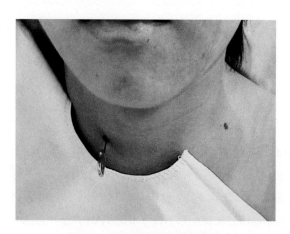

图 8-7　针刀星状神经节触激术

三、注 意 事 项

■ 一定要取得病人密切配合，术中可能出现强烈的手臂和咽喉异常感觉，应退出针刀。

■ 对颈部短粗或老年人亦可在 C6 触激，在环状软骨中线旁开 1.5cm，胸锁关节上 3cm 处。

■ 所介绍的星状神经触激术绝不能注射任何药物。

■ 术中应保持针刀的垂直,针刀偏向尾侧可能刺破胸膜造成气胸。

■ 针刀偏向内侧触激易引起喉返神经的刺激症状。

■ 针刀偏外侧或过深易引起臂丛神经的刺激症状。

四、禁　忌　证

■ 不能够做到密切配合的病人。

■ 有凝血障碍或正在使用抗凝药物者。

■ 有感冒或频繁咳嗽者。

五、适　应　证

■ 头痛、面部痛、牙痛、耳鸣、耳聋、眩晕。

■ 颈肩上肢痛、颈肩臂综合征。

■ 腰及下肢痛。

■ 对高血压、低血压、甲状腺功能亢进、甲状腺功能减低、食欲亢进、食欲不振有双向调节作用。

针刀神经干（丛）触激术

第一节　臂丛神经触激术

■ 臂丛神经由 C5～T1 脊神经的前支组成，有的 C4 和 T2 脊神经前支分出的小分支也参与。

■ 臂丛神经是支配整个手、臂运动和绝大部分手、臂感觉的混合神经。

一、喙突下臂丛神经触激手术入路

肩胛骨喙突是肩胛骨外端一个屈指状突起，其根部呈前后扁平状从关节内侧行向前上方，继而向外侧屈曲，于锁骨中外 1/3 段交点下方 1.5～2.5cm 处，深按时可触及一纯圆形突起，此即喙突根部前端，有胸小肌附着，为三角肌前缘纤维所覆盖。

□ 体位：仰卧位，头偏向对侧，患侧肢外展 45°。

□ 定位：锁骨中、外 1/3 交点下方 1.5～2.0cm，深按可触及喙突尖端。

□ 施术方法：在定点处针刀垂直皮肤刺入，然后稍向外侧倾斜，突破胸大肌、胸小肌两次阻力感消失后可产生反射，固定针刀深度，纵向横向摆动针刀，以加强刺激。注意针刀不可向内侧偏斜，以免损伤胸膜。（图 9-1）

□ 适应证：上肢桡侧急慢性疼痛。

二、锁骨上臂丛神经触激手术入路

□ 体位：仰卧位，头偏向对侧，尽量将锁骨和肩部压低，手臂尽量下垂。

□ 定点：在锁骨中点上约 1.5cm 处，在肌间沟最低处动脉搏动的外侧。

□ 施术方法：针刀垂直皮肤刺入约 3cm，待产生反射后，固定针刀深度或针刀深达第 1 肋骨面后再摆动针刀加强触激。注意进针不可过深，以免损伤胸膜及肺尖。（图 9-2）

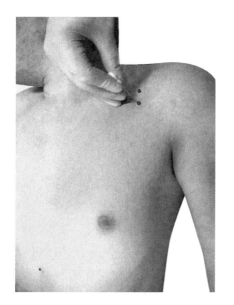

图 9-1　喙突下臂丛神经触激术

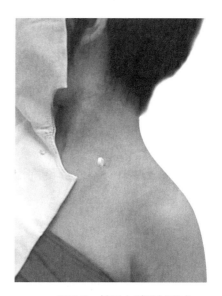

图 9-2　锁骨上臂丛触激术

□ 适应证：上肢桡侧急慢性疼痛。

三、锁骨下臂丛神经触激手术入路

□ 体位：病人仰卧，头偏向对侧，患臂外展 90° 角并旋后。

□ 定点：锁骨中点下 2.5cm 处为进针刀点。（图 9-3）

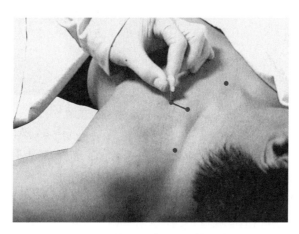

图 9-3　锁骨下臂丛神经触激术

□ 施术方法:皮肤常规消毒,左手拇指于定点处下压紧抠皮肤,右手紧贴拇指指甲与皮肤呈45°角向外、下、后刺入达第2肋骨上缘,稍退针刀待患臂肘下出现酸胀、麻木感后固定针刀深度,小幅度纵向、横向摆动针刀,加强触激,以病人耐受为度。

□ 适应证:肩臂疼痛。

□ 注意事项:不可同时行双侧施术。

四、斜角肌间臂丛神经触激手术入路

颈部有两群肌肉,分为内侧椎前肌和外侧斜角肌,其中前斜角肌起自C3～C6横突前结节,中斜角肌起自C2～C7横突后结节,臂丛神经从椎间孔穿出后,经横突前后结节之间穿行于前、中斜角肌间隙;臂丛干与前、中斜角肌和锁骨下动脉共同由椎前肌移行延续为椎前筋膜,即臂丛神经的鞘。

□ 体位:病人去枕平卧,头偏向对侧,上肢紧贴身体旁,手尽量下垂,显露患侧颈部。

□ 首先确定肌间沟:在胸锁乳突肌锁骨头的后缘为前斜角肌,其后为中斜角肌,两者之间为斜角肌间隙,用食指沿肌间隙向下触摸,在锁骨上窝触到锁骨下动脉搏动后用力按压,病人出现手臂酸胀、麻木感,即为肌间沟;从环状软骨向后作一水平线与肌间沟的交点为进针刀点。或定位肌间沟后在锁骨上1.5～2.5cm相当于C7水平定为进针刀点。(图9-4)

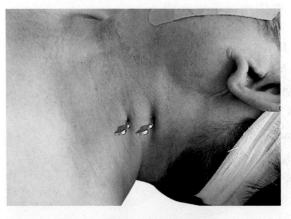

图9-4　斜角肌间臂丛神经触激术

□ 施术方法:颈部皮肤常规消毒,左手拇指在进针刀点用力下压(将锁骨下动脉置于拇指后)至骨面,右手持4号针刀紧贴拇指指甲垂直刺入达颈椎横突,进针刀深度1.5～2cm。进针刀方向应与横突上沟的底面垂直、刀口线应与血管走行平行,向尾侧、后侧和内侧45°,病人出现手臂酸胀、麻木感后,固定针刀深度,摆动针刀加强触激,以病人耐受为度。

□ 适应证:神经根型颈椎病、肩周炎、臂丛神经损伤,尤其是桡侧的疼痛、麻木。

□ 注意事项:

□ 针刀超过横突,反复提、插有损伤椎动脉的可能。

□ 退出针刀后应局部压迫,避免出血及血肿。

□ 不宜双侧同时施术。

五、腋路臂丛神经触激手术入路

□ 体位:仰卧位,头偏向对侧,患侧上肢外展90°,肘屈曲,前臂外旋,手臂贴床枕于头下。

□ 定点:先在腋横纹处触摸到腋动脉搏动最强点作标记,其两侧作为进针刀点。

□ 施术方法:在动脉搏动最强点外侧(或内侧),垂直刺入皮肤进针刀,突破腋动脉鞘时,可有一落空感,并可见针刀随动脉搏动而摆动,固定针刀深度小幅度摆动针刀体,以加强触激。注意一定要按照加压分离法进针刀,以免损伤腋动脉。术后按压针孔 3～5 分钟。(图9-5)

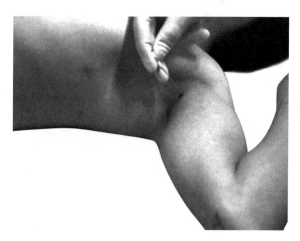

图9-5　腋路臂丛神经触激术

□ 适应证:上肢尺侧急慢性疼痛。

六、肩胛上神经触激手术入路

□ 体位:俯卧位,手臂自然放在体侧。

□ 定点:在肩胛冈中点与肩胛骨下角作连线,该线在肩胛冈上缘上约 1～2cm 处。

□ 施术方法:针刀垂直皮肤刺入,深度约 3cm,出现酸、麻、放射感终止进针刀深度,针刀刃与肩胛上神经平行,摆动针刀加强触激、分离、松解,手感到松动时退针刀。

　　□ 注意事项:针刀刺入达肩胛骨面后继续深入不超过3cm。避免引起气胸。

　　□ 适应证:肩周炎、颈椎病上臂内侧疼痛。(图9-6)

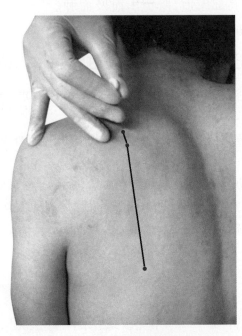

图9-6　肩胛上神经触激术

第二节　正中神经触激术

一、肘部正中神经触激手术入路

　　□ 体位:病人仰卧,前臂外展,掌心向上。

　　□ 定点:于肱骨内、外上髁之间画一横线,该线与肱动脉交叉点内侧0.5cm处即为正中神经所在部位,并在此做标记定为进针刀点。(图9-7)

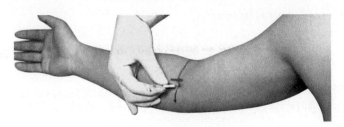

图9-7　肘部正中神经触激术

□ 施术方法：左手拇指在定点部位用力下压以分离神经及血管置拇指后，右手持 4 号针刀紧贴拇指指甲垂直刺入达骨面，刀口线应与血管走行平行，出现酸、麻、胀感后小幅度纵向、横向摆动针刀加强触激，以病人耐受为度。

二、旋前圆肌处正中神经触激手术入路

旋前圆肌起于肱骨内上髁，止于桡骨外侧面中部。该肌常压迫正中神经引起该神经支配区的疼痛。

□ 体位：仰卧位。

□ 定位：肘屈曲，旋后，腕部放松，肱动脉内侧为进针刀点。（图 9-8）

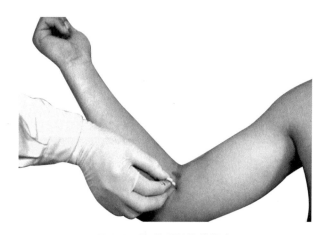

图 9-8　旋前圆肌处松解术

□ 施术方法：用 3 号针刀在肘横纹处肱动脉内侧向内向头侧刺入达骨面，出现酸、胀后纵、横向摆动针刀加强触激。

三、腕部正中神经触激手术入路

□ 体位：病人仰卧，前臂外展，掌心向上。

□ 定点：在桡骨茎突水平，腕横纹附近桡侧腕屈肌与掌长肌之间定为进针刀点。

□ 施术方法：左手拇指在定点部位用力下压以分离神经及血管并置拇指后，右手持 4 号针刀紧贴拇指指甲垂直刺入，刀口线应与血管走行平行，进针刀深度在 1.5 ~ 2cm，出现向手掌桡侧放射的酸、麻、胀感后小幅度纵向、横向摆动针刀加强触激，以病人耐受为度。（图 9-9）

□ 适应证：腕管综合征、腕部软组织损伤或病变的疼痛、旋前圆肌综合征、前臂骨间神经卡压症、损伤性正中神经炎或正中神经支配区的疼痛。

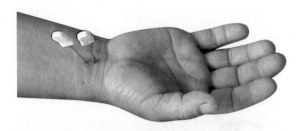

图 9-9　腕部正中神经触激

1. 正中神经触激　2. 桡侧腕屈肌腱松解（拇指侧）

第三节　尺神经触激术

一、肘部尺神经触激手术入路

□ 体位：病人仰卧，肘关节屈曲 90°。

□ 定位：肱骨内上髁与尺骨鹰嘴之间的尺神经沟为进针刀点。（图 9-10）

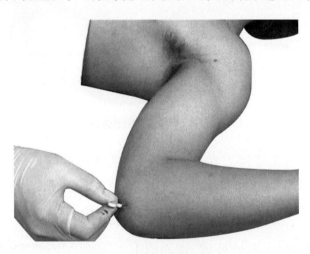

图 9-10　肘部尺神经触激术

□ 施术方法：左手拇指在定点处用力下压分离神经及血管并置拇指下，右手持 4 号针刀垂直皮肤刺入尺神经沟内，刀口线应与神经、血管走行平行，进针刀深度在 1.5～2cm，出现向手掌尺侧放射的酸、麻、胀感后小幅度纵向、横向摆动针刀加强触激，以病人耐受为度。

二、腕部尺神经触激手术入路

□ 体位：病人仰卧，手臂外展，肘部伸直，掌心向上。

□ 定位：病人手指伸直屈腕，在腕横纹处尺侧腕屈肌桡侧缘定为进针刀点。（图 9-11）

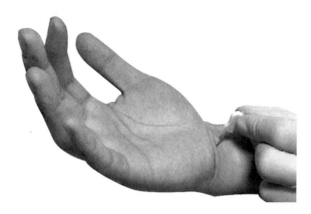

图 9-11 腕部尺神经触激术

□ 施术方法:左手拇指在定点部位用力下压以分离神经及血管并置拇指后,右手持 4 号针刀紧贴拇指指甲垂直刺入,刀口线应与血管走行平行,进针刀深度在 1.5～2cm,出现向手掌尺侧放射的酸、麻、胀感后小幅度纵向、横向摆动针刀加强触激,以病人耐受为度。

□ 适应证:肘管综合征、腕尺管综合征。

第四节　桡神经触激术

一、上臂部桡神经触激手术入路

□ 体位:病人坐位,施术侧手臂自然下垂。

□ 定位:在上臂中、下 1/3 交界处的外侧面,一般距肱骨外上髁 8～9cm 定为进针刀点。(图 9-12)

□ 施术方法:左手拇指在定点部位用力下压以分离神经及血管并置拇指后,右手持 4 号针刀紧贴拇指指甲垂直刺入,刀口线应与血管走行平行,进针刀深度达肱骨,出现拇指或食指背面的酸、麻、胀感后小幅度纵向、横向摆动针刀加强触激,以病人耐受为度。

二、肘部桡神经触激手术入路

□ 体位:臂外展、肘屈曲、掌心向下。

□ 定位:肱骨内、外上髁的连线与肱二头肌肌腱外侧缘交点外侧 1cm,为进针刀点。

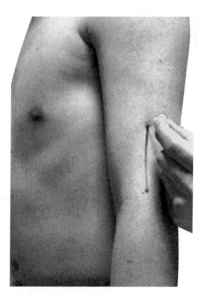

图 9-12 上臂部桡神经触激术

□ 施术方法：左手拇指在定点部位用力下压以分离神经及血管并置拇指后，右手持 4 号针刀紧贴拇指指甲垂直刺入，刀口线应与血管走行平行，进针刀深度达骨面，出现拇指或食指背面的酸、麻、胀感后小幅度纵向、横向摆动针刀加强触激，以病人耐受为度。（图 9-13）

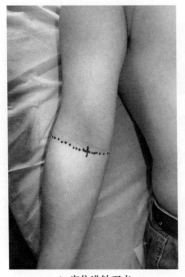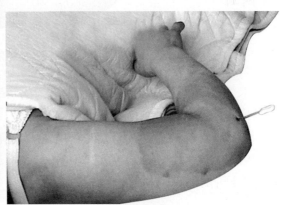

A. 定位进针刀点　　　　　　　　　　B. 临床操作

图 9-13　肘部桡神经触激术

三、腕部桡神经触激手术入路

□ 体位：手置于不旋转的中间位，拇指外展，显露鼻烟窝。
□ 定位：在拇长伸肌和拇短伸肌之间定为进针刀点。（图 9-14）

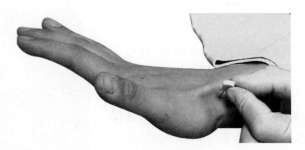

图 9-14　腕部桡神经触激术

□ 施术方法：左手拇指在定点部位用力下压以分离神经及血管并置拇指后，右手持 4 号针刀紧贴拇指指甲垂直刺入，刀口线与血管走行平行，进针刀深度达桡骨茎突，出现拇指或食指背面的酸、麻、胀感后小幅度纵向、横向摆动针刀加强触激，以病人耐受为度。

□ 适应证：上臂桡神经卡压症、桡管综合征、颈椎病时拇指疼痛或不适及桡神经麻痹。

第五节 指神经触激术

■ 手指根部触激手术入路

□ 定位与施术方法：手指展开，在掌侧掌骨间定位，行指总神经触激，或在背侧手指两侧进针刀行背侧指神经触激术。

□ 适应证：类风湿性关节炎。

第六节 骨间神经触激术

■ 该神经在肘下受旋前圆肌肌腱起始部或拇浅屈肌或其他因素的压迫，引起该神经支配区的疼痛、麻木等症状。

□ 体位：仰卧位。

□ 定位：肘屈曲，旋后，腕部放松，先在肘横纹处辨认肱二头肌腱，后在其下方 6～8cm 触压异感处为进针刀点。

□ 施术方法：用 4 号针刀垂直皮肤向头侧刺入出现酸麻、胀感后，固定针刀并纵、横向摆动针刀加强触激。

第七节 腰丛神经触激术

一、应 用 解 剖

腰丛的 3 个主要分支（股神经、闭孔神经和股外侧皮神经）都包裹在腰大肌内上方的间隙中。

二、腰 5 横突处腰丛神经触激术

□ 体位：俯卧位。

□ 定点：两髂嵴连线与背正中线交点下 3cm、外 4～5cm 处；或采用 X 线平片标志物于体表定位。

□ 施术方法：用 3 号针刀，经定点处垂直皮肤刺入，深达腰 5 横突骨面，然后稍退针刀向尾侧倾斜，使针刀滑过腰 5 横突上缘有明显落空感时说明针刀已进入腰大肌间隙。固定针刀深度进行纵向、横向摆动针刀以加强触激，以病人最大耐受为度。（图 9-15）

□ 适应证

□ 坐骨神经痛、股神经痛、股外侧皮神经痛、急性腰扭伤。

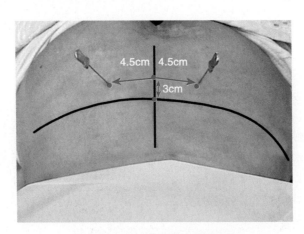

图 9-15 腰 5 横突处腰丛触激术

□ 腰椎间盘突出症及脊椎病引起的根性神经痛的治疗。

三、腹股沟血管旁腰丛神经触激术

□ 体位：仰卧位。
□ 定点：腹股沟韧带下方股动脉外侧 1cm 处定为进针刀点。（图 9-16）

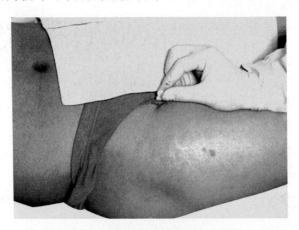

图 9-16 腹股沟血管旁腰丛触激术

□ 施术方法：用 2 号针刀在定点处向头侧倾斜并与股动脉平行，针刀与皮肤呈 30°角刺入，穿透筋膜鞘的突破感后，探索进针刀至出现酸、麻、胀感，固定针刀深度并纵、横向摆动针刀加强触激。

第八节 坐骨神经触激术

一、应 用 解 剖

■ 坐骨神经由 L4～L5 及 S1～S3 神经前支组成。从梨状肌下孔穿出，在坐骨结节与股骨大转子之间下行至大腿后面;于腘窝的上角分为胫神经和腓总神经。

■ 是针刀治疗腰椎间盘突出症椎管外施术的主要部位,同时可治疗梨状肌损伤、坐骨神经损伤、坐骨神经及其分布区的疼痛。

■ 提供 3 个手术入路供选择应用。

二、手术入路1

□ 体位:健侧卧位。健侧腿伸直,患肢向前屈曲至脚跟能放置在健侧膝部。

□ 定位:髂后上棘与大转子连线中点向下 3cm 为进针刀点。(图 9-17)

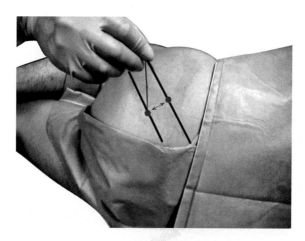

图 9-17　坐骨神经触激、松解术

□ 施术方法:用 1 号或 2 号针刀在定点处垂直刺入达坐骨切迹,出现酸、麻、胀放射感后固定针刀深度并纵、横向摆动针刀加强触激。

三、手术入路2

□ 体位:仰卧位。大腿伸直。

□ 定位:股骨大转子最突出处下 3cm 处为进针刀点。(图 9-18)

□ 施术方法:用 2 号针刀在定点处垂直皮肤刺入深达股骨后外侧缘,然后向后调整进针刀方向,继续深入至出现酸、麻、胀放射感后固定针刀深度并纵、横向摆动针刀加强触激。

四、手术入路3

□ 体位:俯卧位。

□ 定位:腘窝上 7cm 股二头肌内侧缘处为进针刀点。(图 9-19)

□ 施术方法:用 2 号针刀垂直皮肤刺入,深度达骨面,出现酸、麻、胀放射感

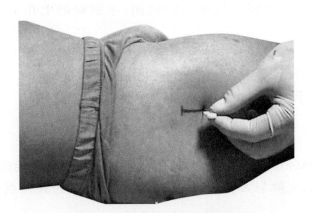

图 9-18 股骨大转子下触激松解术

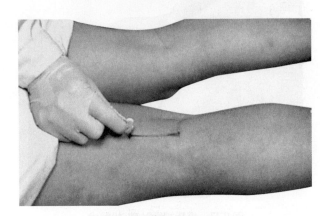

图 9-19 腘窝上触激术

后固定针刀深度并纵、横向摆动针刀加强触激。

第九节 股神经触激术

一、应 用 解 剖

■ 由 L2、L3、L4 神经的后股组成。沿腰大肌外侧缘深面下降,经腹股沟韧带中点外侧进入股三角,位于股动脉外侧,于腹股沟韧带水平或以上分成肌支(运动支)支配髂腰肌、缝匠肌、耻骨肌和股四头肌;皮支感觉支由股前皮神经分布于大腿和膝关节前面的皮肤,最长的一支终末为隐神经,分布于小腿内侧面及足内侧缘。

二、手 术 入 路

□ 体位:仰卧位。
□ 定点:髂前上棘与耻骨结节连线中点下 1cm。

□ 施术方法:左手拇指在定点处下压,右手持 3 号针刀沿指甲垂直刺入,刀口线与股动脉平行,当穿透阔筋膜和髂腰筋膜时有两次落空感,当出现酸麻胀并沿股神经分布区域传导(膝关节及小腿内侧),然后固定针刀深度,对痹证者进行纵向、横向摆动针刀以加强触激,以病人最大耐受为度。(图 9-20)

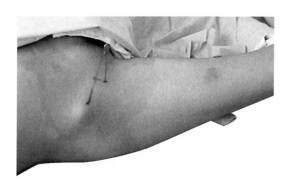

图 9-20　右侧股神经触激术

□ 适应证:腰椎间盘突出症、脊神经触激后的补充治疗、股骨头缺血的股前疼痛。

第十节　闭孔神经触激术

一、应 用 解 剖

■ 闭孔神经来自 L2 ~ L4 神经腹支。闭孔神经分为前后两支,两支之间被闭孔外肌和内收短肌所分隔。前支分布于内收肌、髋关节及大腿内侧的皮肤,延伸至膝关节;后支分布于内收肌深面,分支到膝关节。

二、手 术 入 路

□ 体位:仰卧位,大腿稍外展。

□ 定点:耻骨结节内、下各 1 ~ 2cm 处。

□ 施术方法:以 3 号针刀,由定点处向内侧刺入达耻骨支,调整进针刀方向,向头侧约 45°角进针刀达闭孔管上部骨质。然后再向外后调整方向,刺入闭孔管约 2 ~ 3cm,待产生反射后,固定针刀深度进行纵向、横向摆动针刀以加强触激。(图 9-21)

□ 适应证:痉挛性脑瘫、股骨头缺血坏死及各种原因引起的髋关节疼痛、内收肌痉挛和疼痛。

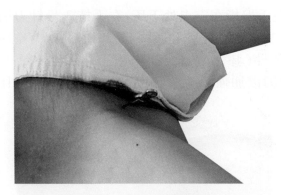

图 9-21　闭孔神经触激术

第十一节　腓总神经触激术

一、应 用 解 剖

■ 腓总神经从坐骨神经分出后,沿股二头肌腱后内缘下行,然后向外越过腓肠肌头与肌腱之间,到达腓骨。在腓肠肌内侧环绕腓骨头,并在此处分为腓深神经、腓浅神经及至膝关节的关节返神经。对小腿外侧与足背部疼痛、麻木常在腘窝内、腓骨头处行针刀刺激术。也是针刀椎管外施术的常用部位。

二、腘窝内针刀触激松解手术入路

□ 体位:俯卧位。

□ 定点:腘窝上方,股二头肌后内缘的内侧为进针刀点。

□ 施术方法:用 3 号针刀垂直皮肤刺入,深度至出现放射样异感,固定针刀深度进行纵向、横向摆动针刀以加强触激。

三、腓骨头处针刀触激松解手术入路

□ 体位:仰卧位。

□ 定点:腓骨头下方的凹陷部(腓骨头下方 1 ~ 1.5cm)。(图 9-22)

□ 施术方法:左手拇指腹触压该神经,用 4 号针刀从定点处沿拇指指甲刺入,出现放射样异感进行纵向、横向摆动针刀以加强触激。

第十二节　骶裂孔触激术

■ 用针刀触激骶神经使其支配的区域受到抑制以达治疗目的。

□ 体位:俯卧位腹下垫枕或侧卧位。

□ 定点:在髂后上棘连线为底边,向下画一等边三角,三角的顶点凹陷处为

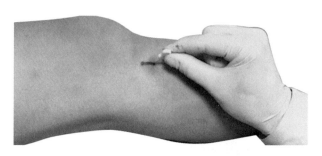

图 9-22　腓骨头处针刀触激松解术

针刀刺入点,男性可稍偏下。(图 9-23)

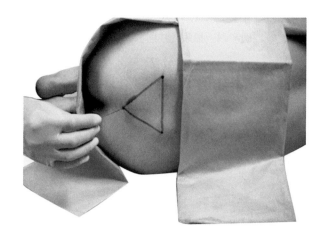

图 9-23　骶裂孔触激术定位

　　□ 施术方法:用 3 号注射刀与皮肤呈 35°角向头侧刺入,穿破骶尾韧带阻力感消失后,可纵行摆动针刀体,增加触激量。

　　□ 提示:如注射镇痛液方法同上述,在手下阻力感消失后再向前刺入但不得超过 1cm,回抽无血液及脑积液,推注空气或生理盐水绝对无阻力,皮肤局部无凸起,方可缓慢推注镇痛液 1/4 量,观察无蛛网膜下腔被阻情况,再缓慢注射剩余药液,术毕退出注射刀,创可贴外敷,用担架送回病房。(图 9-24)

　　□ 适应证:

　　□ 脊神经受压引起的腰腿痛。

　　□ 肛门、会阴部的疼痛、麻木、麻痹。

　　□ 阳痿或阴茎异常勃起。

　　□ 并发症:

　　□ 针刀损伤骶管内血管形成出血血肿。

　　□ 镇痛液麻醉药浓度高、剂量大出现下肢麻木无力不能站立。

　　□ 骨盆神经或阴部神经被抑制或被阻止可发生尿潴留。

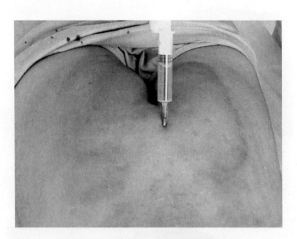

图9-24　骶裂孔注射镇痛液操作图

□ 压迫膀胱即可排尿,因此时尿道括约肌呈松弛状态。

第十章

针刀切割、松解、延长、松动、减压术

第一节　应用解剖

■ 肌腱

□ 是肌肉（筋膜）的延续，肌腱附着于骨上，将肌肉收缩产生的力传递到骨上，产生关节运动。

□ 它容易劳损和退变产生疼痛或功能障碍。由于不能正常活动，导致胶原纤维减少以及肌腱和周围组织包括腱鞘在内发生粘连。

□ 如肌腱滑膜炎是腱鞘的滑动表面变粗糙。

□ 腱鞘炎是腱鞘增厚肌腱变大堵塞了鞘，俗称"扳机指"。

□ 这是针刀切割、剥离、松解术的理论基础。

■ 韧带

□ 是致密、白色、较短、平行排列的胶原纤维组织，具有弹性和韧性，可将骨连接起来，使关节牢固，指导关节运动，防止过度运动，并充当感觉感受器。

□ 韧带的损伤可妨碍关节运动。

□ 针刀对已发生粘连的韧带、组织增厚、纤维化，进行切割、松解能有效的纠正骨关节的畸形和缓解疼痛。

□ 针刀触激神经后可刺激新生胶原的生成，恢复韧带的正常完整性，可治疗韧带松弛。

■ 骨膜

□ 是覆盖在骨表面致密的纤维结缔组织鞘，参与新骨的生成。

□ 骨膜受刺激时,骨膜内的细胞可以生成新骨。当肌筋膜与骨膜交织在一起时,反复的压力可使成骨骨膜受到过度刺激而产生骨刺,这也是跟骨骨刺发生的机制。

□ 针刀的切割、松解解除了肌筋膜与骨膜的粘连,达到治疗目的。

■ 筋膜

□ 呈平面或管状排列的纤维结缔组织。

□ 浅筋膜:位于真皮之下,由疏松的脂肪结缔组织组成。

□ 深筋膜:包被肌肉并形成筋膜纵隔,又称肌间隔。有较好的润滑性,可使肌肉以及肌肉与筋膜表面之间相对滑动。

■ 肌肉的功能

□ 全身的骨骼肌,负责身体的各种运动,其结构单位是肌纤维。每块肌肉都有肌卫星细胞,当肌纤维受损时有助于再生肌纤维。

□ 肌肉与皮肤神经、邻近关节腔和韧带的神经通过神经反应联系起来,如果皮肤或关节受到刺激或伤害,肌肉会反应性的痉挛或进入抑制状态。

□ 骨骼肌收缩可压迫静脉,使血液流向心脏,肌肉的一张一弛可清除机体的代谢产物以及运送氧气等。

□ 保证关节运动和保证某种体位处于稳定状态。

■ 肌肉的作用

□ 主动肌:收缩时可完成某种动作的肌肉。如屈肘动作,肱二头肌是主动肌。

□ 拮抗肌:完成主动肌相反运动的肌肉。肱三头肌负责伸肘动作,故肱三头肌是肱二头肌的拮抗肌。

□ 协同收缩:握拳时腕的屈肌和伸肌互相协调使腕完成某一动作,保证手指的最大力量。当主动肌工作时,拮抗肌放松。

□ 协同肌:需与另一块肌肉共同完成某一运动的肌肉。包括固定肌和中立肌。

■ 肌肉损伤

□ 损伤部位常见于肌肉和肌腱的结合处;肌腱与骨膜的连接处;韧带、肌腱和关节腔的连接处。

□ 肌肉功能障碍的原因:

□ 不正确的姿势、静态应力、肌肉损伤、关节功能障碍(关节周围肌肉反应性痉挛或萎缩)。

□ 长期超负荷、高强度工作得不到充分放松,引起局部缺血。

□ 废用肌肉萎缩。

□ 情绪或心理压力、焦虑和愤怒,肌肉超负荷收缩使肌肉负荷减弱。

□ 肌肉功能障碍的表现:不适当的收缩,例如髋外展由臀中肌负责,由于臀中肌减弱,阔筋膜张肌替代来完成髋外展。

■ 肌肉功能受损的体征

□ 肌张力增高:处于负荷收缩的肌肉,是引发疼痛的主要因素。

□ 肌肉抑制:可引起关节不稳及其他肌肉受压后高肌张力。

□ 肌肉不平衡:是关节两端肌肉功能的改变,一些肌肉变短、变紧,其他肌肉功能变弱,常见肌痉挛或慢性疼痛疾病。

■ 关节类型

□ 纤维关节靠纤维组织连接(如颅骨)。

□ 软骨关节由纤维软骨连接(如椎间盘和耻骨联合)。

□ 滑膜关节是全身最常见的关节。

■ 关节囊

□ 由两层组成,外层是纤维结缔组织,能稳固关节指导关节运动,防止关节过度运动。

□ 囊受刺激或损伤可引起肌肉收缩以保护关节。

□ 由于急性炎症或对关节的不平衡压力引起的慢性刺激以及缺乏运动均可造成关节囊纤维化或增厚。

□ 内层是滑膜组织,当关节运动时刺激滑膜产生滑液,肌肉的许多肌腱附着处与关节囊交织在一起,如大圆肌、胸大肌及前臂屈肌等都直接与囊交联。

□ 当急性创伤或关节受力不平衡常引起滑膜受损、关节肿胀。

□ 另外关节不运动致使滑液减少,关节僵直,使囊与软骨、腱鞘之间发生粘连。

□ 急性肿胀的关节囊通过针刀的刺激、减压增加循环,利用肌肉的收缩使多余的液体泵出关节囊。

□ 对纤维化的关节囊,针刀切割、松解可减少关节腔内的粘连。

■ 滑液囊

□ 是滑液包绕的内有滑液的小囊,出现在摩擦力大的部位,如三角肌和肩峰之间的三角肌下滑囊。

□ 滑囊炎是肌肉和结缔组织、肌腱和位于其上的筋膜之间的摩擦力过大造成的。

□ 由于滑囊有压力感受器所以肿胀时极为疼痛。

□ 慢性滑囊炎可因肿胀而干枯引起囊内粘连。

□ 针刀治疗:急性期减压、减胀。慢性期刺激滑膜分泌液体。

■ 关节功能障碍

□ 关节功能障碍是指关节作用活动的减少。

□ 肌肉功能障碍会导致关节受力表面力量分配不均,影响关节对姿势和运动的信息传输,"筋伤骨必动"。

□ 这是切割治疗软组织损伤的理论基础。

□ 关节的稳定性靠肌肉的动力稳固,但必须保持关节两端肌肉的平衡,否则通过关节传递的力会产生不均的应力,导致软骨的功能障碍,"骨动筋必伤"。

□ 切割可有效地纠正力平衡失调状态。

□ 韧带和关节囊没有收缩纤维,对关节提供被动稳固性。

■ 引起障碍的原因

□ 关节及韧带粘连或挛缩。

□ 关节周围的肌肉痉挛性、持久性收缩,关节肌肉失衡,异常的肌肉收缩使关节运动不正常。

第二节　针刀切割、松解、延长、松动、减压术

■ 延长术

□ 针刀对缩短而紧张的肌肉进行切割或剥离、松解,达到对缩短而紧张的肌肉、肌腱进行放松和肌肉拉长的目的。

□ 同时使那些脆弱或受到抑制的肌肉通过针刀的刺激而达到正常长度。

■ 关节松动术

□ 针刀对关节周围内、外粘连的切割、松解使关节周围的肌肉放松,恢复正常的关节运动。

□ 针刀刺激滑膜可促进关节软骨的水和作用,达到关节的润滑,并可促进细胞及液体在关节内、外的交换促进关节的恢复。

■ 关节腔减压术

□ 可减少因肿胀而引起的疼痛,促进组织淤滞的代谢。

□ 机械感受器的刺激作用可抑制大脑中的疼痛信号,故针刀刺激有明显止痛作用。

■ 肩锁关节刺激术

□ 体位:仰卧位前臂中立位转向背后。

□ 定位:肩峰最高处向内 2.5cm 定为进针刀点。

□ 施术方法:左手拇指在定点处用力下压抵骨面,右手持 4 号针刀紧贴拇指指甲垂直皮肤进针刀,一并切开挛缩的关节囊达关节腔行关节腔内刺激并小幅度摆动针刀加强刺激,以病人耐受为度。

□ 适应证:肩关节周围炎。

■ 肩周松解术

□ 体位:仰卧位。

□ 定位:肩峰中点下 2.5cm 处为进针刀点。

□ 施术方法:左手拇指在定点处用力下压抵骨面,右手持 4 号针刀紧贴拇

指指甲垂直皮肤刺入达关节囊并进入关节腔行切割、松解。

　　□ 适应证：肩关节周围炎。

■ 肘关节松解术

　　□ 体位：仰卧位。

　　□ 定位：屈肘，前臂呈中立位并确认桡骨头，以桡骨头上方为进针刀点。

　　□ 施术方法：左手拇指在定点处用力下压抵骨面，右手持 4 号针刀紧贴拇指指甲垂直皮肤刺入，在肱骨与桡骨之间切割、松解关节囊并行关节腔减压。

　　□ 适应证：肘关节炎症。

■ 肘管触激松解术

　　□ 局部解剖：尺神经起于臂丛，在前臂发出肌支，支配尺侧腕屈肌与指屈肌尺侧半；浅支分布于小鱼际肌、小指和环指尺侧半掌面的皮肤；深支支配小鱼际肌、拇收肌、骨间肌和第 3~4 蚓状肌。

　　□ 体位：坐位，肘稍屈，旋后。

　　□ 定点：尺骨鹰嘴与肱骨内上髁中间。

　　□ 施术方法：用 4 号针刀，稍向头侧刺入在尺神经支配区域出现明显酸麻胀处，摆动针刀加强触激，并对弓状韧带切割松解。（图 10-1）

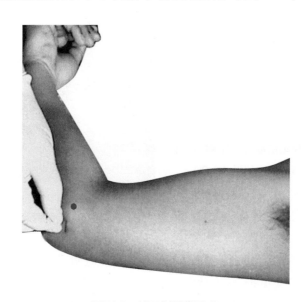

图 10-1　针刀肘管触激术

　　□ 适应证：由于肱骨内上髁和鹰嘴内侧缘的腱环卡压尺神经引起该支配区的疼痛、麻木等，尺侧肌萎缩等。

■ 腕关节切割、剥离、松解术

　　□ 腕关节被尺桡骨远端至掌骨近端致密的关节囊所包裹，周围有韧带加强，腕关节炎时出现疼痛。

□ 体位:仰卧。

□ 定位:臂内旋,手掌垫高,使肘微屈,在腕部头状骨近心端的凹陷处为进针刀点。

□ 施术方法:用 4 号针刀垂直刺入,切割、松解关节囊并深入关节腔减压。

■ 下尺桡关节切割、剥离、松解术

□ 创伤、损伤、风湿等原因可引起下尺桡关节炎,出现疼痛、麻木。

□ 体位:仰卧位。

□ 定位:臂内旋,手掌垫高,使肘微屈,以尺骨茎突为进针刀点。

□ 施术方法:用 4 号针刀垂直刺入,切割、松解关节囊并深入关节腔减压。

■ 腕管刺激切割松解术

□ 局部解剖:腕管由腕骨的三边和腕横韧带围成,管内有指浅、指深屈肌腱、拇长屈肌腱和正中神经及滋养动脉。

□ 体位:仰卧位,臂内旋,肘微屈腕关节放置在软枕上。

□ 定点:让病人用力握拳屈腕,在掌侧呈现 3 条纵行隆起,其中间为掌长肌腱,桡侧为桡侧腕屈肌腱,尺侧为尺侧腕屈肌腱。

□ 共 4 点:

第 1 点尺侧腕屈肌腱内侧缘,腕横纹远侧。

第 2 点沿尺侧腕屈肌腱内侧缘第 1 点处向远端移 2.5cm。

第 3 点桡侧腕屈肌腱内侧缘腕横纹远侧。

第 4 点沿桡侧腕屈肌腱内侧缘第 3 点处向远侧移 2.5cm。(图 10-2)

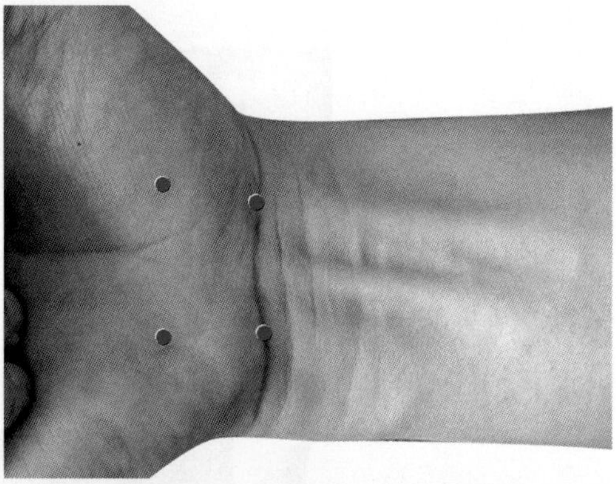

□ 施术方法:在上 4 点平行肌腱走向,分别刺入达皮下,遇韧带为腕横韧带,可切开 2～3 刀,固定针刀深度

图 10-2　腕管刺激术入路图

纵、横摆动针刀,剥离腕屈肌腱和腕横韧带粘连;进针刀必须沿左拇或食指按压处加压分离后刺入,以免损伤动脉和神经。

□ 适应证:屈肌腱活动障碍、腕关节僵硬、疼痛麻木。

■ 髋关节内刺激减压术

□ 局部解剖:髋关节受股神经、闭孔神经、坐骨神经支配,由耻股韧带、髋臼横韧带、髂骨韧带及坐骨韧带加强。

□ 髋关节的血液供应主要来自旋股内外侧动脉、闭孔动脉和股骨滋养动脉。

□ 髂内动脉发出的营养支及臀上动脉的深支还供应髋臼上部和关节囊的上部,臀下动脉的关节支供应髋臼的后下部及其邻近的关节囊。

□ 旋股内、外侧动脉起始于股深动脉,其分支形成吻合并供应股骨颈和股骨头的部分血液。

□ 闭孔动脉的髋臼支分两支:一支供应髋臼软组织;另一支供应股骨头凹的有限区域,故股骨头较股骨颈血运少。这是股骨头易缺血的解剖基础。

□ 体位:仰卧位。

□ 定点:髂前上棘与耻骨结节连线中点下、外各2cm。

□ 施术方法:用3号注射针刀在定位处垂直刺入达关节腔,并切关节囊前壁至针刀有松动感,同时在注射针刀尾端安上5ml注射器抽取,如有积液将其抽出,然后据病人具体情况酌选川芎注射液、玻璃酸钠注射液关节腔内注射。

■ 股骨骨髓减压术

□ 局部解剖:股骨是人体最长最结实的骨,上端有朝内上的股骨头与髋臼相关节。头下外侧的狭细部称股骨颈。颈与体连接处上外侧的方形隆起称大转子,内下方的隆起称小转子。都有肌附着。大小转子之间,在前面有转子间线,在后有转子间嵴,大转子在体表可扪到。

□ 体位:仰卧位。

□ 定点:大转子下1cm处。

□ 施术方法:用2型2号针刀,在定点处朝股骨头方向旋转刺入,穿过骨皮质达骨髓腔。有人提出达骨髓腔后继续向前刺入达对侧骨皮质,但退出针刀时难度较大。

□ 提示:

□ Arlet和Ficat等人提出骨内压增高、骨髓水肿。由于静脉淤血使局部缺血进一步加剧,导致股骨头缺血性坏死进展。

□ 临床证实减压后能迅速缓解症状。

□ 当然对股骨头缺血损伤还应配合髋关节减压术(多由髋关节滑膜炎、关节腔积液、滑膜增厚亦可增加关节囊内压),股内收肌群松解术。

□ 下肢外展35°位,皮牵引4~6周,辨证下的中药治疗等方法都是必要的。

■ 膝关节刺激切割松解术

□ 局部解剖:膝关节由股骨髁、胫骨髁和髌骨构成。伸膝可见股四头肌腱、髌骨、髌韧带的轮廓。髌韧带两侧深面是髌下脂肪垫,当屈膝时该处凹陷处为膝眼,是关节腔穿刺的部位。股四头肌肌腱附着于髌底及两侧缘,向下延伸为髌韧带,止于胫骨粗隆。

□ 体位:仰卧位,膝下垫一圆枕使膝关节放松。

□ 定点:髌韧带的内或外一侧。亦可在股后腘窝中点上刺入。

□ 施术方法:用3号针刀,沿髌骨和股骨髁进针刀达关节腔,摆动针刀加强刺激。在髌韧带压痛明显处,垂直刺入达骨面,如有硬结切割、松解、剥离。

□ 适应证:风湿、类风湿关节炎、创伤性关节炎、膝关节不能伸直、走路跛行。

■ 踝关节内刺激切割松解术

□ 局部解剖:踝关节由胫腓骨远端及距骨滑车组成的屈戌关节。由腓深神经和胫神经支配。主要有三角韧带、距腓前韧带、距腓后韧带、跟腓韧带。

□ 在踝关节内、外髁的前方及跟腱的两旁各有沟状凹陷,当踝关节积液肿胀此凹陷消失。

□ 足背外侧、外髁前方的圆形肌肉隆起足趾背伸明显,是趾短肌腹。

□ 在内髁下一指处的骨隆起是跟骨载距突,它与外髁尖在同一水平。

□ 内髁前3cm处的骨隆起是舟骨结节。

□ 这些肌性和骨性解剖部位均可在皮下触及,不可误诊为异常肿块。

□ 体位:仰卧位,患足中立位。

□ 定点:距骨上方的胫腓关节三角形切迹处。

□ 施术方法:在定位处垂直针刀刺入,穿过皮下组织切开关节囊2~3刀达关节微动,针刀加强刺激,术毕退出针刀,压迫针刀孔。

□ 适应证:踝关节肿胀疼痛及腓深和胫神经的血液供应受影响引起功能活动障碍。

第三节　肌肉、肌腱切割、剥离松解术

■ 冈上肌肌腱松解术

□ 体位:仰卧位,前臂旋前并置于背后。

□ 定位:肩峰前缘下方(肱骨大结节)为进针刀点。

□ 施术方法:左手拇指在定点处用力下压抵骨面,右手持4号针刀紧贴拇指指甲垂直皮肤刺入,刀口线与血管走行平行,达骨面行切割、松解剥离,以病人耐受为度。(图10-3)

□ 适应证:冈上肌劳损或炎症。

■ 冈下肌肌腱松解术

□ 体位:仰卧位,肘关节屈曲90°。

□ 定位:肩峰后角下方(肱骨小结节)为进针刀点。

□ 施术方法:左手拇指在定点处用力下压抵骨面,右手持4号针刀紧贴拇指指甲垂直皮肤刺入,刀口线与血管走行平行,达骨面行切割、松解剥离,以病人耐受为度。(图10-4)

□ 适应证:冈下肌劳损或炎症。

■ 冈下窝刺激切割松解术

□ 体位:坐位或侧卧位。

□ 定点:相当于"天宗穴",在肩部后面肩胛冈下方、冈下窝中央,有明显

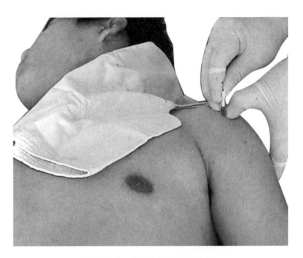

图 10-3　冈上肌腱松解术

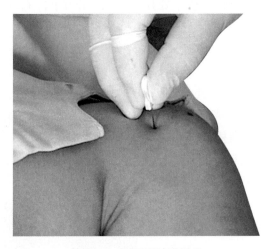

图 10-4　冈下肌腱松解术

压痛。

　　□ 施术方法：在压痛点处，用 4 号针刀垂直皮肤刺入，出现向肩部放射或酸麻胀后，摆动针刀加强刺激，术毕退出针刀，压迫针孔。

　　■ 肩胛下肌肌腱松解术

　　□ 体位：仰卧位，前臂外旋 45°角。

　　□ 定位：喙突外侧肱骨小结节为进针刀点。

　　□ 施术方法：左手拇指在定点处用力下压抵骨面，右手持 4 号针刀紧贴拇指指甲垂直皮肤刺入，刀口线与血管走行平行，达骨面行切割、松解剥离，以病人耐受为度。

　　□ 适应证：肩胛下肌肌腱损伤或炎症、肱二头肌肌腱损伤或炎症。

　　■ 肩胛切迹触激松解术

□ C4、C5、C6 颈神经前支组成的肩胛上神经是臂丛的一个分支,支配冈上肌、冈下肌,其感觉支分布至肩关节周围。因其穿过肩胛切迹处的骨纤维管到达冈上窝,故肩胛切迹常为触激松解点。

□ 体位:仰卧位。

□ 定点:肩胛冈中点上 1.5cm 处,可拍 X 线片做体表标志线。

□ 施术方法:用 3 号针刀,垂直皮肤刺入达冈上窝骨面后,探测肩胛切迹出现明显酸、麻、胀,摆动针刀加强触激,如遇坚韧感可切开 2～3 刀,退出针刀,压迫针刀孔。

□ 适应证:肩关节及肩胛区周围疼痛。

■ 旋肌套松解术

□ 体位:仰卧位,前臂外旋45°角。

□ 定位:肩峰外侧的中点。

□ 施术方法:左手拇指在定点处用力下压抵骨面,右手持 4 号针刀紧贴拇指指甲垂直皮肤刺入,刀口线与血管走行平行,达骨面行切割、松解剥离,以病人耐受为度。(图 10-5)

□ 适应证:冈上肌、冈下肌、肩胛下肌、小圆肌损伤引起的疼痛。

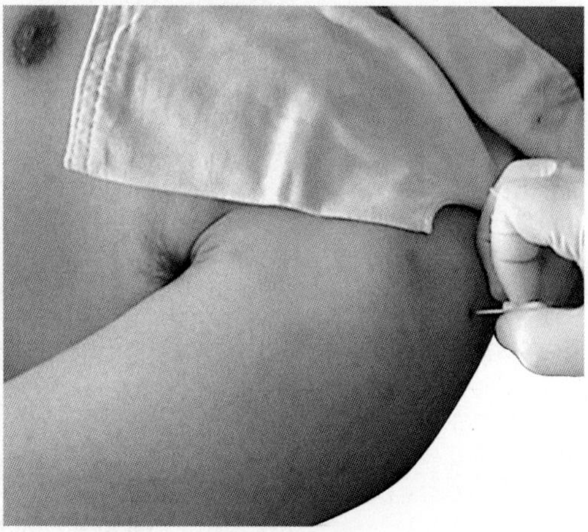

■ 尺侧腕屈肌腱切割松解术

□ 局部解剖:属前臂浅层肌,起自前臂深筋膜,止于豌豆骨,有屈腕、腕内收的作用。

□ 体位:仰卧位。

□ 定点:豌豆骨。

□ 施术方法:用 4 号针刀在定点刺入,切割尺侧腕屈肌及其肌腱,感针刀下松动同时紧张力解除,退出针刀压迫针刀孔。

图 10-5　旋肌套松解手术入路图

□ 适应证:痉挛性脑瘫手指完全伸直腕关节不能伸展。(图 10-6)

■ 桡侧腕屈肌腱切割松解术

□ 局部解剖:属前臂浅层肌,起于肱骨内上髁,止于第 2 掌骨底,有屈肘、屈腕、腕外展的作用。

□ 体位:仰卧位,臂内旋,手掌垫高使肘微屈。

□ 定点:桡骨茎突近端内侧。

□ 施术方法:用 4 号针刀,在定点处垂直刺入,切割挛缩或紧张的桡侧腕屈肌腱。并向近侧沿纵轴切割直至张力解除,退出针刀压迫针刀孔。然后用掌侧短臂夹板保持腕关节中立位 4 周,拆除夹板后做腕关节功能活动。(见尺侧腕屈

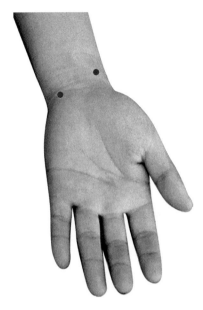

图 10-6　尺、桡侧腕屈肌手术入路图

肌腱切割松解术图，图 10-6）

□ 提示：对掌长肌挛缩可用同样方式进行延长。

□ 适应证：腕关节和手指屈曲畸形。

■ 肩胛下区痛点切割、松解术

□ 肩胛提肌、胸小肌、前锯肌、菱形肌和冈下肌共同加强肩胛骨的稳定性，但这些肌肉均易发生劳损及炎症而出现肩胛骨内缘的疼痛，称为肩肋综合征。

□ 体位：俯卧位。

□ 定位：肩胛下区压痛明显处。

□ 施术方法：左手拇指在定点处用力下压抵骨面，右手持 4 号针刀紧贴拇指指甲垂直皮肤刺入，达骨面行切割、剥离松解，以病人耐受为度。

■ 肱骨外上髁松解术

□ 压痛点在桡侧腕短伸肌腱、腕长伸肌腱在肱骨外上髁的附着点，也可在桡侧腕长伸肌腱行经桡骨头处。

□ 体位：仰卧位。

□ 定位：屈肘，腕部放松，前臂中立位，肱骨外上髁压痛点处。

□ 施术方法：用 4 号针刀垂直刺入达骨面，在骨膜与肌腱附着处切割、松解。（图 10-7）

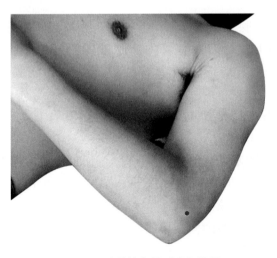

图 10-7　肱骨外上髁手术入路图

□ 适应证：肘关节屈曲畸形、肱骨外上髁炎。

■ 肱骨内上髁松解术

□ 易受损伤的肌腱为桡侧腕屈肌和尺侧腕屈肌。常在肱骨内上髁出现压痛。

□ 体位：仰卧位。

□ 定位：屈肘，腕部放松，前臂外展90°并旋后，肱骨内上髁压痛点处。

□ 施术方法：用4号针刀垂直刺入达骨面，在骨膜与肌腱附着处切割、松解。（图10-8）

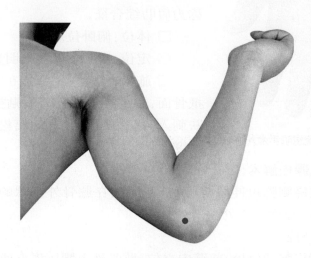

图10-8　肱骨内上髁手术入路图

■ 旋前圆肌起点松解术

□ 体位：仰卧位。

□ 定点：肱骨内上髁。

□ 施术方法：用4号针刀在肱骨内上髁处切割屈肌、旋前圆肌的起点，注意保护正中神经。如肘关节持续屈曲挛缩可切割肱肌的筋膜，术毕退出针刀压迫针刀孔止血。

□ 然后用管型石膏托维持前臂旋后、腕关节和手中立位3周。去除石膏后换背伸位小夹板固定3个月。

■ 旋前圆肌止点切割松解术

□ 局部解剖：旋前圆肌属前臂浅层肌，起自肱骨内上髁，止于桡骨外侧面中部，有屈肘、前臂旋前的作用。

□ 体位：仰卧位。

□ 定点：旋前圆肌止点。

□ 施术方法：用4号针刀，在定点处刺入切割剥离旋前圆肌的止点；切割松解旋前圆肌肌腱，退出针刀压迫针刀孔。术后用管型石膏维持肘关节屈曲45°、

前臂旋后 60°,4 周后拆除石膏,然后夜间使用旋后位夹板 5 个月。(图 10-9)

　　□ 适应证:前臂旋前挛缩。

　　□ 提示:前臂挛缩畸形是痉挛性脑瘫常见的畸形。

　　■ 桡管触激、松解术

　　□ 桡神经的深支受卡压引起肱骨外上髁下方疼痛。

　　□ 体位:仰卧位。

　　□ 定位:屈肘外展 30°～45°,腕部放松,前臂中立位,在肱三头肌的长头与内侧头之间桡神经沟处(肱骨外上髁上方 7～8cm)定进针刀点。

　　□ 施术方法:用 4 号针刀垂直皮肤达肱骨骨面,出现酸、胀后纵、横向摆动针刀加强触激。(图 10-10)

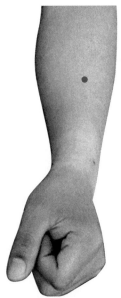

图 10-9　旋前圆肌止点

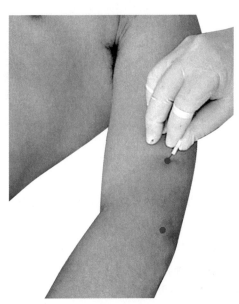

图 10-10　桡管触激术手术入路图

　　■ 耻骨上韧带切割松解术

　　□ 局部解剖:耻骨联合由纤维弹性软骨连接,靠耻骨上韧带和其下方的弓状韧带加强。

　　□ 体位:仰卧位。

　　□ 定点:耻骨联合中心。

　　□ 施术方法:用 4 号针刀,垂直耻骨联合中心刺入,达耻骨联合中心切割松解,感针刀下无束紧感,退出针刀,外敷创可贴。

　　□ 适应证:耻骨上韧带损伤、长期的脊柱侧弯造成的骨盆倾斜及蹒跚步态或局限压痛向大腿内侧放射。

　　■ 梨状肌刺激切割松解术

□ 应用解剖：梨状肌起自 2～4 骶椎前面，止于股骨大转子。

□ 在盆腔内骶骨的外侧及梨状肌的前面，坐骨小切迹下方的梨状肌下孔穿出骨盆的是坐骨神经。故在内旋髋关节时，梨状肌可压迫坐骨神经。

□ 体位：健侧卧位，下肢伸直，患肢屈曲。

□ 定点：大转子上缘与髂后上棘连线中点。（图 10-11）

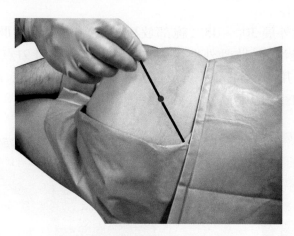

图 10-11　梨状肌刺激切割松解术图

□ 适应证：梨状肌损伤、痉挛、水肿、挛缩、瘢痕、粘连及引起坐骨神经痛的综合症状。

□ 施术方法：用 2 号或 1 号针刀，在梨状肌的粘连、条索、硬结处切割松解，如坐骨神经有卡压，可在梨状肌下缘坐骨神经处触激松解，出现异常感觉后，固定针刀深度，摆动针刀加强触激，靠坐骨神经的逃避反应，使坐骨神经与周围组织得到充分松解，解除卡压。

■ 股内收肌肌腱切割松解术

□ 应用解剖：股内收肌由股薄肌、长收肌、大收肌、短收肌组成；起自坐骨及耻骨，受闭孔神经支配。

□ 故对股内收肌痉挛、疼痛常配合闭孔神经触激术。

□ 体位：仰卧位，患肢外展、外旋。

□ 定点：耻骨联合外 3～4cm 耻骨上方。

□ 施术方法：用 3 号针刀，垂直皮肤刺入，深达骨面刺激切割，针刀有松动感，退出针刀，压迫针刀孔。

■ 阔筋膜切割松解术

□ 局部解剖：大腿的深筋膜为全身最厚的筋膜，附着于髂嵴覆盖臀肌称阔筋膜，呈鞘状包裹大腿诸肌。

□ 阔筋膜的外侧部分因有阔筋膜张肌的腱纤维编入而特别增厚，呈扁带状称髂胫束。

□ 髂胫束向下止于胫骨外侧髁,形成阔筋膜张肌的外鞘。

□ 髂胫束与股骨外侧髁之间有髂胫束滑囊。

□ 体位:侧卧位,患肢在上,并尽力外展。

□ 定点:触按阔筋膜压痛明显点。

□ 施术方法:用 3 号针刀,在压痛点处垂直皮肤刺入深达股骨面,稍退针刀,横行切割松解。

□ 适应证:劳损或外伤引起的髂胫束劳损、髋外侧疼痛并向大腿内侧放射、压痛点明显、活动加重的阔筋膜损伤。

■ 腘绳肌腱切割松解术

□ 局部解剖:位于大腿后面,主要有股二头肌长头起自坐骨结节,短头起自股骨粗线;两头合并后以长腱止于腓骨头。

□ 半腱肌肌腱占肌的一半,起自坐骨结节,止于胫骨上端内侧;

□ 半膜肌在半腱肌的深面起于坐骨结节,止于胫骨内侧髁的后面,受坐骨神经支配有屈膝关节、伸髋关节作用。

□ 体位:俯卧位,按住膝关节让病人尽力屈小腿,找到腘绳肌腱。

□ 定点:膝关节下方肌腱附着点。

□ 施术方法:用 4 号针刀,在肌腱附着点处切割松解粘连的肌腱 2~3 刀。

□ 适应证:腘绳肌肌腱炎或损伤粘连引起的屈膝、伸髋功能障碍。

■ 腘绳肌刺激切割松解术

□ 腘绳肌包括半腱肌、半膜肌、股二头肌。

□ 半腱肌、半膜肌起于坐骨结节,均止于胫骨内侧;

□ 股二头肌:长头起于坐骨结节,短头起于股骨粗线,止于腓骨头。

□ 有屈膝、伸髋作用。

□ 施术方法:用 4 号针刀,在定点处垂直皮肤刺入,切割松解痉挛或挛缩的肌腱组织,退出针刀压迫针刀孔。(图 10-12)

□ 适应证:痉挛性脑瘫、膝关节屈曲畸形。

□ 提示:

□ 首先确定病变部位。

□ 造成膝关节屈曲畸形的常见原因是腘绳肌痉挛、挛缩。

□ 由于脑瘫是大脑损伤所造成的上运动神经元损伤,大脑受影响的

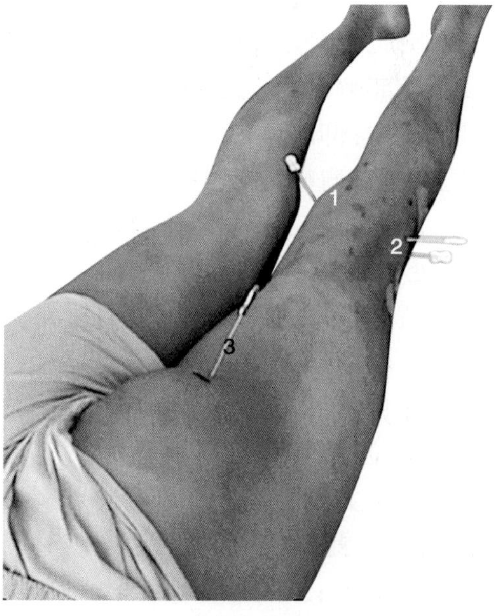

图 10-12　腘绳肌切割松解术图

部位是区域性的,躯体受影响也是区域性的,是控制一群肌肉的神经受到影响,所以治疗时应想到腘绳肌群的痉挛,同时亦应想到股四头肌、腓肠肌、足背屈肌、髋部屈肌和伸肌、外展和内收肌的痉挛,造成膝关节的屈曲畸形。

□ 膝关节屈曲畸形、髋关节屈曲、膝关节伸展受限,多是半腱肌、半膜肌、股二头肌紧张。

□ 如果髋部不内收膝就不能伸直,是股薄肌、半腱肌、半膜肌紧张。

□ 膝关节伸直,踝关节出现马蹄畸形或踝关节背屈出现腓肠肌紧张,说明存在腓肠肌挛缩或痉挛。

□ 膝反屈的原因是腘绳肌的肌力减弱,治疗可切割股薄肌和半腱肌筋膜。

■ 腘肌、腘窝囊肿切割剥离术

□ 局部解剖:在膝关节后方呈菱形。

□ 腘窝的上外侧界为股二头肌。

□ 上内侧界为半腱肌和半膜肌。

□ 下外侧界为腓肠肌外侧头。

□ 下内侧界为腓肠肌内侧头。

□ 腘窝底为膝关节囊。

□ 腘肌斜位于窝底部,起自股骨外侧髁的外侧部分,止于胫骨的比目鱼肌线上的骨面。

□ 体位:俯卧位。

□ 定点:腘窝中线内各 2.5～3cm 腘窝皱襞。

□ 施术方法:用 3 号针刀与腘窝中线呈 45°角刺入,切开滑囊 2～3 刀,并据症切割剥离腘窝诸肌,术毕退出针刀,压迫针刀孔。

■ 旋肌套刺激切割松解术

□ 局部解剖:旋肌套由肩胛下肌、冈上肌、冈下肌、小圆肌肌腱组成。

□ 体位:仰卧位。

□ 定点:肩峰外缘中点。

□ 施术方法:用 4 号针刀,在定点处垂直进针刀达骨面后稍退针刀,在三角肌肌腹处行刺激、切割剥离松解。

□ 适应证:旋肌套内的肌肉损伤。

■ 三角肌下滑囊松解术

□ 体位:仰卧位。

□ 定位:肩峰外缘的中点。

□ 施术方法:用 4 号针刀向肱骨头方向穿过皮肤、皮下组织、肩峰被膜,进入滑囊刺激、剥离并切割、松解。

□ 适应证:三角肌下滑囊炎。

■ 喙突下滑囊松解术

□ 体位:仰卧位。

□ 定位:锁骨中外 1/3 凹陷处下 2.5cm 定为进针刀点。

□ 施术方法:用 4 号针刀在定点处稍向外侧刺入皮下组织达喙突顶点下的滑囊,行切割、剥离松解,以病人耐受为度。

□ 适应证:喙突下滑囊炎。

■ 鹰嘴滑囊松解术

□ 急性损伤或慢性劳损在鹰嘴处出现肿胀及疼痛。

□ 体位:仰卧位。

□ 定位:屈肘,旋后,腕部放松,尺骨鹰嘴压痛处为进针刀点。

□ 施术方法:用 4 号针刀垂直刺入达骨面后,行滑囊切割、松解术。

■ 桡肱滑囊松解术

□ 在肱二头肌与桡骨粗隆之间;外侧有桡肱肌,内侧有旋前圆肌。肘部滑囊炎可出现肿胀,刺激压迫正中神经。

□ 体位:仰卧位。

□ 定位:伸肘,旋后,腕部放松,肱动脉外侧为进针刀点。

□ 施术方法:用 3 号针刀在肘后纹处肱动脉外侧向内向头侧刺入达骨面,出现酸、胀后纵、横向摆动针刀加强刺激。

□ 适应证:肘滑囊肿胀疼痛、正中神经卡压。

■ 桡骨茎突腱鞘内切割、松解术

□ 拇指伸屈肌腱在腱鞘内活动受限并肿胀、疼痛。

□ 体位:仰卧位。

□ 定位:臂内旋,手腕尺侧垫高使肌腱松弛,以桡骨茎突为进针刀点。

□ 施术方法:用 4 号针刀呈 45° 刺入达腱鞘内切割、松解增厚或狭窄的腱鞘。

■ 拇长屈肌腱鞘内切割、松解术

□ 拇长屈肌腱和腱鞘在第 1 掌骨基底部由于各种原因造成的炎症使其腱鞘增厚狭窄,拇指活动受限(弹响指),出现硬结、肿胀、疼痛。

□ 体位:仰卧位。

□ 定位:臂内旋,手背垫高,拇指掌指关节处为进针刀点。

□ 施术方法:用 4 号针刀呈 45° 刺入达腱鞘内切割、松解增厚或狭窄的腱鞘,遇有硬结可行切割、松解。

■ 指浅屈肌腱鞘内切割、松解术

□ 指浅屈肌和腱鞘在掌骨头处可有各种原因造成的炎症使其腱鞘增厚狭窄,患指活动受限,伸屈活动时有响声(弹响指),出现硬结、肿胀、疼痛。

□ 体位:仰卧位。

□ 定位:臂内旋,手背垫高,以患指的掌骨头部为进针刀点。

□ 施术方法：用 4 号针刀呈 45°刺入达腱鞘内切割、松解增厚或狭窄的腱鞘，遇有硬结可行切割、松解。

■ 大粗隆滑囊刺激松解术

□ 应用解剖：臀中肌起自髂骨臀面，肌纤维下行止于大粗隆外侧。在臀中肌肌腱和髂胫束之间有大粗隆滑囊。髂耻隆起位于髂骨与耻骨上支交汇处。腰大肌与其外侧的髂肌共同构成髂腰肌。

□ 体位：健侧侧卧位。

□ 定点：大粗隆中点。

□ 施术方法：用 3 号针刀，在定点处垂直皮肤刺入深达大粗隆，切开至刀下松动感，并摆动针刀加强刺激，术毕退出针刀，压迫针刀孔。

□ 适应证：

□ 大粗隆滑囊炎。

□ 弹响髋，活动髋关节在大粗隆区能听到清晰的弹响声，并有剧烈疼痛为针刀治疗适应证。

□ 引起病理变化主要是髂腰肌肌腱和大粗隆及耻骨隆突处前后移位所致。必要时可行髂腰肌肌腱和耻骨隆突处针刀切割剥离术。

■ 腰大肌滑囊刺激切割松解术

□ 应用解剖：在腰大肌肌腱与股骨颈之间股三角中部的体表投影处。腰大肌起自 T12～L5 横突，止于股骨小粗隆，有屈髋功能。

□ 体位：仰卧位。

□ 定点：股动脉搏动外侧下方 5cm。

□ 施术方法：用 2 号针刀，在定点处向内上方倾斜 45°角刺入，深达股骨颈。针刀刺入在缝匠肌内侧紧贴股神经，故在针刀刺入时，可触及股神经而出现放射性酸麻，此时应微调进针刀方向，达股骨颈后行切割剥离。

□ 适应证：髋关节屈伸功能障碍。

■ 坐骨滑囊刺激切割松解术

□ 局部解剖：坐骨滑囊位于臀大肌与坐骨结节之间。

□ 体位：侧卧位，屈髋屈膝。

□ 定点：坐骨结节。

□ 施术方法：用 3 号针刀，经皮肤刺入达坐骨结节切割松解，有酸麻胀后退出针刀，如出现放射感是坐骨神经受到刺激。

■ 膝部滑囊切割剥离术

□ 局部解剖

□ 髌上滑囊位于髌底上方股四头肌腱深面。

□ 髌前滑囊位置表浅，在皮下组织与髌骨之间。

□ 髌下浅滑囊位于皮下组织与髌韧带之间。

□ 髌下深滑囊位于髌韧带与胫骨之间。

□ 鹅足滑囊位于缝匠肌、股薄肌和半腱肌联合腱与胫骨内侧副韧带之间。

□ 髂胫束滑囊位于髂胫束与股骨外侧髁之间,髂胫束是阔筋膜的加厚部分,向下止于胫骨外侧髁的前面。

□ 体位:仰卧位,膝下垫圆枕使膝关节放松。

□ 定点:

□ 髌上囊:髌骨内侧上缘。

□ 髌前囊:髌骨内侧中点。

□ 髌下浅囊:髌骨中点偏下。

□ 髌下深囊:髌骨下缘的内下方。

□ 在上4囊定点必须有明显压痛。

□ 鹅足囊:让病人用力屈小腿在膝关节可找到鹅足肌腱,该肌腱下方有明显压痛。

□ 髂胫束滑囊:股骨外侧髁上方明显压痛处。

□ 施术方法:均在压痛点进针刀,深达骨面切开剥离2~3刀,退出针刀,压迫针刀孔。

■ 踝关节周围腱鞘刺激切割松解术

□ 内踝部手术入路

□ 体位:仰卧位,髋外旋位。

□ 定点:内踝下缘与跟骨内侧前缘、内踝后缘与跟骨内侧后缘各定1点。

□ 施术方法:用4号针刀先切割剥离内踝下缘和后缘处分裂韧带,针刀刺入达韧带即切开2刀,针刀下有松动感即可。接着在跟骨前后缘切割松解胫后肌、趾长屈肌腱及拇长屈肌腱。术毕退出针刀,压迫针刀孔。

□ 适应证:跗管综合征、胫后肌腱炎、内踝后方痛、跟骨内侧痛。

■ 踝内侧三角韧带切割剥离术

□ 体位:侧卧位。

□ 定点:内踝下缘。

□ 施术方法:

□ 用4号针刀与内踝呈30°角直达内踝下缘,切割松解损伤的韧带,不要刺入关节内,术毕退出针刀,压迫针刀孔。

□ 做踝内、外翻活动还有疼痛说明松解不彻底,可在疼痛区补充治疗。

□ 适应证:踝内侧软组织损伤、疼痛。

■ 跖筋膜切割、松解术

□ 跖筋膜附着于跟骨内侧粗隆,向前分成5束,分别止于各足趾。

□ 体位:俯卧位,足跟向上。

□ 定点:足跟内侧压痛处。

□ 施术方法:用 4 号针刀与跟骨部皮肤呈 60°~70°角向跟骨方向快速刺入,深达骨面,稍提针刀切割剥离至刀下松动感退出针刀,压迫针刀孔。

□ 适应证:跖筋膜损伤。

□ 提示:在足趾部止点如有压痛可同时行针刀切割、松解。

■ 分裂韧带切割、剥离术

□ 分裂韧带介于内踝后下方与跟骨内侧面之间。

□ 体位:仰卧位,大腿外旋,垫稳患足。

□ 定点:

□ 内踝下缘与跟骨内侧面前缘连线上各定一点。

□ 内踝后缘与跟骨内侧面后缘连线上各定一点。

□ 施术方法:用 4 号针刀分别在各定点处快速刺入至皮下切割、剥离韧感的分裂韧带 2~3 刀,退出针刀,压迫止血,创可贴外敷。

□ 适应证:踝管综合征。

■ 距腓前韧带切割剥离术

□ 体位:健侧卧位。

□ 定点:外踝外下方。

□ 施术方法:用 4 号针刀与外踝呈 30°角刺入切割松解距腓前韧带,退出针刀,压迫针刀孔。

□ 适应证:踝关节外侧韧带损伤、痉挛性脑瘫、距腓前韧带挛缩。

第四节　关节腔手术入路

■ 髋关节

□ 前方入路:腹股沟韧带中点的下方及外侧 1cm 处,股动脉稍外侧垂直刺入。(图 10-13)

□ 后方入路:在股骨大转子与髂后下棘之间连线的中、外 1/3 交界点刺入。(图 10-14)

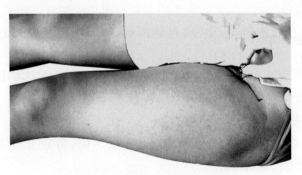

图 10-13　髋关节腔前入路图

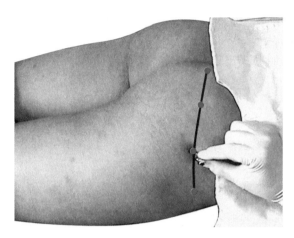

图 10-14　髋关节腔后入路图

■ 膝关节

□ 髌骨侧方入路：膝关节伸直，从髌骨中部之内侧或外侧 1cm 处刺入。（图 10-15）。

□ 髌骨下入路：于髌骨下缘髌韧带两侧刺入。（图 10-16）

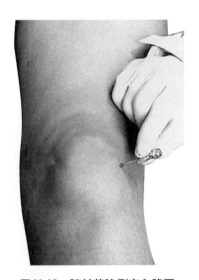

图 10-15　膝关节腔侧方入路图

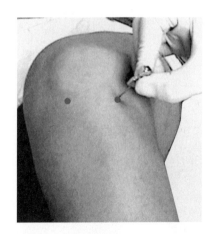

图 10-16　膝关节髌韧带两侧入路图

■ 踝关节

□ 前内侧入路：于胫前肌腱与内踝之间刺入。（图 10-17）

□ 前外侧入路：于伸趾肌腱与外踝之间刺入。（图 10-18）

■ 肩关节

□ 前方入路：肩关节轻度外展、外旋，从肱骨小结节与喙突之间刺入。（图 10-19）

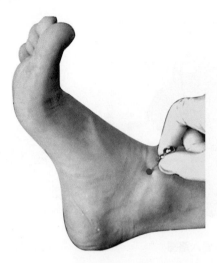

图 10-17　踝关节腔前内侧入路图

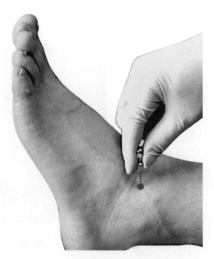

图 10-18　踝关节腔前外侧入路图

□ 侧方入路:病人向健侧侧卧,从肩峰和肱骨头最突起部分之间刺入。(图10-20)

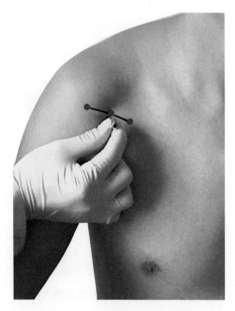

图 10-19　肩关节腔前方入路图

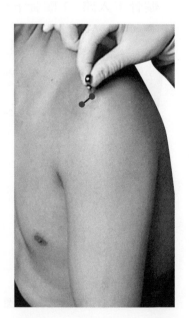

图 10-20　肩关节腔侧方入路图

□ 后方入路:肩关节轻度外展,针刀沿肩峰下方,呈水平方向刺入。(图10-21)

■ 肘关节

□ 肘关节屈曲90°,于肘后尺骨鹰嘴与肱骨外髁之间向前内刺入。(图10-22)

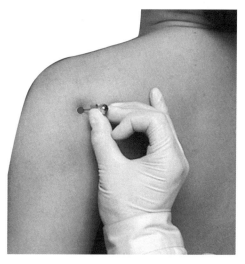
图 10-21　肩关节腔后方入路图

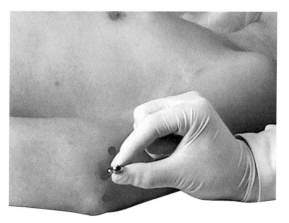
图 10-22　肘关节腔入路图

■ 腕关节

□ 从腕背伸拇长肌腱与食指固有伸肌腱之间刺入。（图 10-23）

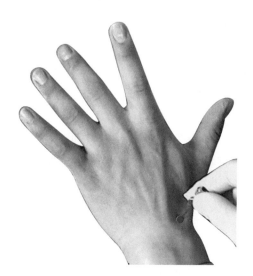

图 10-23　腕关节腔入路图

第十一章

针刀治疗中的具体问题

一、压痛点提示治疗的一般规律

■ 局部疼痛,按压有明显痛点。这时应鉴别按压后是疼痛较甚还是疼痛消失。

□ 前者属实,可针刀并用。

□ 后者属虚,采用针刀的针的作用给予刺激。

■ 压痛明显处往往同时伴有肌痉挛,应注意与条索物区分。不可过多地切开肌纤维,更不可将肌痉挛作为条索物切开。

■ 压痛点与经按压压痛消失点,前者多在肌肉的起点,而后者在肌肉的止点。这是一般规律,但亦有特殊情况。如网球肘病人,常在肱三头肌外侧头肌腹点和肱桡肌起点按压疼痛消失。冈上肌肌腱炎在肱骨大结节周围的疼痛,在冈上肌的起点上按压疼痛消失。股骨头无菌坏死在髋及大腿根部压痛,在腹前线肋下缘按压疼痛消失。

■ 针刀在刺激皮肤的瞬间可有轻微疼痛,当深入到病变部位应是麻、酸、胀感。如仍有疼痛,说明误刺正常组织,应退出针刀,改变位置重新刺入。

■ 压痛点即是治疗点。有时其治疗点(范围)较大。可退出针刀,再行刺入以增加治疗范围。禁用一针刀孔内向其周围横、纵切割或提插增加刺激量。尤其是深部组织。

■ 病人清楚地诉说某部位平时疼痛。按压其部位痛甚,可行针刀治疗。

■ 平时不痛,按压疼痛,可行针刀治疗。

■ 平时即感疼痛,按压疼痛,并有轻松感,可行针刀治疗。

■ 平时疼痛,按压后酸、胀,可行针刀治疗。

■ 平时疼痛按压时皆是痛点,没有重点,面积较大。其治疗范围要大,可行密集针刀治疗。

■ 平时有广泛性疼痛,按压没有明显痛点,不可行针刀治疗。

■ 平时不痛,按压后在该部位产生放射痛或麻木,可在按压产生放射痛或麻木点行针刀刺激。

■ 在肌肉或肌腱起点上有压痛,往往在其止点亦有压痛,可同时给予治疗。

■ 压痛点的大与小亦即治疗范围的大小不应局限于一压痛点一针刀。病变范围较大可行多针刀多点治疗。但不允许在一针刀孔内行多部位的反复提插,以免损伤神经、血管。

■ 平时酸胀,按压酸胀明显,可行针刀治疗。

■ 平时酸胀,面积广泛,按压后症状缓解或减轻,针刀治疗效果较差。中医辨证属气虚血亏,在辩证的基础上用益气补血之剂起效较好。

■ 大多数情况下压痛最明显的部位就是病变部位。但亦不尽然,腰突症先腰痛后腿痛,在只有腿痛没有腰痛时也必须注重腰部的触诊,按压寻找病变部位,在病变椎体的下位椎体同时在脐下两侧腹直肌上多有压痛点。

■ 颈椎病应注意有无肢体麻木、疼痛是放射痛还是局部压痛。疼痛部位多在背部、肩胛部和前胸处。触按可查及敏感压痛点。

■ 膝关节病变除膝关节周围疼痛外,压痛多在腰部、髋部。触诊可查及压痛点。

二、定 位 方 法

□ X 线金属标记线体表定位,这是笔者原创、首次公开发表的精细的解剖定位方法。保证在盲视状态下,触激神经而不致神经损伤或精确地对病变组织施术,减少了损伤健康组织的可能。

□ 体表定位,体内解剖结构在体表投影位置,依靠肌性或骨性标志定位。

□ 立体定位,掌握机体的立体结构、解剖层次,避免穿越或不及病变部位。

□ 动态定位,掌握强迫体位或畸形等非标准体位下的解剖结构。

三、治 疗 方 法

□ 针刀闭合松解术
□ 针刀经皮脊神经触激术
□ 针刀经皮交感神经触激术
□ 针刀经皮臂、腰丛神经触激术
□ 针刀经皮神经干触激术
□ 针刀闭合切割松解术
□ 针刀闭合松动术
□ 针刀闭合延长术
□ 针刀闭合减压术

□ 针刀闭合切开术
□ 针刀闭合刺激术
□ 针刀闭合刺激松解术

四、加压分离及进针刀法

■ 刺激术、触激术

□ 刺激术是指针刀在神经血管壁周围及病变软组织处刺激松解的治疗手段。

□ 触激术是指针刀触及神经、血管而产生应激反应。

■ 用拇指或食指在定点处按压使神经或血管分离,针刀紧贴指甲刺入至病变组织。

■ 而不是用针刀加压分离压出凹陷后再刺入。

□ 针刀快时稍加压即可刺入起不到分离作用。

□ 针刀钝时待出现凹陷时常会感到疼痛难忍。

■ 进针刀法

是指将针刀刺入定点处的方法。要求准确、安全、顺利、无痛地作用于定点(病变处)。

□ 加压:

□ 左手拇指或食指在病变处按压。

□ 固定施术部位皮肤。

□ 针刀沿指甲刺入有所依附。

□ 避免或减轻刺入时的疼痛。

□ 按压可使神经血管避开刀锋,从而避免或减少刺伤神经血管的可能。

□ 退出针刀后,稍移动加压点可直接压迫针孔,以达止血目的。

□ 指切进针刀法:用左手拇指或食指端切压痛点,右手持针刀紧贴左手指甲将针刀刺入。此法适用于韧带、病变表浅部位或骨关节周围。

□ 舒展进针刀法:用左手拇、食指将定点部位的皮肤向两侧展开,使皮肤绷紧,右手持针刀,使针刀从左手拇、食指之间刺入。此法适用于老年人及皮肤松弛部位。

五、针刀钝好还是锋利好

■ 要看具体用途,当针刀用于切割作用时针刀锋利能较好切断变性的肌纤维、肌腱、韧带等组织,必须用锋利的针刀。

■ 当用于神经鞘膜、血管壁刺激术时针刀钝些好。因过于锋利的针刀可损伤神经鞘膜、血管壁,术前可将其锐角修磨。

六、关于麻醉的问题

■ 正确的操作,加压分离后在病变处施术,是酸、麻、胀的感觉,病人不会因针刀刺入而感觉疼痛。同时针刀刺入还具有疏通经络作用。故在针刀施术前忌用麻醉及一切镇痛液。

■ 针刀术后在原施术点注射镇痛液是为了减轻创伤、促进炎症吸收、营养受损伤的神经。

■ 针刀术前用麻醉或镇痛液都有造成神经、血管损伤的可能。但是有些人不能掌握确切病灶点或对压痛点病变性质不明确,术前注射麻醉药或镇痛液,而后将针刀插入,有用"针刀作秀之嫌"。

七、重视原发病因和继发症状的处理

■ 病因在腰部的脊神经受压而腰部常无明显的压痛,常在下肢出现各种不同的症状。原发病因治疗应在腰部行脊神经触激术。

■ 继发症状的治疗可在臀部、下肢部或肌肉失营养萎缩的部位进行针刀切割或刺激。

■ 类风湿性关节炎时针刀切割变性关节囊、韧带等组织,可减轻症状,但其原发病因治疗必须配合相应的药物。

八、针刀医学与影像学

■ 临床检查出的阳性体征是针刀诊断治疗的主要依据。

□ 不能将影像诊断作为针刀医学的诊断。

□ 不能用影像诊断作为针刀治疗和治愈标准的依据。

■ 针刀医学借用影像学选择针刀适应证或提示针刀治疗的部位。

□ 椎间盘突出影像可显示神经根的受压与周围组织的粘连情况。通过针刀对神经根鞘膜的触激,依靠神经根反射、应激反应与周围组织粘连分离,解除神经根的粘连或压迫,以达到治疗目的,而不是在影像直视下用针刀剥离神经根与周围粘连。

□ 影像学诊断椎间盘突出并不等同于椎间盘突出症,有突出无症状无需治疗。

□ 椎间盘突出症临床治愈标准应以临床症状、体征的消除为基准,而不应依影像上髓核还纳或缺如为基准。

■ 腰腿痛病因繁多,即使影像有突出改变也不一定是椎间盘突出引起,其突出部位必须和症状、临床体征、侧别、节段一致方可诊断椎间盘突出症。

九、痛点与骨面

■ 针刀治疗疾病主要依靠刀对变性肌肉起止处的切割松解或对张力高、压力大病变处的减压;针的触激主要作用于神经鞘膜、血管壁及无张力处的刺激、激活、兴奋周围组织。故不能只寻找压痛点治疗。

□ 人体的肌肉层次不同,损伤的病变部位层次不同,对一些部位的治疗针刀无需达到骨面。

□ 痛点未必都在骨面,在压痛点行针刀刺激术必须达骨面是误导。

■ 针刀达骨面目的有时是作为骨性标志。

□ 在治疗腰三横突综合征时,针刀深达腰三横突骨面再划向横突尖部,这样容易掌握进针刀深度。

□ 一些深层肌、韧带的起止点在骨面可达骨面切割松解,但应注意保护骨膜。

■ 中层肌肉纤维组织的挛缩。

□ 针刀切割松解挛缩变性的肌纤维或筋膜或作用于筋膜肥厚切开减压不需达骨面。

□ 皮神经受损更没有达骨面之必要,达骨面只能损伤正常的组织。

十、调 节 平 衡

■ 能量释放

局部张力大、压痛明显,常是因为软组织损伤后代谢物质的积聚,引起循环通道阻塞所致,不通则痛。针刀对病灶的切割松解,出现酸麻胀的感觉,这就是能量释放现象。

■ 能量补充

慢性损伤性疾病或神经系统疾病引起的局部微循环障碍,表现麻木、肌萎缩、无力或功能不全,这是能量不足。采用的针刀的刺激松解,增强了局部血流供应,起到了能量补充作用(具体内容参看笔者的《针刀医学研究方向》)。

■ 调节力平衡

□ 正常人体内、外环境均处在相对平衡状态,当平衡遇到破坏人体就会产生相应的疾病。

□ 无论内因或外因均可造成脊柱软组织损伤,产生变性、粘连、挛缩、瘢痕,牵拉。关节周围或椎管处的力平衡系统就会被破坏,造成骨关节疾病、椎管狭窄,"筋伤骨必动"。

□ 关节的错位影响到周围软组织,"骨动筋必伤",造成紧张、痉挛、粘连、挛缩。治疗上解决软组织的问题,骨关节疾病或椎管狭窄所致的症状亦就迎刃而解。

□ 针刀切割松解剥离刺激、兴奋变性的软组织,解除了拉应力,恢复了相对平衡状态,从根本达到治疗目的(具体可参看笔者《软组织损伤与疼痛》一文)。

■ 调节体液平衡

□ 对类风湿性关节炎关节肿胀疼痛用针刀切开关节囊,关节囊内的渗出液就会迅速地流出排到关节囊外。针刀起到了疏通体液潴留和促进体液回流的体液平衡作用。

□ 对损伤或劳损引起的一些腱鞘不能正常分泌滑液,筋膜所分泌的体液不能正常排放。关节囊内滑液不能正常供应,引起肌肉腱鞘之间的相对运动阻滞,筋膜和相邻肌肉之间的相对运动受到影响,关节屈伸功能障碍。用针刀对腱鞘、筋膜、关节囊的相关部位进行适当剥离疏通,就会使腱鞘、筋膜、关节囊的体液回流得到恢复,症状亦会随之消失。

下 篇

疾病针刀治疗

第十二章

颈 胸 部

第一节 概　　述

■ 各种急、慢性软组织损伤,逐渐导致筋伤骨动,颈椎间隙变窄。

■ 椎间韧带损伤、松弛,造成椎体失稳等为主要的发病因素。

■ 颈椎管的先天性发育性狭窄与畸形为发病基础。

□ 影像所见　突出多在 C3/4、C4/5、C5/6、C6/7,突出物较小、神经根受压不明显。

□ 根性症状(臂痛或麻木)少见。

□ 表现复杂多变,可有枕神经、耳神经、血管功能障碍、偏头痛、眼胀肿,多有自主神经受累。

□ 脊髓受损多见,出现病理症、反射亢进,步态不稳,甚至截瘫、偏瘫、交叉瘫、三肢瘫、高位四肢瘫。

□ 向后突出压迫硬膜囊和脊髓疼痛不明显,但可致肢体瘫痪。支配下肢的锥体束分布于脊髓浅层,故首先受压,渐至上肢瘫。支配上肢锥体束分布于脊髓的深层。

第二节 颈 椎 病

■ 颈型颈椎病

□ 颈椎局部内外平衡失调及颈肌防御性痉挛,刺激分布于后纵韧带及两侧

287

根袖处的颈椎神经末梢而出现颈部突然疼痛、不适、颈部僵硬,向一侧偏斜,双肩有沉重感及上肢感觉异常。颈肌紧张,在颈部有相应的压痛点。

□ X 线平片可见颈椎生理弯曲变直,有轻、中度颈椎退变征象,可见有项韧带钙化影。

□ 针刀治疗:

□ 定点:依据 X 线平片标志线体表定点。

□ 施术方法:病变椎体上、下棘突间及其旁开各 1.5~2cm 处。切割松解粘连、肥厚、变性的棘突间韧带及横突间肌、横突间韧带。

□ 提示:针刀垂直于横突后结节外侧面紧贴骨面施术,不可刺过骨面。

■ 神经根型颈椎病

□ 根性痛和根性肌力障碍为特点。

□ 一侧颈肩上肢反复发作的疼痛、麻木,仰头、咳嗽时加重,常因劳累、寒冷诱发。

□ 手指麻木、活动欠灵活,可见大小鱼际肌及骨间肌萎缩。

□ 患椎棘间及椎旁有压痛,并向上肢放射。早期腱反射活跃,中、后期则减退或消失。

□ X 线示颈椎生理弯曲消失、椎间孔狭窄、椎间隙变窄、椎体前、后缘骨质增生。

□ 牵拉试验和椎间孔挤压试验常为阳性。

□ 针刀治疗:

□ 颈部软组织松解术同颈型颈椎病。

□ 见臂丛神经触激术。

■ 脊髓型颈椎病

□ 脱出的椎间盘或骨刺在外因作用下造成肌痉挛压迫或刺激脊髓。

□ 脊髓的血管受压造成脊髓缺血。

□ 椎体不稳刺激局部交感神经,反射性引起脊髓血管痉挛,致使脊髓供血不足。

□ 多具有先天或发育性颈椎管狭窄。

□ 自远端至近端发展的四肢麻木、无力、双腿发紧、跛行、步态笨拙及束胸感。

□ 晚期出现痉挛性瘫痪。

□ 病程较长及缓慢进行性为特点。

□ 肢体远端有不规则感觉障碍区,肌萎缩,肌张力高,腱反射早期亢进,后期减弱或消失,可出现病理反射。

□ X 线示病变节段椎间隙变窄,椎体前后缘明显骨质增生。

□ CT 或 MRI 可见颈椎管矢状径缩小。

□ 针刀治疗:

□ 椎管外软组织切割松解术,切割松解粘连、肥厚、变性的棘突间韧带及横突间肌、横突间韧带。

　　□ 腰脊神经触激术,解除下肢痉挛状态。

　　□ 臂丛神经触激术,解除上肢麻木等症状。

　　□ 触激松解相应神经节、干、丛。

■ 椎动脉型颈椎病

　　□ 颈椎钩椎关节增生及椎体不稳致钩椎关节松动,横突孔出现移位而刺激或压迫椎动脉,导致痉挛狭窄或扭曲。

　　□ 椎动脉周围的交感神经受刺激及椎动脉本身硬化退变亦为引起椎-基动脉供血不足的重要因素。

　　□ 头痛、头晕、视觉障碍、耳鸣、耳聋、恶心、呕吐,可伴有颈部疼痛等其他各型颈椎病的症状。

　　□ 在突然转动头颈部时可能发生发作性猝倒,倒地后体位改变则立即清醒。

　　□ 在乳突尖和枢椎棘突连线中外 1/3 交界处的下方及胸锁乳突肌后缘的后方压痛,椎间孔挤压试验、旋颈试验阳性。

　　□ X 线示钩椎关节增生、椎间孔狭小,椎动脉造影可发现椎动脉狭小扭曲。

　　□ B 超示椎-基动脉供血不足。

　　□ 针刀治疗:

　　□ 颈交感神经触激术。

　　□ 针刀切割分离粘连的纤维组织和筋膜硬结、棘突间的压痛点。

■ 交感型颈椎病

　　□ 颈椎软组织损伤粘连、牵拉或已形成的骨刺在外因作用下造成的肌痉挛直接压迫或刺激了颈椎旁的交感神经,产生了自主神经功能紊乱的症状。

　　□ 颈肩部深在弥散的钝痛。

　　□ 眩晕、头痛、上肢发凉、发绀、水肿、汗腺分泌异常。

　　□ 心律失常、心前区疼痛。

　　□ 颈性心绞痛,与颈部活动相关的持续性钝痛,服硝酸甘油等扩冠脉药不能缓解,心电图检查无心肌缺血改变。

　　□ 颈肩部肌肉肌腱广泛压痛,但并不沿周围神经干的径路传导。

　　□ 皮肤有界限模糊的痛觉过敏带。

　　□ X 线示颈椎或上位胸椎退行性变。

　　□ 在临床上可同时患有两种以上类型的颈椎病,神经根、脊髓、椎动脉及颈交感神经受刺激或压迫。

　　□ 针刀治疗:

　　□ 针刀切割分离粘连的纤维组织和筋膜硬结、棘突间的压痛点。

　　□ 针刀触激松解相应神经节、干、丛。

　　□ 星状神经节触激术。

■ 颈、肩肌筋膜炎

□ 颈、肩、背部软组织急性损伤或长期慢性劳损后可使肌肉、筋膜、韧带、关节囊、骨膜、脂肪、肌腱等产生不同程度的无菌性炎症反应,刺激肌肉产生持久的收缩状态,出现肌紧张、疼痛。

□ 肌肉长期痉挛造成局部软组织血管痉挛,肌肉和筋膜供血不足,营养障碍。

□ 颈肩背部广泛疼痛酸胀沉重感、麻木感、僵硬、活动受限,可向后头部及上臂放散。

□ 疼痛呈持续性,可因感染、疲劳、受凉、受潮等因素而加重。

□ 颈部肌紧张,压痛点常在棘突及棘突旁斜方肌、菱形肌等,压痛局限,不沿神经走行放散。

□ 发病缓慢,病程较长。

□ X 线多为阴性结果。

□ 鉴别诊断

□ 颈型颈椎病:X 线平片有骨质增生。

□ 肩周炎:有肩关节活动受限。且疼痛与压痛点限于肩关节周围。

□ 针刀治疗:取棘突及棘突旁、斜方肌、菱形肌压痛点。

■ 环枕后膜挛缩

□ 眩晕、头痛。

□ C1 横突、上项线有明显压痛。

□ 相当于"风池"穴有压痛。

□ 在头后仰或抗阻力主动前屈时症状加重。

□ 鉴别诊断:

□ 椎动脉型颈椎病是在旋转颈部时眩晕加重。

□ 该病是在点头时眩晕症状加重。

□ 针刀治疗:

□ 进针刀点在项部后正中线上,枕骨下方或第 1 颈椎横突。

□ 经皮肤、筋膜、项韧带达环枕后膜。

□ 达环枕后膜时有阻挡感要绝对终止进针刀深度,小幅度横向剥离。

□ 提示:

□ 阻力消失时说明针刀已穿过环枕后膜将进入小脑延髓池。

□ 应特别注意进针刀时的手感,以免损伤延髓。

□ 必要时在影像指导下施术。

□ 有熟练操作技术和把握方可开展该手术入路。(图 12-1)

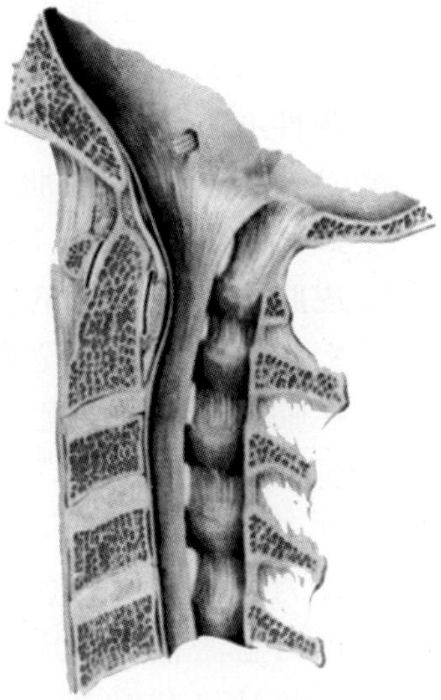

图 12-1 环枕后膜解剖示意图

第三节 胸 椎 病

交感神经低级中枢在胸髓侧角。因外伤、扭伤（椎间关节错位）或受寒冷（在原有骨质增生、韧带钙化或突出膨出的基础上）产生肌痉挛或软组织的粘连。造成脊髓和交感神经（节前纤维）刺激或压迫，出现背肌痛。或随损害阶段的不同，常出现相应的内脏功能障碍。如 T1～T5 可见冠状动脉痉挛、早搏、房室传导阻滞，甚至可见心绞痛；T5～T8 见消化系统疾病、胰岛分泌障碍等。

第四节 2型糖尿病

■ 2 型糖尿病本属内科疾病，然在临床中多是在针刀科疼痛科诊治颈胸软组织损伤疼痛时发现该病，X 线片多有胸椎骨关节改变。故将该病在此介绍。

■ 糖尿病不是唯一病因所致的单一疾病，而是复合病因的综合征。那么治疗上单纯靠西药降低或控制血糖维持病情显然不足。通过临床观察对 2 型糖尿病，胰岛素抵抗（机体对一定量的胰岛素的生物学反应低于预计正常水平的一种现象）和胰岛素分泌缺陷，用针刀刺激、松解；中药辨正固本治疗，在治疗早期配合西药降糖药物，逐渐递减药量，最终据病情而停用。

□ 对依赖降糖药物血糖不能降至正常的 2 型糖尿病病人加用针刀疗法。

□ 辨证施治用中药，渐停西药。

■ 针刀治疗

□ 刀的作用，在 T5～T8 处触摸到结节、条索状物或压痛点处进行切割、松解（此处往往有外伤、脊椎关节错位、或压缩性骨折、骨质退行性改变）。术毕，配合相应的整脊手法。

□ 针的作用，强化刺激，据其临床症状，辨证取穴。

□ 膈俞：T7 棘突下，两侧旁开 3.5～5cm，与肩胛下角平齐。

□ 脾俞：T11 棘突下两侧旁开 3.5～5cm。

□ 胃俞：T12 棘突下、双侧旁开 3.5～5cm。

□ 肾俞：L2 棘突下旁开 3.5～5cm。

□ 三阴交：小腿内侧足内踝上 10cm，胫骨内侧后缘处。

□ 阴陵泉：小腿内侧胫骨内侧髁下缘凹陷中，胫骨后缘和腓肠肌之间。

□ 足三里：胫骨前肌和趾长伸肌之间。

□ 针刀的切割松解和穴位的刺激在治疗中并举，每隔 5～7 日 1 次，5 次为一个疗程。

■ 中药治疗　遵循四诊八纲辨证施治的原则，坚持辨证与辨病相结合。在辨证的基础上要重视血糖、尿糖、酮体、血脂、血清微量元素的检验。对症状消除、血糖仍高，在组方选药的基础上可加用有降糖作用的中药以提高疗效。

■ 糖尿病在中医学属消渴病范畴，归于燥病类，其病津枯气亏，寒热杂呈。故而很难制定一病一方。概其要者基本方有三，仍需观其脉证、知犯何逆，随证治之。

□ 多食而渴，身形盛状，热扰阳明，在经宜用"人参白虎汤"，在腑尿多便干用"麻子仁丸"。

□ 糖尿病日久气津两伤，神疲气怯，脾运受阻，两补太阴，健脾益肺用"参苓白术散"主之。

□ 对体形肥胖常以脾虚与痰湿兼见，以"二陈汤""六君子汤"加减。

□ 糖尿病经治疗症状消除、化验血糖、尿糖异常，宗名医施今墨先生药用：黄芪配山药、苍术配玄参，血糖不降加人参、尿糖不降加天花粉。

□ 采用针刀治疗时，对其原用西药种类、剂量进行调整，逐渐递减药量。

一、有关诊断问题

■ 糖尿病的代谢紊乱主要是由于胰岛素生物活性或其效应绝对或相对不足。

□ 从经治的病例观察"三多一少"症状在临床上是一个很短暂的时期。

□ 临床有相当一部分是因为各种不同的疾病而就诊，经化验后发现高血糖。

□ 尤其是一些中老年人以骨质疏松、骨质增生就诊时发现糖尿病。

■ 门诊以反应性低血糖而就诊者并不少见，尤其是 2 型糖尿病病人，进食后胰岛素分泌高峰延迟，餐后 3～5 小时血浆胰岛素水平不适当地升高，可引起反应性低血糖，往往是糖尿病首发表现，应以高度重视。

■ 糖尿病神经病变，门诊有相当一部分病人以感觉神经、运动神经、自主神经的受累为主诉，从而出现各种各样的临床症状，应注意血糖的检查。

二、治 疗 机 制

■ 针刀治疗机制

□ 由于外伤、脊椎关节错位、滑脱或压缩性骨折、退行性改变的骨性压迫、软组织损伤粘连，损害了脊髓及周围神经，同时可致交感神经节前纤维脱髓鞘，引起自主神经功能紊乱，发生胰岛血液循环障碍及分泌紊乱。

□ 针刀切割、松解相应的棘间韧带、椎旁软组织的粘连，解除了骨性压迫刺激，以及交感神经低级中枢和节前纤维的损伤。纠正了自主神经功能紊乱及内分泌紊乱。改善了胰岛血液循环，从而根本上起到了降低血糖的作用。

□ 针刀刺激了体内相应的自主神经、迷走神经，由于迷走神经的兴奋从而激发了胰岛系统的重新调节,增加了胰岛素的分泌能力。

三、中 药 治 疗

■ 由于现代生活、工作条件的改善,多食肥甘而活动量减少,临床多呈现出"脾气虚"、"脾阴虚"、"脾湿"的症候。

■ 有相当一部分病人在检查其他疾病时经化验得知患有糖尿病,经西药降糖药物的非正规治疗,病情迁延甚至出现严重的糖尿病并发症。

□ 这部分病人其主要病机是脾虚、痰湿,而且痰湿始终贯穿在糖尿病治疗过程中。在治疗上主张补益脾气,以促进机体对各种营养物质的利用,促使机体胰岛素的分泌,以恢复血糖自稳调节。

□ 依此思路在辨证施治基础上,选用促进胰岛分泌的中药,如:黄芪、太子参、白术、鸡内金等。

□ 湿邪在糖尿病病机中具有普遍性,糖尿病的难愈与黏腻濡滞的湿邪之毒深蕴于体内有关,临证中必须解决好滋阴药物与利湿药物的辩证关系。

■ 糖尿病的血瘀症,多见于糖尿病的并发症,眼底病变、神经病变、肾小球动脉硬化等,治疗上活血化瘀药物不可疏忽。

■ 针刀术后降糖西药的应用

□ 糖尿病病史长,多有器质性损害,功能恢复需一定时间和过程,已服用多年的降糖药物不能突然的停下来,待针刀和中药治疗发挥作用,随着胰腺功能的修复逐渐减少种类、减少剂量。其用药剂量掌握在治疗前的 2/3 量,日后随病情的变化逐渐减量,待胰岛素的生物效应得以增强,外周组织对胰岛素的增加,机体对胰岛素的抵抗改善后最终停用。

□ 在治疗期间对其原用降糖药物必须减少用量。注意观察血糖变化,避免出现低血糖现象。

【典型病例】 郭某,男,59 岁,冠县北陶乡干部。糖尿病史 5 年,长期不间断服用优降糖 2.5mg,3 次/日,降糖灵 25mg,3 次/日,间断服用中药汤剂(药不详),血糖在 9.5 ~ 12.5mmol/L,尿糖(+)~(++++)间波动。于 1996 年 4 月 7 日接受针刀疗法治疗。查体:体型较胖,面色赤红,BP 150/98mmHg(20/13kPa),T8 ~ T12 触及不规则条索物且压痛明显,X 片示:T11 ~ T12 见有压缩性骨折。即日采用针刀闭合松解术,松解 T8 ~ T10 棘间韧带、横突间肌、椎旁软组织。并据证口服金匮肾气汤加减。经一个疗程治疗,病人在家自行检测小便尿糖转阴,自停降糖西药。10 天后再次自测小便尿糖(++),随即来诊,查背部仍有压痛点,在压痛处行针刀松解术并配合相应整脊手法,中药继用,西药减量优降糖 2.5mg,2 次/日,降糖灵 25mg,1 次/日。7 天后来院查尿糖阴性,血糖 7.8mmol/L。继减优降糖 2.5mg,1 次/日,停用降糖灵,中药继用。1 个月后复查尿糖阴性,血糖 5.7mmol/L。嘱其停用西药降糖药,据证配制中药胶囊以善其后。3 个月后来院复查,血糖5.9mmol/L。尿糖阴性,停用一切治疗。经3年随访病情稳定,身体健康。

附　糖尿病妊娠

■ 妊娠糖尿病　是指在怀孕期间发生的糖尿病,先怀孕,然后发生糖尿病。

■ 糖尿病妊娠　是指妇女在怀孕前已经发生糖尿病。

■ 胎儿的生长发育在很大程度上取决于母体和胎盘的功能。

□ 母体将必须营养的物质葡萄糖、脂肪、蛋白质等,尤其是葡萄糖、通过胎盘输送给胎儿。

□ 患糖尿病的孕妇可致胎儿高血糖,由于胎儿高血糖刺激 β 细胞增长产生过多胰岛素,它可促进葡萄糖的利用,增加糖原合成,降低脂肪分解及促进蛋白质的合成,因此胎儿过度生长产生巨大儿。

【典型病例】刘某,女,30岁,山东冠县王曲村人。因糖尿病妊娠于2001年2月来院。病人于1997年结婚,3年内连续两次足月顺产巨大儿,均在产后10日内死亡,曾在当地医院就诊测血糖为11.10mmol/L并行糖尿病治疗但无效,遂转来我科。诊断为糖尿病妊娠。经针刀闭合刺激术、配合中草药治疗,血糖控制在5.7~6.1mmol/L内。治疗半年后再次怀孕,2002年8月顺产一健康男婴,随访母婴身体健康。

第五节　男性乳房发育症

■ 新生儿乳房增大,多在1周内消退。

■ 青春期男性可有单侧或双侧乳房增大,多为双侧,乳晕处隆起,以乳头为中心,其下可扪及圆盘状发育肥大的乳腺组织,边界清楚,与周围组织不粘连,可有胀痛压痛及溢乳,有的伴有性功能减退、无睾丸症和男性假两性畸形。约数月或数年后消退。(图12-2)

■ 对持续多年不消退并逐渐增大影响男性美观,引起精神负担者可行针刀治疗。

■ 排除睾丸绒毛膜上皮癌、睾丸间质瘤、自身免疫性疾病。

■ 对甲状腺功能亢进症、严重肝功能不全等必须采取病因治疗。

■ 针刀治疗:

□ 定点与方法:

□ 两侧乳腺肿块中央压痛明显

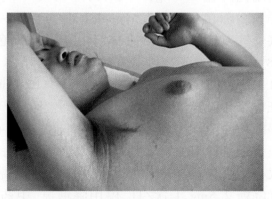

图12-2　男性乳房发育症视诊

处,左手拇指按压乳腺肿块使之不再滑动,右手持 4 号针刀沿左手拇指指甲加压刺入深达肋骨骨面纵向通透分离。

　　□ 两乳头连线的中点,用 4 号针刀垂直皮肤刺入达骨面横向剥离。背部定点在肩胛骨上缘与斜方肌扪得凹陷处。(图 12-3)

　　□ 肩胛骨冈下窝的中央处。

　　□ 第 8~9 胸椎棘突连线中点旁开 1.5~2cm 处。

　　□ T12~L1 连线中点旁开 4.5~5cm 处。

　　□ 均垂直皮肤刺入,出现麻胀酸感觉终止进针刀,横向摆动针刀加强刺激。(图 12-4)

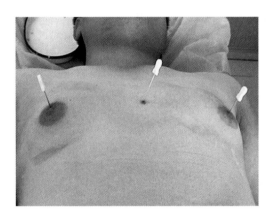
图 12-3　男性乳房发育前胸部针刀治疗

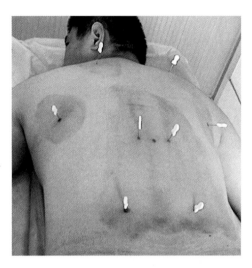
图 12-4　男性乳房发育症后背部针刀治疗

腰 腿 髋 部

第一节　腰椎间盘突出、脱出症

■ 影像所见突出多在 L4～5、L5～S1,突出物较大,神经根受压明显。

■ 根性症状(腿痛或窜麻)占绝大多数且症状明显,疼痛剧烈。

■ 脊髓受压症状很少出现(在 L2 以下不见脊髓)。在少数较久病例中可出现血管症状,发凉怕冷。

■ 向后突出压迫的是马尾神经疼痛明显,瘫痪少见。

■ 病理改变

突出物压迫神经根及周围血管,引起渗出→水肿→无菌炎症→突出物与神经根粘连→神经根鞘膜移动受限→活动时激惹神经根→产生严重的坐骨神经痛症状。

■ 症状

□ 腰腿痛,多为先腰痛后腿痛,或腰、腿痛同时出现。

□ 肌肉萎缩,神经根受压过长或较重,出现神经营养不良、神经麻痹;或因靠健侧负重患侧出现废用性萎缩。

□ 患侧肢体麻木,有神经受累区域之特征,是由于椎间盘组织刺激了本体感觉和感觉纤维所致。

□ 患肢发凉,神经根受压交感神经也受压,椎旁的交感神经纤维同时受到刺激,反射性的引起下肢血管壁收缩所致。

■ 体征

□ 上身前屈、躯体僵硬、下肢健侧负重,臀部偏凸。

□ 脊柱侧凸健侧,突出的髓核多在神经根的内侧。

□ 脊柱侧凸患侧,突出的髓核多在神经根的外侧。

□ 压痛点多在病变间隙的棘突旁开 1. 5 ~ 2. 0cm 处,压之向臀部及坐骨神经分布区域放射。

□ 胫前肌、伸跗长肌、伸趾长肌、腓肠肌肌萎缩,跗趾背伸无力。

□ 直腿抬高试验阳性(L2 ~ L3 神经根受压,直腿抬高试验阴性)。

□ 屈颈试验阳性(屈颈时牵拉了硬脊膜和脊髓,刺激了神经根)。

■ 影像检查

□ X 线平片可见病变椎间隙变窄。

□ CT 或 MRI 能明确诊断。

■ 诊断依据

□ 依据症状、体征,确定神经根受压的部位。

□ 结合 CT、MRI 进一步明确定性、定位。

□ 要求临床症状、体征与影像检查结果相符。

□ 影像学表现的突出节段、侧别、水平(偏侧型突出压迫下一位神经根,极外侧型突出压迫同序数神经根,中央型突出常压迫马尾神经),必须与临床症状体征相符。

□ L3 ~ L4 间盘突出压迫第 4 腰神经根,疼痛多在下腰部、髋、大腿后外侧,小腿前方;麻木常在膝和大腿前内侧面,可有股四头肌肌力减弱及萎缩,膝腱反射减弱。

□ L4 ~ L5 椎间盘突出压迫 L5 神经根,疼痛多在骶髂关节上方、髋、大腿外侧及小腿外侧。麻木常在小腿外侧及跗趾趾蹼,跗趾和足背伸力量减弱,足跟行走困难,可出现足下垂;肌肉萎缩少见,腱反射异常不常见。

□ L5 ~ S1 椎间盘突出压迫 S1 神经根,疼痛常见于骶髂关节上方、髋、大腿及小腿和足跟部后外侧;麻木常见于小腿后方、足跟、足、跗趾外侧。足和跗趾、跖屈可能受影响,足尖行走困难,多见小腿三头肌萎缩,跟腱反射减弱或消失。

□ 中央型腰椎间盘突出多在 L4 ~ L5 或 L5 ~ S1 之间,出现大腿、小腿和会阴部疼痛或麻木,或有大小便失禁,可见广泛的肌肉萎缩,跟、膝腱反射减弱或消失。

■ 治疗

□ 椎管外松解术

□ 对只有腰痛不伴腿痛者,做椎管外切割松解术。

□ 针刀椎管外切割剥离松解术。是针对粘连或痉挛的肌肉、腰部肌群、棘间韧带、黄韧带进行切割剥离和对沿坐骨神经走行分布的神经干行针刀触激。一般较适合于程度较轻的椎间盘突出者。

□ 椎管内松解术

□ 腰腿痛或只有腿痛由神经根与周围组织粘连牵拉变形者采用椎管内松解脊神经触激术。

□ 针刀直接触激神经根鞘膜,改变神经根与突出椎间盘的相对位置,使粘连得到自身松解。

【典型病例】赵某,女,36岁。因腰腿痛疼,麻木、间歇性跛行,在当地行针灸、针刀、骶管注射等治疗疗效不明显。7天前因腰骶部钝痛,站立、行走加重呈痉挛剧痛,咳嗽、喷嚏疼痛沿臀部、大腿至小腿后外侧电击样刺痛,大便秘结,小便淋漓,由滨州市某医院急诊转来。

检查:T 36.5℃,P 78次/分,R 17次/分,BP 130/80mmHg。青壮年女性,神志清,精神差,痛苦表情,脊柱侧弯,L4~5棘突偏左侧压痛,并向左侧放射至足趾。左下肢温度明显减低,腓肠肌萎缩与右侧差2.5cm,胫前肌群、足背肌群麻痹,左足下垂。

化验:血液ESR 11mm/h,WBC $6.48×10^9$/L,Cr 108.6μmol/L,BUN 6.4mmol/L,尿液:BLD(+++),PRO(+),WBC(+++),尿沉渣RBC 900,WBC 1100。

影像学检查:CT L5/S1椎间盘向左后方突出。左侧侧隐窝内见约1.4cm×1.2cm×1.2cm高密度团块,边界清,密度欠均匀,硬膜囊及左侧神经根受压移位。对椎管内高密度团块性质是髓核碎片还是肿瘤不能完全定性,建议进一步检查。MRI:椎间盘向后突出,并见其左后方类圆形边较清约0.8cm×1.0cm大小与突出间盘境界欠清。MRI增强扫描示L5-S1间盘脱出硬膜囊明显受压变形,并髓核游离,椎管狭窄。(图13-1,图13-2)

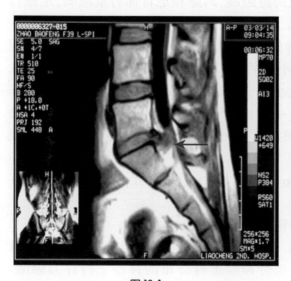
图13-1

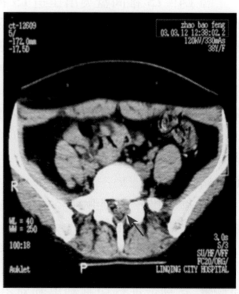
图13-2

原有疾病:慢性肾盂肾炎。

影像诊断:①L5～S1间盘脱出;②腰椎管狭窄

西医诊断:①L5～S1 间盘脱出症;②腰椎管狭窄症

中医诊断:痹证。

针刀医学诊断:①腰脊神经粘连牵拉症;②腰背软组织损伤

治疗:卧床、对症治疗、支持疗法。

脊神经触激术,选择正中入路、椎板外切迹两种入路,触激神经根松解剥离神经根与周围组织粘连。配合椎管外切割、松解粘连、痉挛组织。住院 21 天,临床治愈出院。

提示:腰椎间盘突出在未伴有相应症状时,无需治疗。

有临床症状和体征经影像学证实间盘突出称谓腰椎间盘突出症。依据体征决定椎管内或外松解。

突出物的大小往往与临床症状、体征不成正比。确定椎管内、外松解影像学只做参考。该病人虽属巨大型髓核脱出,但符合椎管内松解适应证,故可取得确切疗效。

明确诊断至关重要,该病人髓核游离椎管内应与椎管内肿瘤相鉴别,必要时做 MR 增强扫描诊断。

椎管内肿瘤误诊为腰椎间盘突出症并非少见,故应引起重视。

该病人具有明显马尾神经综合征,又有慢性肾盂肾炎表现,随着针刀触激松解次数的增加症状逐渐缓解,尿液化验渐至正常范围,是针刀松解作用,还是抗生素的作用,还是两者兼有,有待进一步探讨。

■ 临床疗效评价

目前国内外学者对腰椎间盘突出症疗效判定标准主要采用:

□ MacNab 标准。

□ Hijikata 标准。

□ 中华骨科学会脊柱学组标准。

□ 解放军后勤部、卫生部《临床疾病诊断依据治疗好转标准》。

□ 前三种标准均无量化指标,无法相互间直接换算,对腰椎间盘突出症的治疗,笔者认为主要还应以消除症状,改善功能为主,所以采用后一种标准。把症状消失,功能恢复作为主要标准更易在临床实际中应用。

□ 针刀椎管内刺激神经根治疗腰椎间盘突出症,以调节和提高人体自身功能为机制,较其他几种手术疗法更不易在影像学上产生明显的改变,因而未将影像学表现列为疗效的客观评定依据,但是在诊断上必须症状、体征和影像相吻合。

■ 与当前国内外同类技术综合比较

□ 对腰椎间盘突出症的手术治疗,目前国内外大致有骨科的椎间盘摘除术、微创的经皮椎间盘摘除术、经皮髓核化学溶解术、经皮激光椎间盘光化减压术等。

□ 尽管手术方法不同,手术由大到小、由小到微、不断革新,但其思维模式没有改变,都是针对病变椎间盘进行溶解、光化和摘除。

□ 骨外科手术因其创伤性大、并发症较高,不易为病人接受;经皮腰椎间盘摘除术适应证较窄,且所需技术和设备条件较高;经皮髓核注射木瓜蛋白酶溶解术因可引起严重的过敏反应现已很少有人应用。

□ 手术从大到小,从开放手术到经皮手术,其思维模式都是对着病变的椎间盘。综观临床治疗现状,仍有创伤较大,术后残留症状和并发症较多,或所需器械设备条件较高,技术复杂,适应面窄,而不便掌握推广。

□ 针刀经皮触激松解神经根鞘膜治疗腰椎间盘突出症属国内首创,4 种入路构思新颖,技术上有重要创新,治愈率、有效率达到了同类技术的领先水平。

□ 该疗法和其他手术疗法比较,具有适应证选择相对较宽,技术易掌握、设备器械简单,病人创伤小、痛苦小,近、远期疗效确切,费用低廉等优点。

■ 脊神经触激术的可行性及应用情况

□ 根据病人正位 X 线片在病人病变下位棘间隙等比例测量后,结合病人的年龄、体质、症状、体征确定了 4 种手术入路,在 CT 导引下进行针刀椎管内治疗,待病人患肢出现触电样放射感后,行 CT 扫描证实:4 种入路均能到达椎管内侧隐窝、椎间孔处,针刀位于神经根与硬膜囊之间或侧隐窝、椎间孔处触及神经根鞘膜。

□ 针刀深入椎管内触及神经根鞘膜,是调动机体自身的防御和自身修复机制,产生一系列保护功能,应激反应的同时,神经根的位置发生相对改变,神经根与周围组织的粘连得到松解或部分松解。

□ 针刀椎管内施术为非常规高强度触激,激活内源性镇痛系统,通过弥漫性伤害抑制性控制系统发挥作用,降低组织对痛觉的分辨能力,升高全身各区域的痛阈,提高耐痛能力。

□ 针刀机械触激直接作用于椎管内,所产生的机械热能直达病所,毛细血管扩张,新陈代谢能力提高,逐渐减轻或消除了神经根水肿或无菌炎症刺激。

□ 选择 3 号小针刀,修磨刀锋不宜过锋利,因为针刀作用于椎管内后,过锋利的刀锋容易划伤来不及躲避的血管、神经。

□ 用高压蒸汽灭菌法灭菌。

□ 在无菌条件下采用以下 4 种手术入路。

□ 经正中入路:在病变下位棘间隙正中紧贴下位棘突偏患侧做定点标记。刺入依次经过皮肤、皮下脂肪、棘上韧带、棘间韧带、黄韧带,阻力感消失后再继续深入的同时微动针刀,以触激神经根鞘膜产生反射。

□ 经小关节间隙入路:因病人存在个体差异,故必须根据病人腰椎正位片等比例测量。在病变下位棘间隙测量患侧小关节间隙与正中线的垂直距离做定点标记，垂直皮肤进针刀，在刺入过程中可能触及上下小关节突骨质，可内外微调针刀寻找小关节间隙，阻力感消失后，证明针刀突破黄韧带进入侧隐窝，微动针刀，以触激神经根鞘膜产生反射。

□ 经椎板外切迹入路：根据病人腰椎正位 X 片等比例测量，在病变棘间隙下位椎体的患侧椎板外切迹与正中线的垂直距离，结合病人反复触诊，做定点标记。垂直皮肤进针刀，到达椎板后，针刀向外侧滑行，寻找椎板外切迹，沿外缘继续进针刀，有阻力感消失后，说明针刀突破黄韧带进入侧隐窝。微动针刀，触激神经根鞘膜产生反射。

□ 经小关节外缘入路：根据病人腰椎正位 X 片等比例测量病变下位棘间隙患侧小关节外缘与正中线的垂直距离，结合病人反复触诊做定点标记。垂直皮肤刺入，在刺入过程中能触及上关节突骨质，可向外微调针刀继续深入，以触激神经根鞘膜产生反射。

□ 临床选择经针刀椎管外切割松解疗效不佳，采用针刀椎管内触激神经根鞘膜治疗腰椎间盘突出症病人病人 300 例，按照解放军卫生部《临床疾病诊断治愈好转标准》评定：治愈 230 例占 76.7%，好转 52 例占 17.3%，无效 18 例占 6.0%，并发患肢疼痛加重、麻木等神经根过度触激症状 2 例、脑脊液外漏 3 例占 1.7%。

□ 通过 8 年的临床治疗，经过对 300 例病人的 2 年随访观察及国内 20 余家二级甲等以上正规医院的推广应用，证实针刀椎管内触激神经根鞘膜治疗腰椎间盘突出症所致的腰腿痛，疗效确切、构思新颖、方法独特、操作简单、创伤小、费用低、见效快、远期疗效好、安全可靠。

■ 创新点

□ 脊神经触激术改变了目前腰椎间盘突出症各种手术疗法中针对突出椎间盘病变进行治疗的模式。

□ 论证了针刀触激神经根鞘膜，治疗腰椎间盘突出症、下肢痉挛性疾病的机制。

□ 打破了针刀不能进入椎管内的禁区，结合病人不同年龄、体质、症状、体征及影像学的改变、根据 X 线片等比例测量数值。

□ 设计了 4 种手术入路，经 CT 证实准确到达了椎管内、侧隐窝或椎间孔处神经根周围。

第二节　腰椎管狭窄症

临床分为主椎管狭窄症和侧隐窝狭窄症。

■ 主椎管狭窄症诊断

□ 中老年人有不同程度的腰痛或下肢的放射痛。

□ 具有明显的间歇性跛行。

□ 症状重而体征少。

□ 严重者可出现括约肌或性功能障碍，马鞍区感觉障碍甚至马尾性瘫。

□ X 线片：椎管管径测量有椎管狭窄或同时有侧隐窝狭窄，有或无明显的椎骨增生性改变。

□ CT 或 MR 检查：可见矢状径小于正常范围及狭窄部位，椎间盘突出和脂肪被挤压移位，硬膜囊、神经根受压变形牵拉、黄韧带肥厚。

■ 侧隐窝狭窄症诊断

□ 起病隐渐，常有诱发因素使症状加重。

□ 临床表现与腰椎间盘突出症极为相似。

□ 根性疼痛更严重，常见二者并存。间歇跛行多为进行性。

□ 直腿抬高试验麻痹期或缓解期不受限。

□ 脊柱后伸引起腰腿疼而受限。

□ 棘旁有或无局限压痛。

□ X 线片：可见椎体间隙变窄，椎体边缘及小关节增生，小关节排列不对称。

■ 针刀治疗

□ 椎管外腰、背、臀部软组织松解术。

□ 对致压因素所致的继发性改变，应用针刀脊神经触激术，通过脊神经的应激反应来解除或缓解神经根的粘连牵拉。具体见腰椎间盘突出症治疗。

■ 提示：

□ 间歇跛行，直立行走一段路程后腿痛难忍，甚至不能继续行走，当下蹲或休息就可以消除症状。症状的出现是神经根与周围组织粘连牵拉受压，神经根功能性缺血。

□ 直腰站立或行走，黄韧带势必出现皱褶，在原有病理基础上腰椎管变的更小→造成神经根的压迫→神经根血运受阻→组织缺氧→静脉回流障碍→出现局部瘀滞→神经组织内代谢产物积聚→诱发疼痛。

□ 弯腰或下蹲休息→黄韧带紧张→椎管管径相对增大→神经根压迫减轻→血流恢复→代谢产物清除→疼痛消失。

□ 针刀对神经根的触激→产生应激反应→神经根与周围组织粘连得以自身松解→局部代谢增加→症状缓解或消失。

第三节　腰椎间盘突出症术后症状复发

外科手术治疗腰椎间盘突出症，有部分病人术后症状复发，再次手术治疗病人已不愿接受。

■ 临床表现:腰、背、臀部疼痛并患侧下肢放射性麻木、疼痛。

■ 体征:腰部活动受限,棘间、椎旁、腰臀部有明显压痛,直腿抬高试验阳性。

■ 针刀治疗方法:

□ 腰部施术:病人俯卧于治疗床上,腹下垫 10～15cm 厚垫。在原手术瘢痕处,自上而下按压查找压痛点做以标记。

□ 另在残缺棘突的上位棘突和下位棘突各做定点标记,用 3 号针刀在定点处垂直于皮肤表面加压后瞬间刺入,针刀口线与后正中线平行,切割松解棘间韧带、横突间肌、骶棘肌、黄韧带等处病变软组织。感觉手下有松动感退出针刀,观察无渗血,外敷创可贴。

□ 下肢部施术:取"环中"奇穴("环跳"穴与"腰俞"穴连线中点处)。针刀口线与施术部位肌纤维走行方向平行,针刀垂直于皮肤表面加压后瞬间刺入,深度达骨面,病人诉说酸胀感时进行剥离,感觉手下松动感后留针刀 1～3 分钟,退出针刀后观察无渗血,外敷创可贴。

■ 提示:

□ 腰椎间盘突出症,采用摘除突出的髓核,以消除对神经根的压力为目的的后路开窗进入椎管,或半椎板或全椎板切除的外科手术,无疑对非手术治疗无效的病人是最后选择。

□ 然而通过对术后半年～2 年的临床观察,仍有 15%～20% 的病人术后疗效并不理想,症状不能缓解。

□ 对这部分病人笔者采取了针刀闭合性松解术,通过针刀切割、剥离粘连、瘢痕组织,解痉镇痛,缓解了症状,恢复了功能。

□ 另有部分病人由于手术切除了棘突、椎板及小关节突等组织,破坏了脊柱正常结构的完整性,影响了脊柱的力学关系,脊柱处于一种失稳状态。用针刀对粘连的软组织进行松解,对瘢痕组织进行切割,恢复力的平衡,取得了治疗效果。

□ 由于脊柱失稳是其主要矛盾,应配带腰围或脊柱支架,以保护失稳的脊柱,巩固疗效。

□ 腰椎间盘突出术后观察,有 1/3 术后继发其他间盘突出的改变,针刀松解不能局限于原手术瘢痕处,应对残缺棘突的上位或下位棘突进行检查并施以相应治疗,才能更好地提高针刀的治疗效果。

第四节　强直性脊柱炎

一、概　述

由于强直性脊柱炎表现的多样性和过去对本病认识的局限性,在国内外曾有许多不同的名称,1895 年国外提出类风湿关节炎这一病名后,人们曾把多种疾病出现的关节炎均看做类风湿关节炎的变异型,而把强直性脊柱炎称为"中枢性类风湿"、"中心型类风湿"、"类风湿性脊柱炎"、"变形性脊柱炎"、"骨化性骨盆部脊柱炎"、"青春期脊柱炎"等。当发现类风湿因子后,又将类风湿性关节炎分为血清阳性和血清阴性两大类。所谓"血清阴性关节炎"是指类风湿因子阴性而言。1963 年美国风湿病学会放弃了"类风湿性脊柱炎"病名而选用了"强直性脊柱炎"这一名称。1982 年《希氏内科学》正式提出强直性脊柱炎不同于类风湿关节炎,是独立性的疾病。1987 年《中华内科杂志》发表"强直性脊柱炎与类风湿性关节炎不是一个病"的评述,标志着我国对本病认识的深化和重视。故现已肯定强直性脊柱炎是完全不同于类风湿关节炎的一种独立的疾病。

二、病　　因

■ 对强直性脊柱炎病人进行大便细菌培养,结果显示肺炎克雷白杆菌阳性率达 79% ,而在正常人群中为 30% ,说明肺炎克雷白杆菌感染的频率明显高于正常人。

■ 另外还发现强直性脊柱炎病人血清肺炎克雷白杆菌抗体水平明显升高,阳性率为 43.3% ,而正常人阳性率为 4.4% ,说明强直性脊柱炎与肠道感染有关。

■ 近年来柳氮磺吡啶治疗强直性脊柱炎疗效较好,也进一步支持肠道感染与强直性脊柱炎有一定的关系。

■ 据资料统计,发现部分男性病人有前列腺炎、精囊炎,因此认为泌尿生殖系统感染是本病重要的诱发因素。感染通过淋巴系统从前列腺、精囊等途径扩散到骶髂关节、骨盆,然后再扩散进入体循环而引起系统性症状和周围关节、肌腱与滑膜等病变。

■ 结核感染和局部感染。

■ 潮湿与寒冷的生活环境对强直性脊柱炎的发病有重要作用,风、寒、湿的环境可作为激发条件促使发病。

■ 外伤为本病的诱发因素。在对特殊人群的调查中发现,固定的工作姿势及刻板式局部训练可诱发本病,笔者在临床中发现部分病人是在外伤后发病的。

■ 内分泌、代谢障碍和变态反应等亦为本病的诱发因素。

■ 本病是在遗传基础上,再加上述诸因素的影响而发病。

三、病　　理

主要病理改变是关节软骨和关节囊、韧带、纤维环等关节周围组织逐渐纤维化进而骨化,最终发展成为关节骨性强直。

四、临床表现与治疗

■ 常见症状:

□ 见于 16～40 岁的青壮年男性,起病隐袭,进展缓慢。

□ 腰痛或不适,其发生率在 90% 左右,常为隐痛,并难以定位。

□ 疼痛部位在臀深部,疼痛严重者位于骶髂关节,有时可放散到髂嵴或大腿后侧。

□ 可因咳嗽、喷嚏或其他牵拉扯腰背的动作而加重,夜间疼痛可影响睡眠。

□ 休息不能缓解,活动能使症状改善。

□ 晨僵,早期腰部僵硬,活动后才可以减轻。

□ 肌腱、韧带骨附着点炎症。为强直性脊柱炎的特征性病理变化。由于胸肋关节等部位的附着点发炎,病人可出现胸痛,咳嗽或喷嚏时加重,有时可误诊为胸膜炎、心包炎或非典型心绞痛。

□ 外周关节症状:受累部位以踝、膝、髋等下肢关节为多见,也可累及肩、腕等上肢大关节,指、趾等末梢小关节受累少见。关节肿胀疼痛以不对称为特征。

■ 典型症状:

腰痛和晨僵、腰椎各方面活动受限和胸廓活动度减低是强直性脊柱炎的典型表现。

■ 1963 年罗马诊断标准:

□ 腰痛和腰僵经 3 个月以上休息也不缓解。

□ 胸背部疼痛及僵硬感。

□ 腰椎活动受限。

□ 双侧骶髂关节炎加上以上标准之一。

□ 胸廓扩张受限。

□ 有虹膜炎病史现象或后遗症。

■ 1985 年国内部分省市中西医结合风湿寒病学术会议诊断标准:

□ 症状:两侧骶髂关节、腰背部反复疼痛为主。

□ 体征:早、中期病人脊柱活动不同程度受限,晚期病人脊柱出现强直、驼背固定,胸廓活动减少或消失。

□ 实验室检查:ESR 增快;RF(−);HLA-B27(+)。

□ X 线片检查具有强直性脊柱炎和骶髂关节炎的典型改变。

■ 鉴别诊断:

□ 类风湿性关节炎:女性多见,发病高峰期 30～40 岁,以四肢小关节为主,多见对称,上肢多于下肢,实验室检查:RF 多数(+),HLA-B27(−);X 线片检查骨质疏松、骨侵蚀。

□ 骨性关节炎:多见 50 岁以上病人,骶髂关节活动不受限。

□ 椎间盘突出:不应有骶髂关节炎的 X 线片表现,实验室检查无改变,应具有受累神经支配区域的体征。

□ 致密性骶髂关节炎:常见女病人,X 线片显示骶髂关节骨质致密,关节间隙及脊椎小关节面不模糊,血沉正常,HLA-B27(﹣)。

■ 治疗:

□ 强直性脊柱炎是一种全身性疾病,对机体的某个部位或几个部位作一次或几次针刀闭合松解术,并不能完全治愈该病。

□ 针刀对强直性脊柱炎中期纤维性强直有较好疗效。

□ 早期针刀医学的价值在于发现早,并且能够积极进行病因治疗。

□ 笔者总结多年来的治疗经验,在针刀治疗的同时中药的应用须贯彻始终。

□ 西药对症治疗亦须重视。

□ 中药治疗的原则是辨证施治和标本兼治。

□ 笔者自拟基本方:七叶一枝花 15g,虎杖 15g,全蝎 6g,地龙 10g,蜈蚣 2条,土鳖虫 10g,僵蚕 12g,当归 12g,生熟地各 12g,仙灵脾 10g,忍冬藤 15g,鸡血藤 12g,威灵仙 12g。随证加减:寒重去忍冬藤;痛甚者加川乌 12g(需先煎 20 分钟)。对强直性脊柱炎早期用自拟黄马散:麻黄、马钱子等,有较好疗效。

□ 雷公藤片:适用于中早期病人,1 片,1 日 3 次,餐后服用。

□ 选择非甾体抗炎止痛药,餐后服用。

□ 金制剂和青霉胺经临床应用均未见明显疗效,故不主张使用。

□ 免疫抑制剂 6-MP,每日 200mg 口服或静脉给药,但应注意白细胞数量。

□ 转移因子肌内注射每周 2 次,每次 2 支。

□ 针刀闭合松解术目的:

□ 可迅速缓解症状。

□ 延缓或抑制病情进展。

□ 矫正畸形。

□ 功能重建,使病人恢复自理能力。

□ 针刀闭合术治疗范围:

□ 膝髋关节积液、疼痛、功能障碍、纤维性强直。

□ 驼背畸形。

□ 针刀闭合手术方式:

□ 关节积液使关节腔压力升高,可刺激关节囊的神经末梢。

□ 膝、髋关节减压术切割松解增生、肥厚的滑膜囊,解除关节内压使疼痛迅速缓解。

□ 腘绳肌腱"Z"型延长术矫正膝屈曲畸形,改善膝关节伸直活动功能。

□ 骶髂关节松解术,以解除骶髂关节的剧烈疼痛。

□ 髋关节前、内、外侧关节囊及滑膜组织针刀闭合切割术。

□ 对髋关节屈曲畸形,针刀闭合松解髋关节挛缩的肌群软组织。

□ 驼背的针刀闭合矫畸术:T1 ~ T6 为上胸段;T7 ~ T12 为下胸段;T7 ~ L5

为胸腰段。

　　□ 在弧顶的棘突间隙,切割松解棘上、棘间韧带,并在其旁开各 1.5 ~ 2.0cm,切开松解横突间肌和横突间韧带。

　　□ 对骨性强直,针刀治疗难度较大,可行分阶段、密集针刀切割剥离松解,术后可控制肌组织的进一步骨化,缓解或改善症状。(图 13-3)

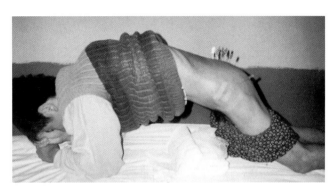

图 13-3　密集针刀治疗强直性脊柱炎骨性强直施术图

　　□ 股骨大转子、坐骨结节、跟骨结节、髂骨嵴、耻骨联合针刀闭合松解术。在强直性脊柱炎病人中这些部位韧带、肌腱及关节囊附着部常产生无菌性炎症和韧带、肌腱附着部发生骨炎,受累部位出现疼痛及压痛。对这些部位的切割松解是治疗强直性脊柱炎的根本所在。具体施术方法见中篇各章。

　　□ 坐骨神经触激术,骶髂关节疼痛可引起坐骨神经致敏,在强直性脊柱炎病人常见一侧或双侧坐骨神经痛(应与腰椎间盘突出症相鉴别)。

　　■ 辅助治疗:

　　□ 持续对抗牵引:重量 60kg,根据体重可增减。

　　□ 禁用人工俯卧位对抗牵引下压手法,因力量不均亦不易掌握,易造成腰椎骨折甚至截瘫。

五、中医对强直性脊柱炎的认识

　　■ 对本病的描述最早见于公元前 475—前 221 年战国时期,根据强直性脊柱炎的临床特征、病机特点及病情演变过程,将其归属于痹证之"骨痹"、"肾痹"范畴,它又有"复感于邪,内舍于肾"的特点,如《黄帝内经》说"骨痹不已,复感于邪,内舍于肾",又说"肾痹者,尻以代踵,脊以代头",意思是用臀部代替双足,脊柱弯曲或驼背后远看似头,比较形象地描述了强直性脊柱炎的脊柱、髋关节的畸形改变。近年来著名中医学家焦树德又提出将强直性脊柱炎称之为"大偻",偻指脊柱弯曲,大偻指病情沉重、脊柱侧弯、背俯的疾病。如《黄帝内经》中说"阴气者,开阖不得,寒气从之,就生大偻",王冰注说"身体俯曲,不能直立,偻,脊柱弯曲"。

■ 病因：

风寒湿三气杂至为痹证总的外因。其内因与禀赋不足，肾、督阳虚有关；外因感受寒湿或湿热之邪为主，或与外伤后瘀血内阻督脉有关。由于素体虚弱，风寒湿热之外邪乘虚而入，内外合邪，阳气不化，寒邪内蕴，着于筋骨，影响筋骨的营养，闭阻经络，气血不畅，发为本病。

■ 治疗：

主要为肾虚寒证及风寒湿邪阻滞，总为本虚标实之证。据证而论治，则以滋补肝肾、补肾强督、扶正祛邪为基本大法。在论治中因邪不同，而分为佐以祛风、散寒、祛湿、清热化痰、祛瘀通络等法，这也是笔者对强直性脊柱炎经针刀切割松解后，服用中药总的论治原则。

第五节　股骨头坏死

一、病因与病史

■ 病因

创伤、激素、酒精中毒。另还有一些病理机制不完全清楚的致病因素：血管内凝血、脂肪栓塞、骨内高压、细胞毒性、骨质疏松等多种途径导致股骨头血液循环障碍发生坏死。

□ 创伤是指外伤或暴力损伤导致的股骨头血供中断（如下肢支持带血管断裂）局部充血、水肿合并造成骨内压增高或脂肪栓塞。股骨颈骨折、外伤性髋脱位、股骨头骨折、髋臼骨折、粗隆骨折后可造成关节囊内出血、压力增高阻断血运。

□ 激素：多数是为病情所需，为挽救生命必用药。比如对 SARS 病人大剂量的激素应用。笔者在临床上确实也发现，因腰背腿痛长期服用激素药，有些病人是反复多次、长期、大量或关节腔内注射激素，将其视为缓解症状的常规药物。结果强直性脊柱炎、类风湿关节炎等未治好又并发了股骨头坏死。经笔者所在病区病种统计，该类病人占股骨头坏死的 62%。

□ 酒精中毒：大量饮酒或酗酒，可引起高过敏性微细动脉病变，导致脂肪代谢紊乱。脂肪肝是作为骨坏死的原发因素和骨坏死之间的中间病变。

□ 骨外因素：外伤所致的股骨头血管断裂、受压；脉管炎、动脉硬化所致的血管阻塞；减压病和交感神经反射性所致的血管痉挛都可直接或间接导致股骨头缺血。

□ 骨内因素：血红蛋白病的异常红细胞、减压病的氮气栓子、酒精中毒以及胰腺疾病所产生的脂肪栓子均可阻塞骨内微血管，导致股骨头缺血。

　　□ 激素所致的肥大脂肪细胞造成的骨髓内容物体积增大,导致骨髓腔内压增高,压迫骨内微血管或骨内血管本身的病变或痉挛导致供血受阻。

　　□ 骨内外各种致病因素均可使骨髓内压增高,升高的骨内压又增大了血流阻力,从而导致进一步缺血、细胞变性坏死、充血水肿,使已经增高的骨内压进一步升高形成恶性循环。这也是针刀治疗骨髓减压术的基本机制和理论。

　　■ 病史

　　□ 发病后短时间内缺少症状。

　　□ 发病早期疼痛可远离髋关节。

　　□ 受原有疾病干扰。

　　□ 发病早期 X 线片不能显示病变。

二、症状与体征

　　■ 症状

　　□ 髋痛、膝痛、行走困难或跛行。

　　□ 对原患有腰腿痛、强直性脊柱炎、类风湿关节炎、重度脂肪肝等疾病同时又伴有上述症状,应做进一步检查。

　　□ ECT 可早期明确诊断。

　　■ 提示:笔者在临床上发现,上述疾病多有滥用激素史。

　　□ 强直性脊柱炎、类风湿关节炎合并股骨头坏死与皮质类固醇使用有直接关系。

　　□ 但亦有强直性脊柱炎病人未应用激素亦常合并发股骨头坏死,是激素、还是原发病导致股骨头坏死,还有待于研究。

　　■ 体征

　　□ 腹股沟附近压痛。

　　□ 髋活动旋转、外展受限。

　　□ "4"字试验阳性。

　　□ 可常见肌肉萎缩。

三、诊断与鉴别诊断

　　■ 诊断:病史、症状、体征及影像支持。

　　■ 鉴别诊断

　　□ 股骨头坏死常误诊为腰椎间盘突出症、风湿病、膝关节疾病。必要时可做 ECT 检查,以早期发现股骨头坏死存在。

　　□ 髋臼发育不良误诊为股骨头坏死。

　　□ 同时应与色素沉着绒毛膜结节性滑膜炎、强直性脊柱炎、髋关节结核、髋关节骨性关节炎、类风湿性关节炎鉴别。

四、治　疗

■ 病因治疗：注重原发病因或可能致病的因素积极治疗。

□ 对创伤，外科应早期正确处理。

□ 停用或最低限度使用激素。

□ 纠正脂代谢紊乱，脂肪肝、高脂血症的治疗。

□ 控制血脂在正常范围内，这类西药目前种类较多可根据具体病情选用。

□ 针刀治疗：改善局部血液循环、解除内收肌痉挛、松解髋关节粘连、促进髋关节液分泌、改善活动功能。

□ 对骨内外因素造成的骨髓内压增高者采用二型针刀骨髓减压术。（图13-4）

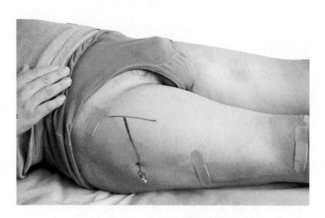

图 13-4　二型针刀骨髓减压术图

□ 对股骨头缺血或坏死期髋内高压者，采用髋内减压术。用针刀切开关节囊和关节韧带。

□ 如有积液先抽取积液，同时注射活血化瘀中药针剂。（图 13-5，图 13-6）

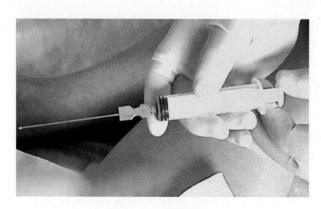

图 13-5　穿刺型针刀

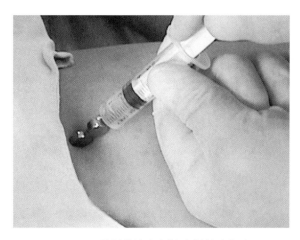

图 13-6　髋关节腔穿刺抽出关节腔积液

　　□ 提示：减压术后改善症状效果确切，但不持久。不能阻止坏死病理过程，髋内高压仍可发生。

　　□ 尤其注意坏死出现囊腔时再行减压术，术后易促使股骨头塌陷发生。

　　□ 对髋活动旋转、外展受限：针刀切割松解内收肌群和臀中肌、闭孔外肌。（图 13-7，图 13-8）

　　□ 对膝部疼痛或大腿内侧疼痛，采用针刀闭孔神经、股神经触激松解术。认为其疼痛主要原因是来自神经的传导作用。髋关节周围有两组神经，前面是股神经，内侧有闭孔神经。股神经来源于 L2～L4 在腰大肌与髂腰肌之间下行，行腹股沟韧带下面，在股动脉外侧入股三角，然后分出众多分支支配股四头肌、缝匠肌及大腿前面皮肤。闭孔神经起源于 L2～L4 出大腿根部内侧又分出肌支和皮支，肌支分布于大腿内侧面下部皮肤。由于股神经、闭孔神经支配髋关节同

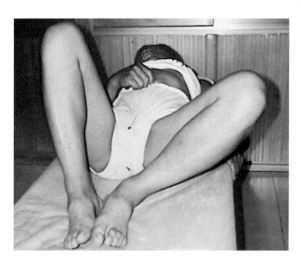

图 13-7　术前右侧股骨头坏死股内收肌挛缩，髋外展受限

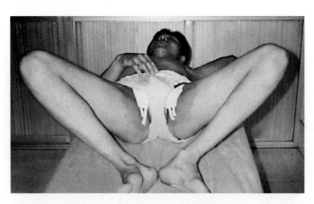

图13-8　术后髋外展功能明显改善

时支配膝关节,采用针刀对其触激,通过同脊段反射及受触激的应激反应作用可达到治疗大腿内侧及膝部疼痛的效果。

■ 中药治疗:应遵循辨证施治的原则,而不应以影像的改变情况使用中药。辨虚实,实则泻之,虚则补之。

□ 气滞血瘀:以疼痛为主证。见髋部胀痛(气滞)、刺痛(血瘀)、痛有定处、固定不移、休息症状加重、适当活动减轻。

治法:行气活血化瘀。

方药:桃仁四物汤加厚朴、枳壳、大黄、山甲,并注意通腑。

□ 湿热:体多肥胖,髋关节疼痛、下肢沉重。

治法:清热利湿,活血通络。

方药:自拟方(苍术、黄柏、薏仁、白蔻仁、木瓜、牛膝、地龙)。

□ 气虚血瘀:以功能障碍和疼痛为主,伴有肌肉萎缩、面色无华。

治法:益气活血。

方药:补阳还五汤加味。

□ 肾阳虚衰;长期大量用激素药物,导致免疫功能下降。主证髋部钝痛、活动加重、畏寒肢冷、面色苍白、腰膝酸软。

治法:滋补肾阳。

方药:右归饮加仙茅、仙灵脾。

□ 肝肾两虚:髋部疼痛、活动加重、自汗、盗汗、五心烦热。

治法:滋补肝肾、养血活血。

方药:壮骨丸并二至丸加减。

■ 辅助治疗:股骨头缺血坏死的修复需3~5年的漫长过程。通过住院系统的治疗临床症状和体征都有所改善。但病情尚有进展的可能,尤其是Ⅰ期、Ⅱ期股骨头尚未塌陷(有塌陷即为Ⅲ期,必然形成骨性关节炎产生一定后遗症),辅助治疗显得非常重要。

□ 小腿牵引

□ 目的:增加髋关节间隙,使髋臼的软骨面与股骨头的软骨面分离开,降低关节腔压力,同时对针刀松解不彻底的髋关节周围软组织达到更充分的松解和解除痉挛。

□ 方法:夜间静息情况下,让肌肉处于牵伸状态。必须长期坚持,保持外展中立位平牵。皮牵引重量一般为 3～6kg,针刀松解术后即可上牵引。时间应保证在 2 个月以上。

□ 应用拐杖

□ 拐杖的高度:病人身高减去 40cm 为基准。身体重量应放在手窝拐杖的横柄,不要将自身重量压在腋卧的拐柄处。如持手杖,其高度不应高于大粗隆顶端。

□ 目的:用双拐来减轻股骨头的承重,防止坏死股骨头塌陷(经科学测定行走时单侧股骨头的承重是体重的 3 倍)。面对漫长的修复过程必须有持之以恒的态度。弃拐不应根据症状减轻或消失,而应在影像上看到内囊变区消失,被新生骨填充,骨小梁排列有序。

□ 中药浴:是水与药物的综合。经过较长时间的浸泡,药物即可通过皮毛、腧穴,由表及里渗透到肌肉、韧带和骨骼,以疏通腠理,开放皮窍,达到温经祛邪、通经活络、调养气血、改善局部功能和营养状态的作用。

□ 基本药物:骨碎补(重用)、透骨草、伸筋草、急性子。辨证加入清营凉血、消肿、止痛药:黄柏、大黄、丹皮、赤芍、川芎、忍冬藤、青风藤等。

□ 温经散寒、活血利痹药物:羌活、独活、五加皮、红花、海桐皮、威灵仙等。

□ 补肝益肾药物:桂枝、木瓜;强筋壮骨药物:当归、川断、寄生、鸡血藤、泽兰。

□ 水的作用

□ 温度的增高可加速血液循环。

□ 静压的作用使压力由肢体远端向近端呈向心性传递,改善静脉及淋巴回流。

□ 加速新陈代谢,汗腺分泌增加、汗液排出,而使血液浓缩促使组织内的水分进入血管,可促进渗透液吸收。

□ 辨证使用不同的药物,通过皮肤的吸收、渗透使血管扩张循环加快,起到了消炎止痛、行气活血、温经散寒的作用。

□ 方法:经辨证后选用的中草药,放置在较大容器中浸泡 2 小时后煮沸 70 分钟过滤药液备用。

□ 病人坐入浴盆后水平面在胸部以下方加入药液。

□ 水温保持在 40°左右。

□ 每次泡浴应在 40 分钟左右。

□ 每日 1 次,3 个月为一疗程。

□ 功能锻炼

□ 蹬骑三轮车:适用于小儿股骨头坏死,时间每次 20 分钟,速度循序渐进,逐渐增加。

□ 蹬空屈伸:仰卧,双下肢交替屈髋屈膝使小腿悬于空中(像蹬自行车一样),时间 10 分钟,幅度、次数逐渐增加。

□ 患肢摆动:仰卧位,双下肢伸直患肢直腿抬高到一定限度,作内收、外展活动,时间 10 分钟。

第六节　小儿股骨头骨骺缺血坏死

一、病　　因

小儿股骨头骨骺缺血坏死病因目前尚不清楚,通常认为是继发于股骨上端软组织病变,导致股骨头血供障碍而产生。

二、症状与体征

■ 早期症状不典型,当出现疼痛并跛行才引起家长重视。

□ 主要症状有间歇性跛行,患髋及同侧膝关节内侧、腹股沟附近疼痛,有昼轻夜重之规律。

□ 此时 X 线片多阳性改变。

■ 体征

■ 外展与内旋活动受限,可有肌肉萎缩,“4”字试验阳性。

■ X 线片马再山教授主张分三期:

□ Ⅰ期为坏死期,股骨头骨质密度不均匀,骨骺线增宽,骨骺外形略小而扁,头无塌陷。

□ Ⅱ期为修复期,骨骺出现破碎,头塌陷变形,坏死区周围有新生骨形成。

□ Ⅲ期为痊愈期,骨骺的坏死骨被吸收,新骨形成,骨结构恢复正常,股骨头关节面逐渐完整而光滑。

三、治　　疗

■ 针刀治疗

□ 髋关节腔减压术。(图 13-9)

□ 关节囊后侧切割松解术:定点:大转子外侧凸起处与髂后下棘连线中外 1/3 交界处。

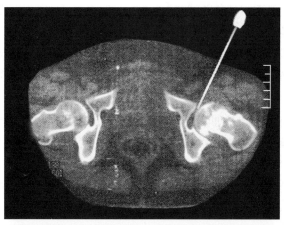

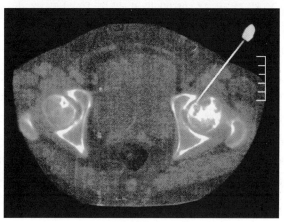

图 13-9　CT 下髋关节腔减压术中 CT 片

□ 股内收肌松解术:定点:耻骨结节下方内收肌腱附着点。

□ 外旋肌松解术:大转子后上、下缘各一点切割松解。

□ 提示:由于 4~8 岁儿童只有一条血管即外骺动脉供应股骨头的血液,且在特殊体位容易遭受外旋肌群压迫,当这种压迫超过血管弹性可使唯一的血供中断。故松解外旋肌群是治疗小儿股骨头缺血坏死的重要环节。

■ 中药治疗

□ 辨证多为先天发育不良,而肾为先天之本,所以肝肾不足多见。

□ 其次为后天之本脾,脾为生化之源。

□ 肝肾阴虚:髋部疼痛、跛行无力、形体消瘦、时有盗汗或五心烦热;六味地黄汤为主方加女贞子、狗脊、枸杞。

□ 脾虚:久病不愈、食欲不振、面色萎黄、爪甲无华、髋痛不明显;八珍汤加鹿茸、五加皮、狗脊、川断。

【典型病例】 熊某,男,7 岁,住址:江西南昌市。开始治疗日期:2002 年 3 月 4 日。结束治疗日期:2003 年 6 月 20 日。

入院情况：因右下肢疼痛 4 个月入院。于 4 个月前无诱因出现右腹股沟及膝内侧疼痛，穿鞋时足下有踩石感，到当地医院就诊拍 X 线片示："右侧股骨头骨骺较对侧明显缩小，间隙增宽"（2001 年 11 月 28 日），经保守治疗无效；江西儿童医院建议做"血管移植术"，家长考虑手术创伤比较大、疗效不确切，拒绝手术治疗。来我院进一步诊治。查体：T 36.3℃   P 82 次／分   R 19 次／分。发育正常，行走跛行，右侧股四头肌萎缩周径（膝上 5cm）右<左 1.5cm，右下肢长度较左侧短 2cm，右侧"4"字试验（+），叩击试验（+）双侧。

入院诊断：右侧股骨头骨骺坏死。

治疗经过：针刀闭合软组织松解术，髋关节腔减压术，骨髓减压术治疗，配合卧床休息，抗炎、活血化瘀药物及右下肢皮牵引，功能锻炼。治疗 1 个月后于 2002 年 4 月 8 日摄 X 线片示：右侧股骨头骨骺较对侧略小，间隙稍示增宽。带中草药出院，继续功能锻炼。于 2002 年 7 月 8 日来院复诊，双侧"4"字试验（+），X 线片示：右侧股骨头骨骺形态基本正常；左侧股骨头骨骺较对侧欠规整，间隙稍宽。给予针刀闭合术髋关节腔、骨髓减压术及双下肢皮肤牵引、中草药口服和外洗治疗。两个月后，摄 X 线片（2002 年 9 月 16 日）示：左侧股骨头骨骺形态明显趋于正常。带中草药出院，继续功能锻炼。2003 年 6 月 20 日来院复诊双侧"4"字试验（±），X 线片示：左侧股骨头骨骺形态已大致正常；给予针刀闭合术髋关节腔、骨髓减压术及双下肢皮肤牵引、中草药口服和外洗治疗 1 个月后，带中草药出院。2004 年 7 月 21 日来院复诊，双侧"4"字试验（-），双下肢长度等长，股四头肌周径相等，X 线片示双侧股骨头骨骺趋于正常。（图 13-10 ~ 图 13-14）

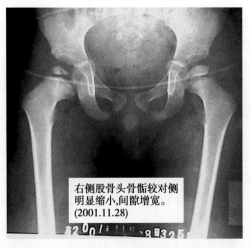

图 13-10　右侧股骨头骨骺较对侧明显缩小，间隙增宽

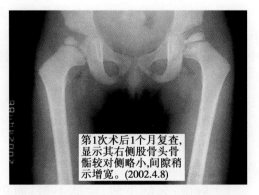

图 13-11　第 1 次术后 1 个月复查，显示其右侧股骨头骨骺较对侧略小，间隙稍示增宽

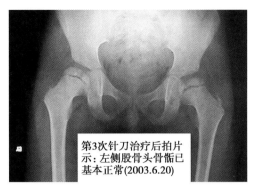

第3次针刀治疗后拍片示：左侧股骨头骨骺已基本正常(2003.6.20)

图 13-12   第 3 次针刀治疗后拍片示：左侧股骨头骨骺已大致正常

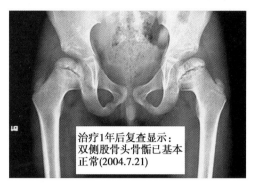

治疗1年后复查显示：双侧股骨头骨骺已基本正常(2004.7.21)

图 13-13   治疗 1 年后复查显示：双侧股骨头骨骺已大致正常

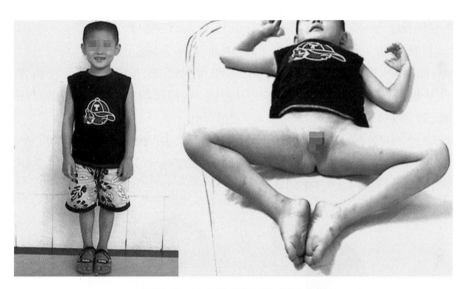

图 13-14   治愈后功能正常，活动自如

第七节　震 颤 麻 痹

　　震颤麻痹又称帕金森病，属锥体外系变性和多巴胺—胆碱能神经功能失调的一种疾病。

　　■ 主要临床表现

　　□ 面部表情呆板，呈"面具状脸"。

　　□ 动作缓慢，姿势反射减少，行走时呈前冲势、慌张步态，起步容易，止步难。直行容易，转弯难。

　　□ 言语缓慢，语音单调、低沉。

　　□ 一侧或两侧肢体搓丸样静止性震颤，每秒可达 4～8 次，随意活动时减轻,情绪紧张时加重,睡眠中消失。

□ 四肢肌张力呈铅管样或齿轮状增高。

□ 可有大小便失禁,出汗增多,皮脂溢出,直立性低血压,痴呆或精神症状。

□ 颅脑 CT 检查可有脑沟增宽、脑室扩大。

■ 治疗

□ 针刀治疗:

□ 臂丛神经触激术

□ 腰脊神经后根触激术

□ 星状神经节触激术

□ 药物治疗:美多巴从 125mg,1~2 次/日开始,每4~7 日增加125mg,维持量 2.5~6g/日。

【典型病例】梁某,男,61 岁,本市退休工人,住院号(107325)。主因步态不稳,双上、下肢颤动 3 年,言语含混、行走困难半年入院。

查体:面具脸,慌张步态,平衡失调;舌肌可见震颤,躯干及双下肢肌张力增强并可见双下肢不自主颤动。膝、跟腱反射迟钝,病理反射(-),双下肢肌力正常。

诊断:震颤麻痹。

治疗经过:分别、分期行针刀腰脊神经触激术、星状神经节触激术、坐骨神经触激术,抑制下肢痉挛,减轻肌肉僵直。住院治疗两个月,临床治愈,半年后随访能够生活自理。(图 13-15,图 13-16)

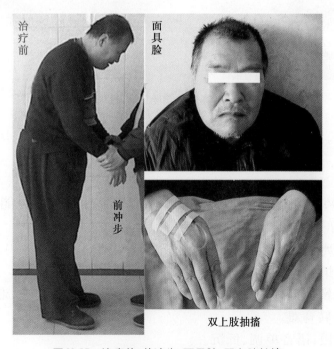

图 13-15　治疗前:前冲步、面具脸、双上肢抽搐

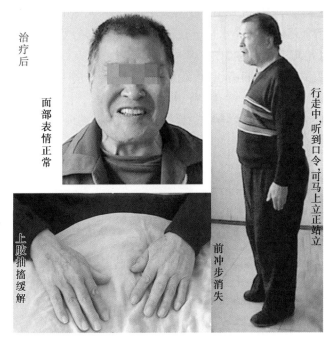

治疗后

面部表情正常

上肢抽搐缓解

行走中，听到口令，可马上立正站立

前冲步消失

图13-16 治疗后：面部表情正常、上下肢功能恢复

第八节 红斑性肢痛症

红斑性肢痛症是一种肢端遇温热刺激时，其血管过度扩张而导致发红、发热和灼痛为特点的疾病。病因目前尚不清楚。

■ 本病多见于青年女性。当局部皮温超过临界温度32～36℃时，立刻出现对称性的肢端疼痛，疼痛主要位于双足，为烧灼样呈难以忍受的剧烈的刺痛或胀痛，以夜间为甚，呈阵发性发作，皮肤潮红充血、皮温升高及出汗、局部水肿。温热刺激、肢体下垂及运动时诱发或症状加重，遇冷或抬高患肢症状缓解。

■ 治疗

□ 温热性脱敏疗法：浸入临界温度以下的水中，然后逐渐升高水温，直到出现轻度不适，重复这一过程且逐步提高水温，直到患肢适应到临界温度以上的水中仍不发作为止。

□ 药物治疗：血管收缩剂，合并血栓闭塞性脉管炎不宜应用；血管扩张剂红斑性肢痛症不宜应用，目前无特效药物。

□ 针刀治疗：腰交感神经触激术、胫后神经、腓神经触激术，治疗效果明显。

【典型病例】孔某，女，22岁。因双足疼痛加重7天，于2001年1月10日入院治疗观察。

病人7年前秋后无诱因出现双足发凉继而疼痛，交替间歇发作。发作时烧灼样剧烈疼痛，足及小腿皮肤发红、皮温增高，双足无规律跗指背伸痉挛、抱足哭叫，服各类镇痛药均无效，用冷水浸泡或冰块外敷可暂缓解。由于冬季双足裸露室外形成冻疮，双足第4、5趾脱落。

据证诊断为：红斑性肢痛症并继发血栓闭塞性脉管炎。

行针刀腰交感神经触激术、跗背伸肌腱刺激术，术后即刻痛止，安静入睡。经双侧交替腰交感神经触激术治疗，发作次数明显减少、程度明显减轻、症状明显好转，能够正常睡眠、饮食，足能穿袜。（图13-17～图13-21）

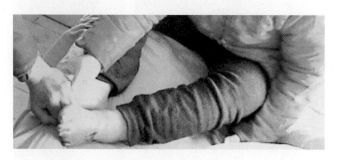

图13-17 针刀触激术前

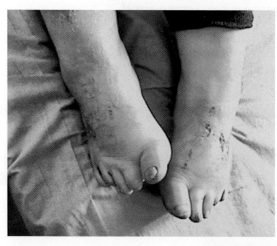

图13-18 术前双足肿胀，第4、5足趾脱落

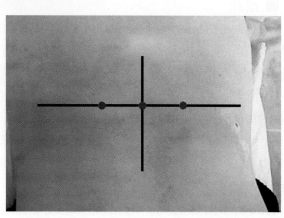

图13-19 腰交感神经触激术体表定位

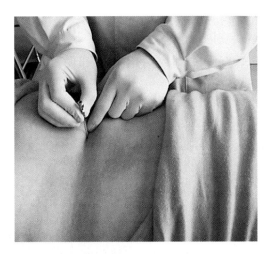

图 13-20　腰交感神经触激术术中

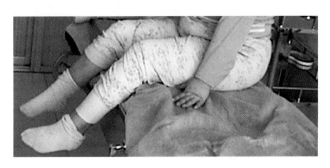

图 13-21　针刀治疗术后

第九节　骨软骨瘤

■ 骨软骨瘤是发生在骨表面的骨性凸起,多为单发性,多发性与遗传有关,一般无自觉疼痛症状,无压痛,逐渐长大的硬性包块是其临床特点。

■ 多见于手、足部的小骨发病,在脊柱上软骨瘤好发于棘突、腰椎及颈椎骨。

■ 当肿瘤过大或由于解剖部位特殊可产生临床症状和体征,压迫周围神经、血管可造成相应的症状。(图 13-22)

■ X 线检查:在长管状骨的骨表面上有一骨性突起,与干骺相连,并由骨皮质及骨松质组成。在肿瘤的顶端有软骨覆盖,称为软骨帽盖,厚薄不一,薄者呈线状透明区,不易看到;后者呈菜花样致密阴影。软骨瘤在足、手 X 线表现类似于长管状骨的表现。

■ 针刀治疗

□ 定点:凸起的正中及其肿瘤周边。

□ 施术方法:

□ 正中入路:针刀垂直皮肤刺入深达基底部切割剥离;

□ 周边入路:针刀与皮肤呈15°~35°角刺入达骨瘤基底铲剥。（图13-23）

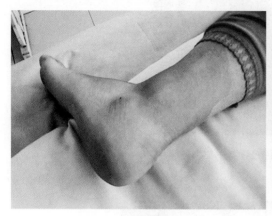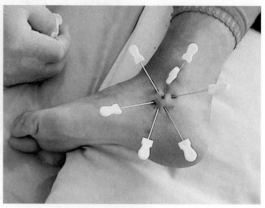

图13-22　骨软骨瘤　　　　　　　图13-23　骨软骨瘤针刀切割剥离术

第十节　腰椎滑脱症

■ 腰椎滑脱症分先天性椎体移位椎弓狭部裂及椎弓骨折的真性滑脱和有小关节退变未损及椎弓的假性滑脱,对后者针刀治疗疗效较好。

■ 诊断依据

□ 中年以上女性多见,慢性持续腰痛,过度运动或负重疼痛加重。

□ 同时伴有腰椎间盘突出症、腰椎管狭窄症。

□ 直腿抬高试验阳性,跟膝腱反射减弱或消失。

□ 患椎骨棘突向前凹陷,棘突两侧有压痛,且往下腰臀部及下肢放射。

□ 重者鞍区麻木,大小便失禁,下肢肌肉软弱,麻痹,甚至发生不完全瘫痪。

□ 真性滑脱:

□ X线正位片:滑脱椎体高度降低、倾斜及下滑、下缘模糊,密度增高与两侧横突及骶椎阴影相重叠,形状如倒悬的钢盔。

□ 侧位片:大多在上下关节突间由后向下的裂隙椎体前移。

□ 斜位片:左右斜位35°~45°照片,其椎弓及附件摄影似"猎狗"形,狗耳为上关节突,狗嘴为同侧横突,狗眼为椎弓根断面,颈为狭部,前足为关节下突,狗体为椎板,后腿为对侧横突,狭部断裂,可见"狗戴项链","狗头"与椎体分开。

□ 假性滑脱：

□ 正位片：可无明显异常。

□ 侧位片：腰椎前角或后角连续中断屈曲，椎体前移，椎体前沿唇样增生，后关节脱位。

□ CT：可见有滑脱、椎弓狭部有裂隙。

□ 磁共振：对合并椎管狭窄、纤维环破裂及滑脱的诊断更有意义。

■ 针刀治疗

□ 椎管外松解术

□ 切割松解病变椎体的上位、下位棘间韧带。

□ 切割剥离：病变椎体、横突间肌、横突间韧带。

□ 椎管内触激术

□ 触激松解周围组织与神经根粘连、牵拉或受压。

□ 术后做屈髋屈膝运动，100 次／日，以耐受为度，可分 2 次完成。

□ 提示：屈髋抬臀时腰椎处于屈曲位，椎体后纵韧带、棘上韧带、棘间韧带处于紧张状态，可产生椎体向后移位的拉力，故对腰椎前滑脱有治疗的预防作用。

第十一节 脊 髓 损 伤

■ 病因

□ 骨折　包括椎体骨折、关节突骨折、椎弓或椎板骨折、棘突基底骨折等，往往伴有移位。

□ 脱位　如关节突脱位或关节突跳跃症、椎体脱位等，有时与骨折并存。

□ 发育性椎管狭窄　一般认为颈椎椎管矢状径应大于 13mm，如少于此值就会发生脊髓受压。CT 测量颈椎矢状径应大于 10mm。

□ 黄韧带肥厚　黄韧带位于脊髓背侧，可从后方压迫脊髓。

□ 椎间盘突出　以压迫脊髓腹侧症状最突出，主要表现为运动障碍。

□ 后纵韧带钙化　对脊髓腹侧形成压迫，近年来报道见多。

□ 血肿或脓肿　如硬膜内或硬膜外出血或化脓性脓肿。

■ 病理、生理

□ 脊髓损伤分为急性、慢性两种。

□ 急性损伤症状最明显。

□ 慢性损伤由于机体代偿作用，至后期才出现症状。

■ 治疗

□ 针刀治疗

□ 椎管外软组织切割松解术，纠正平衡失调。

□ 椎管内触激松解术,解除神经根受压。

□ 对症治疗

□ 支持疗法,抗菌消炎预防感染及针对当时情况治疗。

□ 中药治疗

□ 要遵循辨证施治的原则。

【典型病例】孔某,男,43 岁,冠县孙疃村人。入院日期:1997 年 7 月 20 日。出院日期:1997 年 9 月 6 日。住院天数:49 天。

主因大、小便失禁 5 天,双下肢瘫痪 3 天入院。病人 7 天前从高处坠落,2 天后出现大小便失禁,在冠县县医院做 CT 示 L5 椎体Ⅱ度前滑脱,经治疗无效病情进行性加重,出现双下肢瘫痪遂来我院针刀科。

查体:腹部膨隆,叩之鼓音;肠鸣音减弱,上腹壁反射减弱,中下腹壁反射消失,右下肢浅感觉减弱,提睾反射消失,双侧膝、跟腱反射减弱,右侧巴宾斯基征(+),克氏征(-)。

MRI 检查示:T10～11 段脊髓受压水肿、实质内出血。

初步诊断:

1. 影像诊断:T10～11 段脊髓受压水肿、实质内出血,L5 椎体前滑脱Ⅱ度。

2. 中医诊断:腑实证。

3. 西医诊断:胸髓不完全横断性截瘫。

4. 针刀医学诊断:外伤性脊神经损伤受压,背、腰、臀部软组织损伤。

治疗:西药治疗、支持疗法、抗菌消炎、脱水。

中药治疗:早期给予峻下热结之剂大承气汤,中、后期证属气虚血瘀给予益气、活血、化瘀之剂补阳还五汤加味。

针刀治疗:脊神经后根触激术,胸背腰臀部软组织松解术。

出院时情况:双下肢肌力Ⅴ级,感觉正常;提睾反射、腹壁反射正常存在;双膝、跟腱反射正常,巴宾斯基征(-);大小便正常;可独立站立、行走、生活自理;3 个月后随访时,正在田间劳作。

第十二节　脊髓血管畸形

■ 脊髓血管畸形包括毛细血管扩张症和动静脉畸形。

■ 前者均发生于髓内,含有小而壁薄的血管,多位于后索。

■ 后者是先天性血管发育异常。

■ 血管畸形常因血液流体动力学的改变,以及发生脊髓压迫、缺血、出血等而构成对脊髓的损害。

■ 早期常有短暂性神经根痛,双下肢(或四肢)瘫痪。特征性的表现是截瘫具有缓解期,合并有感觉障碍,大、小便失控。

■ 妊娠期间症状可加重,可能为腹部静脉压增高所致。

■ 剧烈活动后引起畸形的脊髓血管破裂出血,出现截瘫,脊髓休克等。

■ 合并自发性脊髓蛛网膜下腔出血时,常有神经根痛。

■ 腰穿为血性脑脊液,若畸形血管未破可表现为脑脊液蛋白增加,白细胞轻度增加,奎氏试验通畅或梗阻。

■ 脊髓血管造影或 MRI 检查:可证实畸形血管的位置、形态及与动、静脉沟通情况。

■ 针刀治疗的主要指征是畸形血管切除术、供应动脉结扎术或经皮插管栓塞供应动脉术后残留症状及术后半年内仍不能恢复的截瘫。

【典型病例】 杨某,女,12 岁。主因脊髓血管畸形术后大小便失禁、功能障碍来院治疗。

10 个月前因"脊髓血管畸形、破裂",给予颈髓减压术,畸形血管栓塞加切除术治疗,术后大小便失禁、肢体功能无变化。

查体:左手呈"爪"形,双足下垂、内翻,C6 ~ T2 可见术后瘢痕;肱二、三头肌肌腱反射消失,膝腱反射、跟腱反射减弱,左踝阵挛(++),右侧(-);右髌阵挛(+),左侧(±);双侧巴氏征(+);左下肢肌力 1 级,右侧 2-级;右手握力 Ⅳ级,左手握力 0 级;双上肢屈伸肌力 Ⅳ级;克氏征(-);腹侧 T3 水平以下深浅感觉消失,背侧 T7 以下痛温觉消失,腹壁反射消失;右侧肛门反射存在,左侧消失。

针刀医学诊断:颈胸段术后瘢痕粘连;脊神经损伤粘连。

西医诊断:颈胸段高位痉挛截瘫(C7/T1)。

针刀治疗:胸、腰段脊神经触激术;交感神经触激术;畸形骨骼肌切割松解术。(图 13-24,图 13-25)

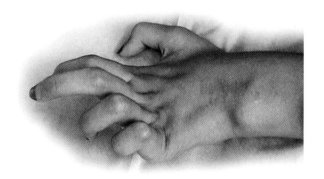

图 13-24　术前:手呈爪形,不能抓握

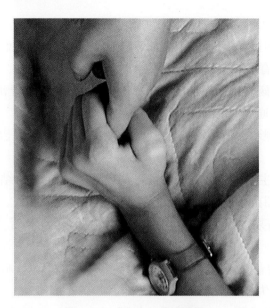

图 13-25　术后:左手可抓握

第十四章

针刀治疗痉挛性疾病

第一节　概　　论

痉挛是临床体征,是常见的运动障碍之一。是疼痛科、针刀科、神经内科、外科、矫形外科、康复医学科、儿科等跨学科、多专业共同面对的问题。在脑瘫、中风、颅脑外伤、脊髓损伤、多发硬化等上运动神经元病损均可出现痉挛。对病人的功能造成很大影响。作为专门从事针刀医学研究、治疗的医生,解除痉挛性疾病病人的痛苦与困境是我们义不容辞的责任。

一、痉挛的定义

痉挛是一种因牵张反射兴奋性增高所致的以速度依赖性肌肉张力增高为特征的运动障碍,且伴随有腱反射的亢进。这是目前所查资料中比较公认的对痉挛的定义。

痉挛的特征

临床上对痉挛的界定性特征是:"检查者被动牵伸某一肌群时体会到的过大的阻力,且随着牵伸速度的加快而增加"。

痉挛是上运动神经元受损的重要临床体征,表现为肌肉张力增高,深肌腱反射活跃甚至亢进,这是因为缺乏上位中枢的抑制所致。

二、针刀治疗适应证

必须有痉挛,伴有肌张力增高、腱反射亢进,牵张反射扩展到伸肌踝阵挛、髌阵挛、肌阵挛,病理征阳性。

三、针刀治疗相对适应证

上运动神经元受损后所致肌肉无力和动作笨拙及下运动神经元系统包括脊髓前角细胞体、脊神经以及第3-10颅神经核和轴索。其功能障碍表现为软瘫和深肌腱反射下降或缺如,针刀治疗收效甚微。对由脊髓病引起的痉挛如:脊髓缺血、横贯性脊髓炎、脊髓肿瘤、颈椎病、多发硬化或四肢瘫痪,目前还不能报告确切的治疗效果。

四、非 适 应 证

上运动神经元损伤的早期、中风后早期脊髓反射减低,脊髓损伤的脊髓休克阶段,脊髓反射可受到严重压抑,均不是针刀治疗适应证。

五、治 疗 机 制

正常情况下脊髓反射受到严密调控,如失去抑制性控制,就会因平衡被打破而趋向于兴奋,导致脊髓反射亢进。针刀在特异部位的强刺激起到了抑制脊髓反射亢进的作用,从而达到了脊髓内环境的新的平衡。

六、治 疗 目 的

通过针刀脊神经触激术的成功开展和提示,拓宽了对痉挛性疾病的针刀治疗病种,使痉挛得到一定程度的控制、减轻或改善。配合针刀切割纠畸,从而大大提高了病人的生存质量和生活能力。

第二节　面 肌 痉 挛

□ 表现:半侧面部间歇性不自主抽动,患侧眼睑变小,逐渐发展到面肌口角部肌肉常并有同侧颈阔肌、胸锁乳突肌痉挛。具有精神紧张或疲劳加重,睡眠后减轻或消失的特点。少数病人伴有患侧头痛、耳鸣等症状。针刀触激面神经、三叉神经眼支、眶下神经纤维,从而达到抑制异常兴奋原的强度。

□ 面神经触激术:

定点:外耳道正下方乳突前1~2cm。

方法:用4号针刀在定点处刺入深至1~2cm,出现酸、胀感后微动针刀加强触激后退出针刀,压迫针刀孔。(图14-1)

□ 提示:针刀触激的部位是面神经主干,对面肌痉挛波及的眼睑、口角均有较好的抑制作用。

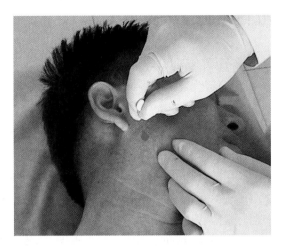

图 14-1　面神经触激术入路

第三节　眼 睑 痉 挛

□ 表现:阵发性或持续性瞬目动作,常持续数秒或数分钟,甚者双眼睑持续紧闭,需用手撑开眼睑,影响工作、生活。该病与精神刺激、紧张或疲劳有关。多在休息时减轻或在增加面肌功能活动时症状减轻,常伴有面口下颌肌肉痉挛。临床应与重症肌无力鉴别。

□ 面神经颞支触激术:

定点:颧弓与髁状突交界处。

方法:用左手拇指按在耳屏前让病人张口,可触及到下颌骨的髁状突前凹陷,右手持 4 号针刀在凹陷处刺入 1cm 深至骨膜,出现酸、胀感后微动针刀加强触激后退出针刀,压迫针刀孔。

□ 提示:对面神经颞支触激主要是抑制眼轮匝肌的痉挛。

第四节　痉挛性斜颈

□ 表现:头颈部肌肉阵挛或强直,不自主收缩而引起头向一方强制性扭转、倾斜。局部肌肉肥大、疼痛,可并有间断性或持续性头部震颤,肩部上抬。症状加重与情绪波动、疲劳有关,睡眠中减轻或消失。

□ 扭转:

针刀切割松解:同侧头夹肌,对侧胸锁乳突肌。

□ 侧倾:

针刀切割松解:同侧头夹肌、斜角肌、对侧胸锁乳突肌。

□ 后仰:

针刀切割松解：两侧头夹肌、斜方肌、头棘肌。

□ 前屈：

针刀切割松解：双侧胸锁乳突肌、斜角肌。

□ 针刀触激颈上交感神经节，枕后结节下 C2/3 间隙外侧约 2.5cm。

第五节　书　写　痉　挛

□ 表现：在做书写动作时，手部僵硬、动作缓慢笨拙、颤抖，或书写字形大小不均、歪斜扭曲。常并有手腕、前臂肩部疼痛，握笔时情绪紧张或焦虑。检查：有手腕过屈、过伸、尺偏或桡偏体征，肌张力亢进痉挛型：写字时肌肉痉挛臂肩部肌肉不自主收缩、疼痛；运动亢进震颤型：书写时摇动性震颤，遇精神紧张加重；无力麻痹型：书写时无力，握不住笔，肌肉软弱不能自主支配。

□ 针刀对麻痹型行臂丛神经触激松解术。

□ 对震颤型、痉挛型行痉挛肌群切割刺激松解术。

□ 常治疗肌群：拇长屈肌、指深屈肌、旋前方肌、指浅屈肌、肱桡肌、拇短展肌、拇短屈肌、拇收肌等。

□ 提示：在确定痉挛型书写障碍前应排除帕金森病、扭转痉挛、肝豆状核变性、多发硬化、腕管综合征等。

第六节　遗传性痉挛性截瘫

■ 该病是比较少见的家族遗传性变性病。

■ 临床表现

□ 以慢性进行性无力与痉挛性下肢瘫痪为特征。行走困难，剪刀步态。四肢腱反射亢进，病理反射阳性，常见弓形足。

□ 可有心电图异常及骨骼畸形等。

□ 亦可伴有视力损害或共济失调。

□ 3～5 岁发病病情进展缓慢。

□ 30 岁以后发病进展较快。男性多见。

□ 皮质脊髓束变性为其病理特点。

■ 发病机制目前不清楚。

■ 诊断：缓慢进展的双侧锥体征；剪刀步态，痉挛性双下肢瘫痪，病理征阳性，可伴有共济失调，运动障碍。

■ 有家族史。

■ 排除脑性痉挛性瘫痪和运动神经元疾病及脊髓肿瘤，同时应与颈椎病、腰椎病鉴别。

■ 治疗

□ 对症支持疗法；选用营养药物以增加体质，提高抵抗力。可肌注神经生长因子或细胞生长肽及胎盘组织液。

□ 针刀治疗：

□ 针刀闭合切割、松解术纠正骨骼畸形及关节挛缩。

□ 脊神经触激术所产生的应激反应、逆行性冲动，与顺行性传递发生冲突，从而减轻或抑制了痉挛状态。

□ 中医治疗：在辨证施治的基础上加用虫类解痉药。

□ 预后：目前无法治愈，经针刀治疗可使部分症状缓解或减轻。

【典型病例】　祝某，男，42 岁，本市司村。住院号 101402-01220。

因双下肢无力以右侧为甚，行走不稳半年来院治疗。专科情况：跟足步态，右侧高弓足，轻度外翻畸形，躯干 T2 ~ T8 ~ L3 水平背侧痛觉过敏，双侧霍夫曼征阳性，双侧巴氏征阳性，踝阵挛、髌阵挛双侧均阳性，双侧跟腱、髌腱活跃，双下肢肌张力增强，肌力 Ⅳ 级，右踝关节活动欠灵活。

MR 示：颈、腰椎退行性改变、C3-C4、C5-C6、L2-L3、L5-S1 椎间盘突出。

肌电图：①左腓神经受损；②末梢神经受损。

诊断：

影像诊断：颈、腰、椎间盘突出症。

西医诊断：遗传性痉挛性截瘫。

针刀医学诊断：痉挛性疾病。

治疗：采用针刀脊神经触激术及坐骨神经、腓神经触激松解术，配合畸形矫正术；应用营养神经、活血化瘀药物。治疗一疗程后，踝阵挛、髌阵挛消失，肌张力基本正常，病理反射仍存在，好转出院。

第一节　概念及诊断

一、概　念

■ 脑性瘫痪(cerebral palsy,CP)。脑瘫是出生前到出生后 1 个月由各种原因引起的非进行性脑损伤,表现为中枢性运动功能障碍及姿势异常,多伴有不同程度的智力低下、癫痫、心理行为异常、言语障碍、吞咽困难、视力、听力和感觉障碍及学习困难等。

■ 脑瘫病因是锥体系病变继发性骨骼肌痉挛,肌肉持续、疲劳的痉挛性收缩引起骨骼肌纤维代谢负担加重,久之形成挛缩。由于骨骼肌的失控,肌张力增强、腱反射亢进、运动系统"力平衡失调",导致运动障碍和姿势异常。

■ 本病归属于中医学"五迟"、"五硬"、"五软"等范畴。临床以立迟、行迟、语迟、发迟、齿迟,手硬、足硬、肌肉硬、头颈硬、关节硬或项软、手软、脚软、口软、肌肉软为主要特征。

二、诊　断

■ 一项病理变化(符合其中 1 项)

□ 大脑白质发育不良。

□ 脑室周围白质软化。

□ 孔洞脑,多囊脑,全前脑畸形。

□ 脑萎缩。

□ 脑基底核,海马,视丘下核齿状核变性。

□ 小脑蚓部发育不全。

■ 具备两个条件

□ 发育迟缓、运动障碍,主要脑受损后原始反射持续存在和肌张力改变,造成异常姿势和原始运动模式主导其整体运动,妨碍了正常的随意运动。运动能力低于同龄正常儿童,运动自我控制能力差。障碍轻的只是手、脚动作稍显得不灵活或笨拙,严重的则双手不会抓握东西,竖头困难、不会翻身、不会坐起、不会爬、不会站立、不会行走、不会正常地咀嚼和吞咽等。

□ 异常姿势反射　稳定性差,在运动或静止时姿势别扭,左右两侧不对称,双拳紧握,双上肢内旋、外展,双下肢内收、交叉,越紧张越严重。

■ 三个要素

□ 发育时期。

□ 非进行性。

□ 永久性脑瘫。

■ 四种分型

□ 痉挛型。

□ 徐动型。

□ 痉挛+徐动型。

□ 弛缓型及共济失调型。

第二节　脑瘫症状

一、主要症状

■ 由于脑瘫患儿脑的器质性损伤而使其病理性原始反射的存在,严重影响和阻碍了正常运动发育,从而产生了运动障碍和姿势异常。

□ 运动障碍　运动能力低于同龄正常儿童,运动自我控制能力差。

◇ 轻:手、脚动作不灵活或笨拙。

◇ 重:手不会抓握东西,竖头困难,不会翻身、不会坐起、不会爬、不会站立、不会行走、不会正常地咀嚼和吞咽等。

□ 由于运动障碍的限制,发育期生活实践较少,影响了神经、精神发育。

□ 异常姿势。

◇ 在运动或静止时姿势别扭,左右两侧不对称,出现各种姿势异常,稳定性差,双拳紧握,双上肢内旋、外展,双下肢内收、交叉,越紧张越严重。

二、伴随症状

■ 生长发育、营养较正常儿差,重症更明显。

□ 流涎,吸吮、咀嚼、吞咽困难。

□ 智能低下。

□ 多动,情绪不稳。

□ 孤独倾向。

□ 癫痫。

□ 语言障碍　发音不清,或言语发育迟缓。

□ 听觉障碍　听觉障碍程度从高音到低音障碍不一。

□ 视觉障碍　多见内斜视、外斜视等眼球协调障碍。其次为近视、远视、弱视、震视、上方视、麻痹等障碍。

□ 行为障碍　个性较强,固执任性,情感脆弱,情绪波动,善感易怒,不易合群,注意力涣散,兴奋多动,动作单一,自我强迫。

第三节　辅 助 检 查

一、脑电图检查

■ 脑瘫患儿约80%脑电图异常,偏瘫型的脑电图异常率更高。(脑电图异常不一定都有癫痫发作)

二、脑干听觉诱发电位测定

■ 手足徐动型脑瘫儿异常率高。有些患儿主要高音频丧失而保留部分中音频反应。

三、影像学检查

■ 头颅 CT、ECT、MRI 等检查发现脑组织的结构异常。

四、实验室检查

■ 甲状腺功能、免疫功能、弓形虫、巨细胞包涵体、风疹病毒、疱疹病毒等,尿氨基酸筛查实验及血(或头发)微量元素检查。

第四节　鉴 别 诊 断

一、中枢神经系统感染性疾病

■ 以各种病毒、细菌、真菌及寄生虫等致病微生物感染引起的脑炎、脑膜炎(新生儿期除外)、脊髓炎为常见。

■ 这些疾病往往起病急,可有发热及各种神经系统症状,症状呈进行性,进展速度较快,正确诊断、及时治疗后一般无运动障碍。

■ 若治疗不及时,遗有神经系统受损症状时,可依靠询问病史进行鉴别。

二、颅 内 肿 瘤

■ 颅内肿瘤的患儿,其症状呈进行性,并有颅内高压的表现,可做头颅 CT 及 MRI 检查明确诊断。

三、代谢性疾病

■ 苯丙酸酮尿症

□ 该病是一种较常见的氨基酸代谢病,属于常染色体隐性遗传病。主要由于肝内苯丙氨酸羟化酶(PAH)的缺陷,不能将苯丙氨酸(PA)变为酪氨酸,致使 PA 及其代谢物蓄积体内,引起一系列功能异常。临床主要表现为智力低下、多动、肌痉挛或癫痫发作,病程为进行性,CT 和 MRI 检查可见弥漫性脑皮质萎缩,易与脑瘫混淆。但该病患儿因黑色素合成不足,常见皮肤苍白、头发淡黄等。通过检测患儿血中 PA 水平和酪氨酸的生化定量以确诊。早期给予低苯丙氨酸饮食治疗可使智力发育接近正常。

■ 中枢神经海绵样变性

□ 该病属于常染色体隐性遗传。成纤维细胞内天冬氨酸酰基转移酶缺乏。病理改变主要见于脑白质,其内充满含有液体的囊性空隙,似海绵状。患儿初生时正常,生后 2～4 个月开始出现智力发育迟缓,肌张力低下,头不能竖直。进行性头围增大,以后肌张力逐渐增高,脑脊液正常。该病与脑瘫鉴别点为呈进行性神经功能衰退、巨头征、视神经萎缩。CT 和 MRI 可见脑白质有囊样改变。生化检查可见尿中 N-乙酰天冬氨酸增多。患儿多在 5 岁内死亡。

■ 异染性脑白质营养不良

□ 该病又名硫酸脑苷酯沉积病,属常染色体隐性遗传性疾病。由于髓磷脂代谢障碍,使大量半乳糖硫酸脑苷酯在中枢神经系统、周围神经和一些脏器内贮积。患儿出生时表现为明显的肌张力低下,随病情的发展逐渐出现四肢痉挛、肌张力增高、惊厥、共济失调、智力进行性减退等。其与脑瘫的鉴别要点在于病情呈进行性发展,检测血清、尿或外周血白细胞中芳香硫酸酶 A 的活性可确诊。

四、神经系统变性疾病

■ 进行性脊髓性肌萎缩

□ 病因　是一种常染色体隐性遗传病,是由脊髓前角细胞和脑干运动神经核的退变而引起继发性神经根和肌肉的萎缩。

□ 表现　大多数患儿出生时活动正常,到 3～6 个月或更晚时才出现症状。

躯干、肩胛带、骨盆带及下肢均呈对称性无力,以近端较重。仰卧时髋关节外展,膝关节屈曲,如蛙腿姿势,病程呈进行性,肌萎缩明显,最后呈完全弛缓性瘫痪,常因呼吸肌功能不全致反复呼吸道感染而死亡。肌电图可检出肌纤维纤颤电位,肌肉活组织检查显示明显肌萎缩和神经变性。该病一般智力正常,腱反射消失,肌电图和肌肉活组织检查异常可助确诊。可与脑瘫相鉴别。

■ 少年型家族性进行性脊肌萎缩症

□ 该病属常染色体隐性或显性遗传,病变仅累及脊髓前角,而不侵及锥体束。多发于儿童和青少年,表现为四肢近端肌萎缩、肌无力,步态不稳似鸭步,渐发展至远端肌肉萎缩。腱反射减弱或消失,但智力正常。肌电图检查可见肌纤颤电位,肌肉活检可见横纹肌纤维萎缩。

五、进行性肌营养不良症

■ 表现

□ 在3~5岁时出现早期症状,动作笨拙,迟缓,或由于脚无法放平而开始踮着脚走路呈鸭状步态,易摔跤。病情逐渐恶化,出现肌肉无力,无法行走,出现挛缩,骨关节的畸形。

■ 特点

□ 腱反射不易引出,没有病理性反射。从地上爬起,需用手撑在大腿上才能站起。

六、小儿麻痹症

■ 病因

□ 是由于病毒感染所致,发病年龄主要是在8~24个月的婴儿,发生瘫痪的肢体多见于下肢,其膝腱反射或其他腱反射皆减弱或消失。

■ 表现

□ 弛缓型瘫痪。

七、先天性肌弛缓型

■ 患儿生后即有明显的肌力低下,肌无力,深反射低下或消失。易并发呼吸道感染。常误诊为肌张力低下型脑瘫。

八、脑　积　水

■ 脑脊液循环障碍导致的脑室系统,蛛网膜下腔脑脊液量增多而常伴颅内压增高的综合征,婴儿因颅缝尚未闭合,头颅常迅速增大。该病的临床特征是头颅异常增大,落日征,破壶音,伴有双下肢运动障碍及智力低下。

九、扭转性肌张力不全

■ 扭转性肌张力不全

　　□ 该病是一组较常见的锥体外系疾病,其特点是在开始主动运动时,主动肌和拮抗肌同时发生持续性不自主收缩,呈现特殊的扭转姿势或体位。可为常染色体显性或隐性遗传或 X-连锁遗传。神经生化检查可见脑的神经递质分布异常。本病为慢性进行性,起病年龄因遗传型而不同,早期症状多以某一局限部位的肌张力不全症状开始。显性型者,早期多表现为中轴肌肉的异常姿势,特别是斜颈,也有的以躯干或骨盆肌的扭曲姿势为主要特征;隐性遗传型者多以一侧下肢的步态异常或手的姿势异常为首发表现,走路时呈内翻足体位,书写困难,最后可进展至全身性肌张力不全。与脑瘫的鉴别点为该病有家族史,围产期正常,无智力低下,无惊厥发作,无锥体束征,无感觉障碍。

十、遗传性运动障碍疾病

　　■ 多巴反应性肌张力失常
　　□ 表现为缓慢起病,四肢发僵,活动困难或伴有肢体震颤,足趾屈曲、足内翻;特点是症状、体征在早晨和午休后明显减轻,疲劳后或晚上加重。四肢肌张力强直性或齿轮样增高,双下肢腱反射活跃至亢进。依据典型临床表现,儿童期或青年发生步态异常伴帕金森症的某些表现,症状呈昼夜波动,小量多巴制剂效果非常显著,是关键的治疗性诊断。临床表现典型者诊断不难。小剂量多巴制剂有显著、持久的疗效;早期用安坦、金刚烷胺治疗有效。本病应与帕金森症"痉挛性截瘫"、"肝豆状核变性"、"进行性脊髓性肌萎缩"、"脑性瘫痪"鉴别。

第五节　足踝部畸形

一、趾过伸爪状趾畸形

　　■ 致畸原因
　　趾长伸肌痉挛、张力过高。
　　■ 临床表现
　　趾持续过伸,其他趾呈展开状,检查时巴彬斯基征阳性者,常见这种表现。穿鞋行走足趾前端和第 1 跖骨头疼痛。(图 15-1)
　　■ 治疗方法
　　趾长伸肌松解术。
　　■ 重要提示
　　趾长屈肌(拮抗肌)如伴发痉挛,出现趾屈曲畸形。针刀首先对

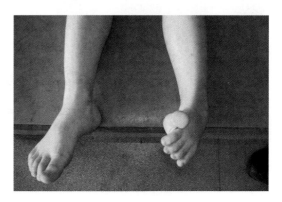

图 15-1　趾过伸爪状趾

痉挛肌、趾长伸肌松解后,再做伴发痉挛的趾长屈肌松解。

二、仰趾足畸形

■ 致畸原因

□ 外科手术时跟腱实施延长过度,或同时做了胫神经切断术后所致。

□ 减少了对抗伸踝肌痉挛的力量而发生仰趾足畸形。

■ 临床表现

站立或行走时,只能用足跟着地,足的前部抬高,跖趾关节极度过伸,趾间关节屈曲,第 1 跖骨头下沉,踝关节始终固定于背屈位,此种足部姿势即为仰趾足(图 15-2)。

■ 治疗

胫前肌、胫后肌、腓肠肌刺激松解术。

三、足外翻畸形

■ 致畸原因

长伸肌与内收肌的痉挛所致,常继发于尖足外翻、跟骨外翻或胫骨向外扭转。足旋前时,趾被动外展,形成外翻。是严重足外翻畸形的合并症。

■ 临床表现

俗称"大脚骨",是一种常见的趾向足的外侧过度倾斜的现象;第 1 趾骨内收的前足畸形,经常伴有其余足趾的畸形。站立察看趾有否向第 2 趾倾斜,多于 15°即为外翻(图 15-3)。

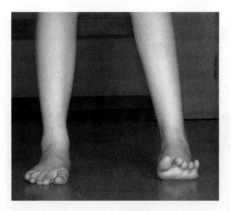

图 15-2　仰趾足

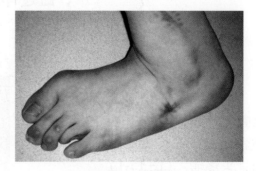

图 15-3　足外翻

■ 治疗

首先矫正尖足外翻、跟骨外翻或胫骨向外扭转。在跖趾关节处,先切割松解踇收肌,再松解外侧关节囊。

■ 重要提示

定位准确,术后制动。

四、扁平外翻足

■ 致畸原因

□ 双足长期负重站立,体重增加,长途跋涉过度疲劳,维持足弓肌肉、韧带、关节囊及腱膜等软组织逐渐衰弱,足弓逐渐低平。

□ 缺乏锻炼,肌萎缩,张力减弱,负重时足弓下陷。

□ 先天致病因素。

◇ 足副舟骨、足舟骨结节过大,胫后肌附着处软弱。

◇ 第2骨较短,其他跖骨承受重力过多,促使足弓扁平。

◇ 足跗骨间软骨性或纤维性联合,常见有跟距、跟骨及跗骨间等联合均可导致平足症。

■ 临床表现(图15-4)

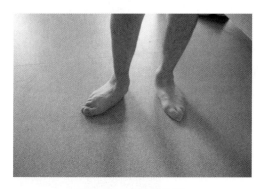

图15-4　扁平外翻足

□ 硬性　足底扁平外翻,无弹性,跟骨外偏,足弓消失,多合并外翻。

□ 软性　足内侧三角韧带松弛,足自胫骨下方正常位向外旋转,造成下肢力线不在第1、2跖骨间而向内侧偏移。甚者仅用第1跖骨内侧和舟骨负重,内踝突出明显,跟骨和跟腱的轴线向外翻转,跟骨结节上移。

■ 治疗

□ 硬性　腓骨长、短肌切割松解术,跟腱切割松解延长术。

□ 软性　跟腱切割松解延长术,跟距关节囊切割松解术。

■ 重要提示

□ 硬性　针刀术后短腿石膏固定,石膏固定时将足弓塑出,石膏去除后穿足弓支具鞋,围手术康复足的内在肌肉。

□ 软性　针刀术后短腿石膏固定,石膏固定足中立位或矫形需要位,石膏去除后,穿内偏高支具鞋。

五、尖足畸形

■ 致畸原因

□ 小腿三头肌的痉挛或挛缩。

□ 小腿三头肌由腓肠肌和比目鱼两肌合成,两肌腱组成跟腱止于跟骨。早期原因是小腿三头肌的痉挛,患者睡眠时痉挛解除,尖足畸形可随之消失。病变继续发展,当小腿三头肌发生挛缩时,则睡眠时尖足畸形也不消失。

□ 屈膝畸形可并发尖足,因屈膝畸形发生后,患肢站立时为增加膝关节的稳定性,必须取马蹄位,腓肠肌强力收缩,久之导致跟腱挛缩。

□ 尖足也可并发屈膝畸形。

□ 髋内旋、内收及屈膝的双肢瘫病人,胫骨可向外侧扭转,从而导致尖足外翻畸形。

□ 小腿三头肌痉挛,则出现尖足外翻畸形,足跟抬高,足外展或在中跗关节外翻。

□ 偏瘫患者通常有股内旋,但在步态的站立相时,膝关节通常呈伸直位,引起足内旋而呈内翻位。

■ 临床表现(图 15-5)

□ 跟腱痉挛性尖足 跟腱并无挛缩,患儿紧张或行走出现尖足畸形,静止站立时足跟可落地,腓肠肌痉挛,伸膝时尖足出现或明显加重,屈膝时尖足减轻或消失,多见于学龄前儿童。

□ 跟腱挛缩性尖足 小腿三头肌在痉挛的基础上发生挛缩,静止状态尖足畸形也不能消失,多见于少年或成年患者。

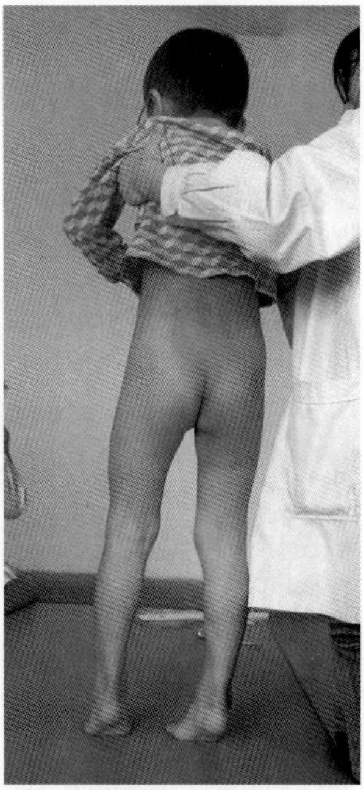

■ 治疗

□ 腓肠肌肌肉刺激术。

□ 跟腱针刀切割松解术。

□ 胫神经触激术。

■ 重要提示

□ 尖足、足下垂与下垂足

◇ 尖足畸形是跟腱重度挛缩,足、趾背屈,5 个跖骨头负重,其足趾不是下垂而是背屈。

◇ 足下垂,一般是指伸踝、伸趾肌全瘫而发生踝、足、趾下垂。

◇ 下垂足是由腓总神经损伤麻痹所致,足下垂、下垂足其跟、趾腱多没有明显的挛缩,其中尖足才是针刀微创治疗的适宜症。

□ 在尖足畸形的基础上常并发尖足内翻、尖足外翻、尖足高弓足畸形。

□ 畸形的早期是痉挛性的,但会继发肌肉肌腱,韧带与关节囊的挛缩,导致骨关节的畸形改变。

□ 早期软组织痉挛需要实施肌肉刺激术,以解痉为目的,对挛缩以切割纠畸为目的,骨骼畸形则需要通过关节囊减压后手法调整关节力线,然后石膏固定矫正,但是必须兼顾肌肉肌腱的力量平衡。

图 15-5 尖足

□ 踝阵挛　检查踝阵挛是腓肠肌还是比目鱼肌引起的,将膝关节屈曲,踝阵挛消失,为腓肠肌所致,否则为比目鱼肌引起。治疗可行胫神经触激术及腓肠肌、比目鱼肌肌肉刺激术(可有效的纠正痉挛性马蹄畸形,还可以减轻踝阵挛,对行走亦有帮助)。

□ 膝关节伸直时有尖足,而在屈膝 90°时尖足可以纠正其原因是由于腓肠肌挛缩,可行腓肠肌肌肉刺激术、胫神经触激术治疗。

□ 屈膝或伸膝时尖足均不能纠正说明尖足的原因在于腓肠肌及比目鱼肌均发生挛缩,需作跟腱、小腿三头肌切割松解术、胫神经触激术。

六、足 内 翻

■ 致畸原因

多半是由于胫骨后肌与腓骨肌的肌力平衡失调,胫骨后肌挛缩、屈趾肌和外展趾肌的痉挛所致。

■ 临床表现(图 15-6)

□ 步行时足触地部位主要是足前外侧缘,特别是第五蹠骨基底部,常有承重部位疼痛,导致踝关节不稳,进而影响全身平衡。常合并尖足和足趾屈曲。

□ 尖足伴足内翻,患侧足踝呈马蹄样内翻,并且可同时存在足趾屈曲和过伸痉挛。

■ 治疗

□ 针刀肌肉刺激术、切割纠畸术。

□ 痉挛肌、胫骨前肌、胫骨后肌、趾屈长肌、内侧和外侧腓肠肌肌肉刺激术。

□ 跟腱切割纠畸术。

□ 胫骨前、后肌肌腱切割纠畸术。

■ 重要提示

□ 利多卡因局部胫神经阻滞试验　可区分造成尖足内翻足是胫骨前肌和胫骨后肌作用,阻滞胫神经后尖足内翻畸形的状况好转,是胫骨后肌的痉挛或挛缩。

□ 痉挛性足内翻多伴有尖足畸形,尖足内翻足的患儿足趾着地时,由于胫后肌的过度活动,内翻加重。

□ 痉挛性尖足内翻,胫骨后肌腱内翻肌异常,外翻肌肌力减弱,多是致畸的主要原因。

□ 小腿三头肌痉挛或挛缩均可明显加重足内翻功能障碍。

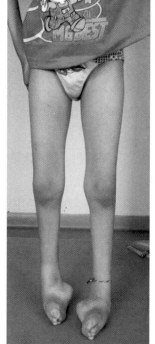

图 15-6　足内翻

七、尖足外翻畸形

■ 致畸原因

□ 腓骨长、短肌痉挛引起足外翻畸形。

□ 跟距关节挛缩或挛缩的腓骨肌和软弱的胫骨肌,是足外翻形成的主要原因。

□ 单纯足外翻畸形　跟腱并无挛缩,部分患者甚至表现为跟腱松弛。

□ 尖足外翻足畸形　在跟腱挛缩的基础上伴有足外翻畸形。

■ 临床表现(图 15-7)

□ 尖足伴足外翻。

□ 足和踝关节的外翻,伴有足趾的屈曲痉挛,膝关节的外翻畸形。患侧站立相负重异常,影响站立平衡,足后部着地,使膝关节被迫呈外翻代偿姿势,步行周期中站立相足内侧负重可有局部疼痛和损伤,跖屈痉挛可影响摆动足的跨距和跨越障碍。

□ 尖足外翻畸形者,站立时双膝关节几乎都有一定的屈曲位,并无尖足的表现,但在膝关节伸直,前足明显背屈、外展,跟腱有明显挛缩畸形。

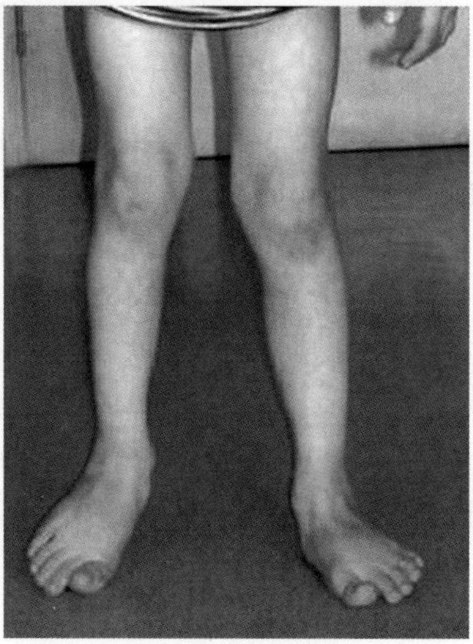

■ 治疗

□ 痉挛肌　腓骨长短肌、腓肠肌和比目鱼肌。

图 15-7　尖足外翻

□ 肌力减弱　轻度刺激胫骨前、后肌和趾长屈肌。

□ 切割纠畸术。

□ 腓骨长、短肌腱切割松解术。

■ 重要提示

□ 术前判定有无合并股内收、内旋畸形,有无尖足畸形。

□ 如存在足外翻与尖足畸形应同时施术。

□ 单纯性尖足足跟着地有两种代偿方式。

◇ 一是通过膝、髋的屈曲。

◇ 二是膝、髋反张代偿。

□ 尖足外翻畸形的程度在足负重位看似较轻,站立时足跟似能落地,这是通过前足外展背伸代偿,如将前足放置于中立位,跟腱挛缩性尖足畸形即可显现。

□ 行走时足向外侧倾斜,站立时足内侧触地,可有足趾屈曲畸形。常导致舟骨部位胼胝生成和足内侧(第 1 跖骨)疼痛,明显影响负重。行走时身体重心落在踝前内侧,加重踝背屈受限,增加外翻。后期导致两腿不等长,跟距关节疼痛,踝关节不稳,继发膝关节过伸或膝、髋屈曲。

八、严重跖屈畸形

■ 难以矫正的尖足并内、外翻畸形,摄足部 X 线片,了解骨关节变形情况,未有骨性畸形者考虑针刀微创治疗。

■ 治疗

□ 针刀微创踝后关节囊切开术　顺胫骨后面向下触摸,同时将足伸、屈,即可确定胫距关节的后关节囊,将其横行切开,必要时选择性切断后距腓韧带。

□ 大龄儿童常有跟距关节后关节囊挛缩,可一并横行切开,必要时将其内、外侧前方的三角韧带切割松解,然后强屈踝关节,同时下压跟骨结节使后关节囊充分分开,以矫正跖屈畸形。

□ 内翻畸形　针刀切割松解分裂韧带,三角韧带的胫跟、胫舟韧带,距跟骨间韧带,胫后肌腱。

□ 内收畸形　切割松解距舟韧带,舟楔韧带。

□ 挛缩肌肉的拮抗肌力弱者应施行挛缩肌腱刺激松解术。

九、尖足外翻伴屈膝、股内收畸形

■ 致畸原因

多见于 SPR 术后,腰及下肢无力。

■ 临床表现

行走不稳,尖足外翻,跖关节负重,屈膝、双膝相贴,股内收紧张。

■ 治疗

□ 针刀闭孔神经触激术。

□ 腓肠肌腱膜肌肉刺激松解,矫正尖足畸形。

□ 股薄肌切割松解术　膝关节伸直,髋关节外展、外旋位,绷紧股薄肌腱,皮下切断,减轻股内收、内旋畸形。

□ 内收肌切割松解术　股内收肌腱挛缩轻者,皮下切断内收长肌和内收大肌的起点。

□ 双下肢屈曲畸形严重者　先俯卧位切割松解挛缩的腘绳肌,缓解屈膝畸形,再仰卧位双髋关节外展切割松解股内收肌,术后要求内收肌支具支撑外展位固定 4~6 周。

■ 重要提示

首先实施针刀腓骨长、短肌腱切割松解术。

第六节 膝部畸形

一、小腿外旋畸形

■ 致畸原因

膝关节内、外旋转肌力失衡，股二头肌肌力大于内侧半膜、半腱肌力，髂胫束挛缩，下肢不正常负重应力，造成小腿外旋畸形。

■ 临床表现

正常的下肢力线是在髂前上棘，经髌骨中点，至第 1、2 趾中间，三点在一条直线上；三点不在一条直线上，如落在足纵轴线的内侧说明小腿外旋畸形。

■ 治疗

□ 髂胫束切割松解术。

□ 股二头肌切割松解术。

■ 重要提示

针刀微创手术的目的是平衡小腿内外旋转的肌力，故而不可过度切割，以免造成新的不平衡。

二、屈膝畸形

■ 致畸原因

□ 膝关节屈曲畸形在临床上有原发性、继发性、功能性之分。

□ 原发性多起因于腘绳肌痉挛和挛缩，并可伴有股四头肌的力量减退，膝关节后关节囊的挛缩。

□ 膝关节屈、伸肌之间肌力不平衡。

□ 膝关节屈侧软组织挛缩。

□ 髌韧带拉长且松弛。

□ 继发性多继发生于马蹄足畸形和屈髋畸形之后以代偿髋及足的功能障碍。

□ 脑瘫患者常发生功能性的膝关节屈曲畸形，这是由于患者站立及步行功能不良，为降低身体重心，求得平衡，在站立及步行时而屈曲膝关节。

□ 腘绳肌长时间痉挛→导致挛缩→形成屈膝畸形。

□ 痉挛肌 内侧腘绳肌、外侧腘绳肌、股四头肌、（伴随痉挛）腓肠肌。

□ 髂胫束挛缩，髂胫束挛缩患者多合并髋关节屈曲、外展畸形。

■ 临床表现（图 15-8）

◇ 步行周期的站立相、摆动相，膝关节均处于屈曲状态。

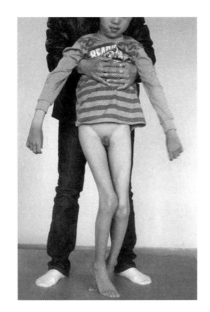

图15-8　屈膝畸形

◇ 并可导致代偿性的同侧髋关节屈曲,对侧髋、膝关节的屈曲,出现蹲踞步态。

■ 治疗

□ 腘绳肌切割松解延长术。

□ 髌韧带止端松解术。

□ 髌支持带切割松解术。

□ 膝后侧关节囊切割松解术。

■ 重要提示

□ 一般情况内侧腘绳肌(半腱肌和半膜肌)的肌张力高于外侧腘绳肌(股二头肌)。

□ 针刀治疗膝屈曲畸形施术原则,须在纠正髋、足畸形之后施行。

□ 术后须加强康复训练,增强肌力,防止畸形复发。

□ 手杖或双拐可缓解下肢痉挛肌群的张力,改善步行障碍。

□ 年龄在 8 岁以上者在矫正屈髋畸形的基础上矫正屈膝畸形,松解髂胫束和膝后深筋膜,切割松解延长腘绳肌腱,切割松解膝后关节纤维囊,是矫正屈膝畸形的关键。

三、伸 膝 畸 形

■ 致畸原因

□ 大多为股四头肌挛缩所致。

□ 痉挛肌　髂腰肌,臀大肌,股直肌,股内、外侧肌,股中间肌,腘绳肌。

■ 临床表现

□ 膝关节伸直位强直畸形,难以弯曲,行走困难,肢体失去了髋、膝交互性屈曲动作。

□ 在步行周期患膝始终处于伸直状态,在摆动相早期患侧脚趾出现拖拽步态,甚至磕绊、跌倒。

□ 伸膝出现患肢过长,同侧骨盆代偿性倾斜,表现摆动相的跨越步态。

■ 治疗

□ 针刀微创髂前下棘股直肌松解术。

■ 重要提示

□ 利多卡因封闭试验有助于查出张力过高的肌肉。

□ 股四头肌张力过高,表现为步行周期摆动相的膝过伸。

□ 膝过伸可对抗腘绳肌痉挛所致的步行周期中的膝关节屈曲。

□ 腘绳肌痉挛可致膝过伸。

□ 髂腰肌和腘绳肌张力不足可导致步行周期的屈膝障碍。

□ 康复训练　被动→助动→主动屈膝逐渐牵拉痉挛的股直肌。

四、膝反张畸形

■ 致畸原因

◇ 膝关节伸肌和屈膝肌均麻痹,韧带松弛,膝关节失去控制重心能力,在负重时完全依靠关节韧带的交锁和后关节囊的张力来维持,身体重心前移,迫使膝关节过伸位,久之韧带和后关节囊被拉松,形成膝反张。

□ 股四头肌肌力正常而腘绳肌大部瘫痪,站立行走时强大的股四头肌收缩之力,缺乏屈膝肌力的拮抗而发生膝反张。

□ 马蹄足继发膝反张,膝关节伸、屈肌力正常,在站立行走的过程中为使足跟能落地负重,膝关节取过伸位代偿,形成膝反张。

□ 医源性膝反张　原屈膝畸形因腘绳肌手术矫枉过正。

□ 神经切断术后。

□ 腓肠肌起点切断术后。

□ 腘绳肌止点上移手术后均可造成此畸形。

□ 原发性膝反张　股四头肌痉挛或挛缩大于腘绳肌痉挛,导致动力性支撑相位膝关节伸、屈失去平衡,出现膝反张步态。

□ 股四头肌痉挛。

□ 腓肠肌痉挛的马蹄足。

■ 临床表现(图15-9)

痉挛型脑瘫步行周期支撑相位膝伸展超过10°即为膝反张,支撑相位超过正常水平的伸膝状态——即膝关节充分伸展状态,亦应归为膝反张状态。

■ 治疗

□ 医源性膝反张　适度做小腿三头肌针刀肌肉刺激术。

□ 原发性膝反张　股直肌痉挛或挛缩,采取股直肌肌腱针刀切割松解术、肌肉刺激术,缓解股直肌紧张状态。

□ 腓肠肌痉挛所致马蹄足畸形行跟腱延长术(恢复踝关节背伸和屈膝的交互动作)。

■ 重要提示

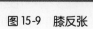

图15-9　膝反张

□ 在近端腓肠肌股骨髁附着点做手术松解,由于屈膝作用减弱,要注意潜在膝反张。

□ 膝反张与膝屈曲恰恰相反。

□ 膝反张步态的持续存在,可造成膝关节韧带与关节囊牵伸过度松弛,进一步加重膝反张。

□ 跟腱挛缩性马蹄畸形的支撑相位膝反张,可用小腿三头肌切割松解术矫正,不可近端腓肠肌切割松解。

□ 对腓肠肌痉挛所致马蹄足畸形,可行腓肠肌刺激术、跟腱切割延长术,恢复踝关节背伸和屈膝的交互动作。

□ 膝反张伴足下垂分析　胫前肌无力,踝关节不能通过背伸来缓冲身体的重力,这个压力由膝关节接受,膝关节由于承受了重力,使已肌力低下的腘绳肌(脑病患者自身的肌力、肌张力会受到影响,多是腘绳肌肌力低,股四头肌肌张力高)肌力更加低下,形成了膝反张。

□ 胫前肌无力时足下垂,摆动期用增加髋及膝屈曲度以防足趾拖地,形成胫前肌步态(跨槛步)。

□ 注意治疗髋、踝关节的畸形。

□ 注意治疗股直肌、股薄肌、股二头肌、半腱肌、半膜肌及腓肠肌等可以影响两个关节活动的肌肉。

□ 膝关节屈曲畸形已不能被动伸直,行膝关节后关节囊、腘绳肌切割松解术、髌支持带切割松解术。

□ 注意腓肠肌的肌力,如果已做过外科跟腱延长术或腓肠肌力过弱,就会发生膝不能屈曲、关节屈曲挛缩、髌骨上移,产生髌骨软化症造成膝关节疼痛。

□ 康复训练,缓解股四头肌痉挛。采用下肢支具,使膝关节伸直负重。

五、膝外翻畸形

■ 致畸原因

多为髂胫束挛缩所致。

■ 临床表现

髂胫束紧张试验:患者健侧侧卧位,屈膝状态下髋关节由屈曲位转至伸展位,而后再内收,若髂胫束挛缩在伸髋位内收受限。并可在大腿下1/3外侧触及皮下紧张的髂胫束。

■ 治疗

针刀切割松解大腿下1/3外侧触及皮下紧张的髂胫束。

第七节　髋部畸形

一、髋内收畸形

■ 致畸原因

髋内收畸形多为髋内收肌痉挛或挛缩状态,超出了拮抗肌的平衡能力导致步态周期持续性、动力性髋内收,随着病程进展形成固定性髋内收畸形;髋内收畸形,根源是髋内收肌痉挛或挛缩,从而导致髋外展功能受限,行走剪刀步态。

■ 临床表现

□ 坐位表现　股部交叉。

□ 步行表现　剪刀步态(图15-10)。

□ 日常生活活动出现功能障碍。

□ 下肢呈"剪刀腿",站立时双下肢交叉,难以迈步行走。

□ 严重者,步行周期摆动相,向前摆动障碍,站立相,站立支撑面减小,步宽缩小,出现站立平衡障碍。

□ 髋主动外展小于30°,髋内收痉挛或挛缩导致痉挛性髋外展受限,常继发髋关节发育不良。髋关节脱位或半脱位约占髋内收畸形的30%。

□ 侧卧位被动外展。

□ 屈膝90°,双髋最大限度外展。受限提示:内收大肌、内收短肌、耻骨肌挛缩。

□ 伸膝外展受限提示:股薄肌挛缩。

□ 股薄肌可造成髋内收痉挛(试验:病人俯卧,髋关节尽可能外展,膝关节屈曲;令病人逐渐伸直膝关节,如有股薄肌挛缩,髋关节会内收)。用针刀在股薄肌的肌肉与肌腱交界处横行切断,即可纠正畸形。

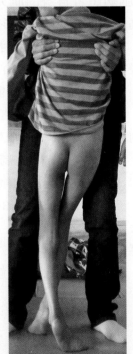

图15-10　剪刀步态

□ 俯卧位屈膝90°被动外展,双髋最大限度外展,受限提示大收肌、短收肌、耻骨肌挛缩。逐渐伸直膝关节,并随着发生自动性髋内收,提示:股薄肌、内侧腘绳肌挛缩。

■ 治疗目的

□ 降低内收肌的力量,增加髋外展的功能,达到髋关节内收、外展肌力的平衡,改善运动功能,改善步态及站立功能,便于会阴部卫生护理,提高日常生活质量,实现畸形矫正。

□ 防止痉挛、挛缩进展导致的髋关节发育不良。

□ 手术目标　达到髋关节内收、外展肌力的平衡,实现畸形矫正,运动功能改善。

■ 治疗

□ 内收肌群(内收长肌、内收短肌、内收大肌和耻骨肌)、肌薄肌和腘绳肌内侧(半腱肌和半膜肌)的痉挛或挛缩。

□ 针刀切割松解术　内收大、短、耻骨肌,股薄肌,内侧腘绳肌切割松解术。

□ 针刀闭孔神经触激术。

■ 重要提示

□ 髋内收畸形亦称为"剪刀样畸形",髋内收常与髋内旋、髋屈曲畸形同时存在。

□ 髋屈曲、内旋、屈膝步态,常可继发股内收肌挛缩表现。

□ 年龄在1岁以上,经保守治疗1年以上症状无明显改善,且干扰运动技能发育,是针刀微创手术的指征。

□ 早期针刀微创手术干预,更有利于改善下肢功能,逆转髋关节半脱位,增加髋关节的稳定。

□ 针刀微创手术操作时,取屈髋及髋外展位,对年龄较大,病情较重,内收长肌和股薄肌张力高、肌肉质地较僵硬者,在内收长肌与股薄肌的腱性部位做切割松解;对年龄较小,病情较轻,内收长肌和股薄肌张力较低、肌肉质地无明显僵硬者,在内收长肌与股薄肌的肌肉-肌腱部位做选择性部分切断,术中为便于识别痉挛或挛缩的肌肉,可使用针刀刺激患者皮肤制造应激反应,使需要切割松解的肌肉张力增高。

□ 术前一定要检查并评估髋外展肌的肌力。术前先做闭孔神经封闭,观察、检查髋外展肌的肌力。

□ 针刀微创单纯髋内收肌松解,要局限于内收长肌与股薄肌。术后髋外展位牵引,36小时后常规髋关节围手术康复训练。

□ 对四肢瘫伴髋内收患者施术　对内收长肌、内收短肌、股薄肌切割松解并做闭孔神经触激术,同时实施髂腰肌切割松解术。

□ 髋内收肌群多合并髋屈肌群痉挛或挛缩。

□ 髋内收多与髋内旋、屈曲畸形同时存在。

□ 为预防畸形复发,术后训练时可去除内收肌支具,进行康复训练以增强髋外展肌力,改善下肢运动功能。

二、髋内旋畸形

■ 致畸原因

由于内收肌群的作用,或姿势重力关系,致髋关节先产生屈曲,其次内收,最后导致髋内旋畸形,临床检查评定所看到的是三者同时出现,而不是单一出现。

■ 临床表现（图 15-11）

□ 轻度或中度的畸形，在行走时发生。

□ 站立相或步行周期髋关节内旋姿态，步行周期膝部内收靠拢，足呈内旋位，在行走时下肢相互磕绊，容易绊倒。

□ 髋内旋畸形多与髋内收、髋屈曲畸形合并存在。

■ 治疗

□ 选择性针刀微创股薄肌切割松解术。

□ 股薄肌定位 仰卧位，抗阻力大腿内收，小腿屈曲并内旋，可试触出该肌的收缩。仰卧位时，髋外展约 15°，屈膝位，定点在耻骨结节、胫骨内侧髁中点为股薄肌切割松解施术体表点。

□ 臀中、小肌前部纤维切割松解术。

□ 阔筋膜张肌、缝匠肌起点，必要时可增加半腱肌、半膜肌、股薄肌（浅层肌）切割松解术。

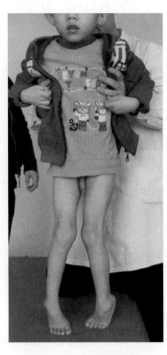

图 15-11 髋内旋畸形

■ 重要提示

□ 髋关节半脱位或脱位多继发于髋内旋畸形。

□ 髋内旋步态，主要是髋周肌动力失衡。

□ 矫正髋内收及髋屈曲畸形手术的同时可达矫正髋内旋效果。

三、髋屈曲畸形

■ 致畸原因

□ 主要是髂腰肌或股四头肌的股直肌痉挛和挛缩所致。

□ 所有的屈髋肌挛缩表现为单向屈曲挛缩畸形，轻者只有股直肌、缝匠肌屈曲挛缩，做屈髋试验时发现：重症患者所有髋关节前方软组织均发生挛缩，由于挛缩组织的牵拉使骨盆向前下方倾斜，导致髋屈曲。

■ 临床表现

□ 患侧髋关节过度屈曲，上身前倾，对侧下肢被迫缩短步长以维持上身平衡，出现所谓"前冲步态"，并可导致代偿性的膝关节屈曲畸形。影响体位转移、步态姿势。

□ 髂腰肌试验 患者取俯卧位，双膝屈曲，医者抓住双踝向臀屈曲，如出现髋关节抬高床面，测量髋关节抬高床面高度，为髋关节痉挛角度，被动压迫臀部，迫使髋关节伸展后的高度为被动髋关节挛缩角度。

■ 治疗

□ 痉挛肌 髂腰肌、股直肌（有屈髋、伸膝作用）、耻骨肌（有股内收作用）。

□ 针刀髂前上棘切割松解术　仰卧位,垫高臀部。在髂前上棘处定点,切割松解缝匠肌与阔筋膜张肌。

□ 髂前下棘切割松解术　仰卧位,垫高臀部。在髂前下棘处定点,切割松解近端股直肌。

□ 髂腰肌切割松解术　仰卧位,膝屈曲、髋外展,在髂棘至耻骨联合联线中外 1/3 下 2cm 小转子处定点或内收长肌腱皮肤突出标记内后方切割松解髂腰肌腱。

□ 必要可用 X 线金属标志线定位小转子。

■ 重要提示

□ 内收长、短肌的痉挛也可造成髋过屈畸形。

□ 髋关节内收、髋关节屈曲常并存。

□ 股直肌与髂腰肌屈髋效应最明显。

□ 有步行能力的髋屈曲多为髋屈肌痉挛;无步行能力的髋屈曲多为髋关节囊及髋周围软组织挛缩。

□ 切割松解小转子处髂腰肌腱,能够明显地改善髋屈曲和骨盆前倾。

□ 继发性髋屈曲　多继发于小腿三头肌或腘绳肌功能异常,表现踝、膝畸形,治疗应从踝→膝→髋顺序分别施术。如踝部畸形矫正后,膝、髋关节畸形有改善,则不再对膝、髋屈曲畸形进行处理;如处理膝屈曲畸形,髋畸形有改善,则不再处理髋屈曲畸形。

□ 膝屈曲畸形可继发髋屈曲,但在针刀微创矫正膝屈曲时,如对髋伸肌的切割过度,可导致伸髋力量明显不足以抗衡屈髋力量,以防出现髋屈曲或加重原有的髋屈曲畸形。

□ 针刀髂前上、下棘、小转子切割松解术一定要保存屈髋力量。

□ 髋伸肌腘绳肌切割过度可导致骨盆前倾,腰椎前屈,行走运动困难。并可造成髋内收,导致髋关节半脱位或脱位。

□ 轻度(5～10°),加强伸髋运动训练即可矫正。

□ 髋屈曲不超过 15°时,单纯髋屈曲畸形虽然较常见,但不严重,进行伸髋运动的康复训练,俯卧睡眠予以矫正,保守治疗无效考虑针刀微创手术松解髋屈肌群。

□ 髋屈曲超过 25°的畸形,行走运动困难,行针刀微创切割松解术。

□ 髋关节屈曲畸形超过 45°,年龄在 8～11 岁间,做髂腰肌针刀切割松解术,由于股直肌痉挛所致者,在起点(髂骨上)行针刀切割松解术。

□ 髋外展、外旋、屈曲畸形较为常见,一侧易出现脊柱侧凸,两侧步态沉重,针刀微创手术治疗,对髂胫束、阔筋膜张肌、髂腰肌切割松解。

□ 单纯外展畸形,针刀切割松解臀中、小肌及臀筋膜。

四、髋关节脱位

■ 痉挛型脑瘫和手足徐动型脑瘫儿因痉挛和异常姿势的持续作用,随着儿童生长发育,可并发髋关节的发育不良、髋关节半脱位甚至髋关节脱位,故下肢痉挛性瘫痪的患儿髋关节脱位是很难避免的。脑瘫(痉挛型、手足徐动型)因痉挛和异常姿势的持续作用,可并发髋关节的发育不良、髋关节半脱位甚至髋关节脱位。

■ 致畸原因

□ 主要是髋臼先天性发育不良,股骨头畸形是继发于髋臼的,胎儿在子宫内位置异常,髋关节过度屈曲也是导致畸形出现的重要原因。

■ 临床表现

□ 髋臼发育不良　早期临床表现并不明显,小儿学会行走后,行走活动多时容易出现髋部疲劳。

□ 髋关节半脱位　跛行不明显,阳性体征亦不明显,走路多时髋部易疲劳或疼痛。

□ 髋关节全脱位　跛行或鸭步明显,臀部增宽或后翘(臀部后翘,腰、腹前突)。

□ 髋外展试验　患儿仰卧,两手握住膝关节使其屈髋屈膝各90°,逐渐外展外旋,小儿大腿外侧很容易触及床面为正常。不能触及床面即说明内收肌紧张,提示有髋脱位的可能,可作为髋关节脱位的早期体征。

□ 髋关节脱位试验　患儿仰卧,屈髋屈膝,膝部显示低为患侧。(由于股骨头上移显得大腿短)

■ 鉴别诊断

□ 病理性髋关节脱位　患儿表现为哭闹、发热,髋部疼痛,髋关节常呈屈曲状,不敢主动伸髋,被动伸髋哭闹更甚,可有患肢变短,活动受限。

□ 小儿麻痹症的髋关节脱位　表现为肌肉松弛,造成髋关节不同程度脱位。

□ 痉挛性脑瘫合并髋关节脱位　表现为全身肌肉张力高,痉挛可造成髋关节不同程度脱位。

□ 先天性髋内翻　髋关节前脱位患肢短,行走跛行,患肢外展受限,内收加大,艾莉斯征阳性,但望远镜征为阴性,髋关节前方触之饱满。

■ 治疗

□ 针刀微创内收肌腱切割松解术　仰卧位,助手将患侧髋控制在屈髋外展外旋位,在腹股沟处触及紧张的内收肌腱切割松解,术者左手拇或示指压住似弓弦一样的内收肌腱上,右手拇、示指持针刀进行切割松解,至左手指触压内收肌腱无张力时,退出针刀、按压针孔。

□ 对髋关节后脱位,用中指从后方向前推挤大粗隆,指下有弹跳感觉,检查大腿外侧接触地面,提示关节囊已松弛,脱位已整复。

□ 复位前应先行针刀微创内收肌切割松解术,复位后髋关节外展位内收肌支架固定。

■ 重要提示

□ 髋关节脱位要做到早诊断、早治疗。

□ 不能单臂抱患儿,使一髋外展另一髋内收姿势,要面对面抱在大人胸前。

□ 左髋去支架后不要用右单臂抱患儿,右髋去支架后不要用左单臂抱患儿,预防再脱位。

□ 脑瘫患者常伴有髋关节半脱位或脱位,临床中发现只要把髋关节周围软组织牵拉松弛,症状即有明显的改善。

□ 牵引方法　治疗师双手握住患儿踝部右侧髋关节脱位用右足蹬住患儿会阴部,左侧髋关节脱位用左足蹬住患儿会阴部逐渐用力持续纵向牵拉,时间为15～20分钟,每天3～5次,5～7天为一个疗程。手法牵引力大、痛苦小、简单易行,效果优于骨牵引和皮牵引。

□ 对髋内收、内旋、屈曲痉挛严重者,康复训练难以奏效时,应尽早行针刀切割松解术治疗。

□ 针刀切割松解术调整肌力的平衡,防止髋关节再脱位的发生。

□ 有髋脱位倾向者,应及早施行内收肌的切割术,可预防半脱位及脱位的发生。

□ 无论何种治疗方法都应以解除软组织的痉挛和挛缩为主。

第八节　腕、手部畸形

■ 腕、手在人体生活和工作中占有重要地位,其功能是进行日常的精细、复杂动作。故术前应对患儿进行更详细的检查,严格掌握手术适应证,术后能积极配合训练和应用必要的支具,以保证手术效果。

一、拇指内收畸形

■ 致畸原因

□ 致畸原因至今不明,可能是由于拇伸肌腱发育不良,或拇屈肌腱挛缩,也可能是其他手内肌挛缩所致。拇指发育不良拇指内收畸形,伴有拇指发育不良或伴有大鱼际肌发育不良,也有人称此类畸形为握拇畸形,或称为拇指掌心畸形,其实这是先天性拇指发育不良内收畸形的一种。

■ 临床表现(图 15-12)

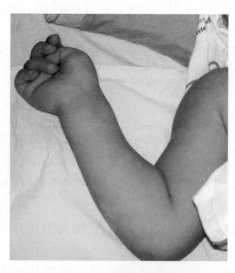

图 15-12　拇指内收畸形

□ 拇指屈向掌心内,拇指的远端指间关节屈曲状。拇指屈曲不能伸展,丧失了对掌功能,手不能捏夹和握物。

□ 常合并屈腕肌痉挛所致的屈腕畸形,如前臂旋前挛缩以及拇指屈曲内收畸形。

□ 拇指内收肌的痉挛、挛缩或因屈指深肌、屈指浅肌痉挛所致。

■ 治疗

□ 患儿超过 3 岁,保守治疗无效行针刀微创治疗。

□ 拇屈短肌、拇屈长肌、拇内收肌、大鱼际肌切割松解术。

□ 前臂屈肌群松解延长术。

□ 臂丛神经触激术。

■ 重要提示

□ 手的锻炼和使用,既能提高大脑的功能,又能增加手的灵活性与协调性。其中拇指的快速对掌动作,会促进脑血流量明显增多。因此,针刀微创治疗脑瘫首先要解决患儿的拇指掌心位,进行拇指的灵活性的康复训练,对促进脑血流量增加、提高智商是有益的。

□ 伸腕时屈指畸形加重,屈腕时屈指畸形减轻或消失,少有固定性关节挛缩畸形。

□ 有少数患者在屈腕时,可以伸展拇指,提示在腕过伸和拇屈长肌受牵拉的状态下,拇屈长肌的痉挛阻碍拇指的主动伸展。

□ 痉挛肌　拇屈短肌、拇屈长肌、拇内收肌、大鱼际肌。

□ 严重者拇指指蹼皮肤和拇指指间关节可以发展为挛缩。对有主动拇伸和拇外展的潜在能力者,通过针刀对拇屈长肌、拇内收肌痉挛的治疗,可以促进拇指完成两指捏或三指抓的动作。

□ 对患者进行围手术"伸直及外展拇指"康复训练,是很重要的。

□ 拇长伸肌、拇短肌及外展肌发育不良或阙如,导致拇收肌、虎口部的软组织、掌指及指间关节挛缩,严重妨碍拇指对掌和抓握功能。婴儿期可采取被动牵拉和支具固定。幼儿期针刀微创治疗,拇收肌起点切断和拇长伸肌延长,改善拇指功能。

二、爪状畸形

■ 致畸原因

□ 多为外伤所致;尺神经损伤后致骨间肌、蚓状肌、拇收肌麻痹所致环、小指爪形手畸形及手指内收、外展障碍。

■ 临床表现（图 15-13）

□ 手指的末端指间关节伸展，近指间关节和掌指关节屈曲向掌心。

□ 远指间关节伸展提示指屈浅肌的痉挛重于指屈深肌。

□ 屈曲腕关节可使屈曲紧张的指间关节松弛。

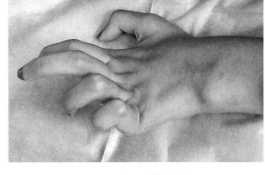

图 15-13 爪状畸形

■ 治疗

□ 针刀切割松解指屈浅肌、指屈深肌。

□ 臂丛神经触激术。

■ 重要提示

□ 手肌痉挛、挛缩、手主动控制能力的改变，是造成爪状畸形的原因。

□ 桡侧伸腕长、短肌和尺侧伸腕肌的痉挛可造成腕过伸。腕过伸可使屈指肌受到牵拉而产生"爪状畸形"。

三、手指鹅颈畸形

■ 致畸原因

□ 指伸总肌失去侧腱束的抗衡而使掌指鹅颈畸形；痉挛性手内肌过度牵引侧腱束，从而增强了近侧指间关节伸展动力；持续性手内肌痉挛状态，侧腱束的持久性过牵将继发近端指间关节横支持带和掌板结构的牵伸松弛，继而侧腱束向近端指间关节背侧滑脱，最终更提升了痉挛性手内肌的近端指间关节伸展、远端指间关节屈曲效应。

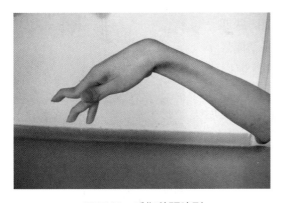

图 15-14 手指鹅颈畸形

■ 临床表现

□ 近侧指间关节过伸而远侧指间关节屈曲的畸形（掌指关节屈曲而近指间关节伸展）。使得掌侧面的关节囊和韧带变得松弛。手指难以屈曲，握持功能丧失。（图 15-14）

■ 治疗

□ 针刀微创切割松解近侧指间关节指浅屈肌腱。

四、掌指关节、指间关节屈曲畸形

■ 致畸原因

□ 掌板短缩及异常。

□ 指屈肌腱短缩，发育不良，或止点异常。

□ 皮肤及皮下增生的韧带结缔组织结构异常。

□ 蚓状肌起点、止点异常或肌肉萎缩。

■ 临床表现

□ 畸形大多合并屈腕肌痉挛所致的屈腕畸形，前臂旋前挛缩以及拇指屈曲内收畸形。

□ 伸腕时屈指畸形加重，屈腕时屈指畸形减轻或消失，很少有固定性关节挛缩畸形。

■ 治疗

□ 前臂屈指和屈腕肌群分段切割松解术。

□ 前臂屈肌起点切割松解术。

□ 臂丛神经触激术。

五、腕关节屈曲、尺侧偏、前臂旋前

■ 致畸原因

□ 多为腕屈肌群挛缩所致腕关节屈曲。

□ 尺侧屈肌张力增高所致尺偏。

□ 究其根源，本质是前臂旋前与旋后动力失衡。作为旋前致畸力量，除主要的痉挛或挛缩，如旋前圆肌、旋前方肌外，整个前臂屈肌群痉挛或挛缩也发挥一定作用。

■ 临床表现（图 15-15）

□ 痉挛肌 桡、尺侧屈腕肌，指浅屈、深肌。

□ 腕关节不能背伸、手指不能伸展、前臂不能做旋前和旋后活动，从而造成手的功能难以正常发挥，影响患者的正常生活。

□ 旋后的角度不能够超过最大旋前和旋后之间的中线（前臂的中立位）。影响手臂抬起。

□ 屈腕时桡侧屈腕肌张力过高，被动关节活动练习和牵伸力量过大时会有明显疼痛，腕横韧带紧张压迫屈腕肌腱、指屈肌腱、正中神经受压，出现腕管综合征。手指掌心屈曲畸形，说明屈腕肌张力过高，腕伸受限。

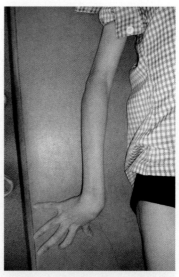

图 15-15 腕关节屈曲、尺侧偏、前臂旋前

■ 治疗

□ 尺侧屈腕肌切割松解术。

□ 旋前圆肌切割松解术。

□ 桡侧伸腕肌腱或伸指总肌腱平衡术。

□ 臂丛神经触激术。

■ 重要提示

□ 前臂旋前畸形的痉挛肌主要是旋前圆肌和旋前方肌。前臂旋后触诊可发现旋前圆肌部位凸起、发硬、抵抗的痉挛肌。

□ 触及旋前方肌困难，可用 X 线下金属线标志定位。

□ 术后石膏固定腕关节于背伸功能位（需手指机能得以改善，腕关节屈曲畸形矫正，能紧握、伸开手指自如）。

□ 治疗越早越好，有人主张婴儿出生后数日，开始被动牵拉和石膏托固定，并同时矫正拇指及其他手指畸形。对腕屈曲挛缩较重者，针刀微创切割松解尺侧腕屈肌，术后石膏固定，可改善上肢功能。

□ 腕伸肌力减弱者，容易复发。

□ 对前臂旋前挛缩，选择旋前圆肌切割松解可明显改善功能。

第九节　肘 部 畸 形

一、肘屈曲位畸形

■ 致畸原因

多由于外伤或脑瘫、中风偏瘫等造成肱二头肌、肱肌、肱桡肌和桡侧腕屈肌、旋前圆肌的痉挛与挛缩。

■ 临床表现

□ 肘关节屈曲，在站立或行走时肘屈肌肉张力高，症状更加明显。

□ 常见痉挛性瘫痪后遗症患者，影响穿衣、拿取身旁物品、洗漱等日常生活。

■ 治疗

□ 痉挛重于挛缩者被动牵拉，夜间肘伸直位用支具固定。

□ 挛缩重于痉挛者采用针刀微创手术治疗，术后防止复发，夜间肘伸直位支具固定。

□ 肱桡肌、肱二头肌、肱肌肌腱针刀切割松解术。

□ 臂丛神经触激术。

■ 重要提示

□ 肘屈畸形的痉挛肌主要是肱桡肌，其次是肱二头肌、肱肌。

□ 肘屈挛缩是由于肱二头肌与肱三头肌肌力不平衡导致,多伴有前臂旋前畸形。

□ 臂丛神经(C5~7)损伤后由于旋后恢复不佳而出现旋前畸形。

□ 肱二头肌、肱桡肌有功能,肱三头肌力弱,造成屈侧关节囊、韧带增厚并挛缩。

二、肘伸直位畸形

■ 致畸原因

外伤或脊髓损伤所致。

■ 临床表现

□ 肘关节伸直而不能屈曲,多合并肩内收、前臂旋前、腕屈曲及手指畸形。

□ 肱三头肌力较强,肱二头肌力减弱或完全缺失。

■ 治疗

□ 肱三头肌腱切割松解术。

□ 肘关节后侧关节囊及韧带切割松解术。

□ 臂丛神经触激术。

■ 重要提示

□ 针刀微创手术必须在矫正肩内收、前臂旋前、腕屈曲及手指畸形后方可矫正肘伸直位畸形。

□ 肘伸直矫正必须循序渐进,严禁粗暴动作,防止关节软骨坏死,关节内、外粘连。

□ 由于屈肘肌肌力弱,术后必须配合康复训练。

第十节　颈肩部畸形

一、肩关节内收、内旋畸形

■ 致畸原因

□ 无论何种脑瘫畸形,根本原因在于持续痉挛性活动状态,限制了肩外展、外旋肌功能。致畸原因在于脑未发育成熟前损伤,从而产生发育过程中上位中枢对下位中枢-脊髓调控机能失衡,造成肩关节周围肌肉运动功能紊乱。

□ 脑瘫肩关节畸形,其机制在于肱骨内收、内旋肌、胸大肌、肩胛下肌、背阔肌、大圆肌、三角肌持续痉挛导致挛缩,产生内收、内旋畸形。

■ 临床表现

□ 肩关节内收　上臂紧贴同侧胸壁外侧,肘屈曲。

□ 肩关节内旋　前臂紧贴同侧胸壁的前内侧。当外展/外旋其患肩时,胸大肌肌腱的张力明显增高。

□ 肩关节活动障碍 日常生活受限,腋下皮肤多见湿疹。活动患肩出现疼痛、并可引起相关肌群痉挛或阵挛等。

■ 治疗

□ 背阔肌、大圆肌、胸大肌、肩胛下肌切割松解术。

□ 臂丛神经触激术。

■ 重要提示

□ 在行走时出现肩关节呈过伸位畸形,多是背阔肌和大圆肌的痉挛所致。

□ 临床观察所见,肩胛下肌痉挛是肩关节内旋的原因,肩关节内旋为主的畸形为肩胛下肌挛缩:表现患肩处于内旋内收,肘关节屈曲,前臂旋前,腕关节及各手指处屈曲位。针刀切割松解施术必须将患肩抬高,上肢被动外展,外旋肩胛骨,切割松解外侧的背阔肌,肩胛下肌起点。肩关节内旋挛缩畸形最常见;切割松解喙肱韧带、肩胛下肌止点、胸小肌止点。外旋肩关节,体位:仰卧位,头肩部抬高。如在俯卧位下施术,大圆肌因痉挛而显现明显,注意不要误切损伤大圆肌。术后即行肩关节被动外旋、上举,围手术康复训练。

□ 大圆肌、背阔肌挛缩:表现为肩关节呈内收为主的畸形,被动外展患肢时可发现肩关节下部有牵制感。肩胛下肌起点、大圆肌切割针刀切割松解治疗。

□ 肩关节内旋主动活动受限,被动活动正常,无明显外旋挛缩体征如翼状肩胛,治疗切割松解胸大肌止点。

二、肩外展、外旋畸形

■ 致畸原因

主要由冈上肌、冈下肌及三角肌的后部肌群痉挛或挛缩所致。

■ 临床表现

肩关节外展、外旋。

■ 治疗方法

□ 肩外展畸形 三角肌止点针刀微创松解术。

□ 肩关节外旋畸形 三角肌止点、冈下肌、小圆肌针刀微创松解术。

□ 肩外展、外旋畸形 背阔肌、大圆肌针刀微创松解术:患者侧卧,患侧向上,充分切割、松解背阔肌、大圆肌。

■ 重要提示

□ 针刀微创术后内旋位制动 5 周后行功能锻炼。

□ 针刀微创手术最佳年龄在 1～5 岁。

三、斜 颈 畸 形

■ 致畸原因

□ 早期有人提出臀位产会引起胸锁乳突肌损伤产生斜颈,也有人认为难产或应用产钳致胸锁乳突肌损伤,形成血肿包块,血肿机化后挛缩产生斜颈;也有可能与遗传因素有关。

■ 临床表现

□ 宫内受压或在产程中,颈部软组织受压导致胸锁乳突肌缺血性肌挛缩,常在出生两个月内,发现患儿头部经常偏向一侧,下颌转向对侧肩部,被动矫正斜颈时,患侧胸锁乳突肌明显紧张。

□ 一侧胸锁乳突肌挛缩,导致患儿头部向患侧斜颈,下颌转向对侧肩部,形成斜颈畸形。

□ 在胸锁乳突肌体表投影处可触及肌性包块,无触痛反应。随年龄的增大面部可见不对称现象。

■ 治疗

□ 1岁以上的患儿,采用胸锁乳突肌胸骨、锁骨端针刀微创切割松解术,如效果不明显再行胸锁乳突肌乳突端针刀微创切割松解术。

□ 术后用颈托支具固定4~6周。

■ 重要提示

畸形较重行二期针刀微创松解,但不可矫枉过正。

第十一节　脑瘫伴随症状的针刀微创治疗

一、智力低下

■ 智障原因

□ 出生前因素　包括胎儿宫内发育迟缓、宫内窒息、妊娠毒血症、宫内感染,遗传性疾病(如21-三体综合征、脆性X染色体综合征、先天性甲状腺功能低下、苯丙酮尿症等)。

□ 出生时的因素　产时窒息、颅内出血、产伤等。

□ 出生后因素　脑炎、脑膜炎、惊厥后脑损伤、脑外伤、脑变性病、各种中毒等。

■ 临床表现

□ 脑瘫患儿常合并有智能落后,或为重度智能落后,挛型四肢瘫及强直型脑瘫者智能更差。

□ 手足徐动型患儿智能严重低下者少见。

□ 智能落后、智能低下。

■ 治疗

颈交感神经触激术。

二、视 力 障 碍

■ 致畸原因

□ 急产,产道压力过大,对新生儿脑组织造成伤害所致。

□ 新生儿吸氧过量也会影响视力发育。

■ 临床表现

□ 最常见者为眼球内斜视和屈光不正,如近视、弱视、斜视等。

□ 偏瘫患儿可有同侧偏盲。

□ 视觉缺陷可影响眼、手协调功能。

■ 治疗

颈交感神经触激术。

三、语 言 障 碍

■ 致畸原因

□ 发育延迟而引起的语言障碍,包括脑部疾病所致(如大脑基底核损坏、小脑系统损坏、肌肉病变等)。

■ 临床表现

□ 脑瘫患儿可有不同程度语言障碍。

□ 语言发育迟缓,发音困难,构音不清,不能说成句的话,不能正确表达自己的意思,有的患儿完全失语。

□ 手足徐动型和共济失调型患儿常伴语言障碍。

□ 痉挛性四肢瘫,双侧瘫患儿也常伴语言障碍。

■ 治疗

□ 颈交感神经触激术（术式 1 ）。

□ 下颌舌骨肌神经触激术。

四、口、面、牙功能障碍

■ 致畸原因

目前致畸原因不明,可有家族倾向,多与染色体隐性遗传有关。

■ 临床表现

□ 脑瘫患儿可伴有吸吮无力,吞咽咀嚼困难,口唇闭合不佳,经常流涎,有些患龋齿或牙齿发育不全,这些症状以手足徐动型患儿最为多见。

■ 治疗

□ 颈交感神经触激术（术式 1 ）。

□ 咀嚼肌刺激术。

□ 下颌舌骨肌神经触激术（图 15-16）。

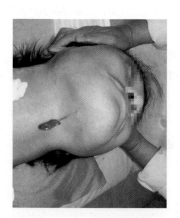

图 15-16　下颌舌骨肌神经触激术

五、情绪、行为障碍

■ 致畸原因

与脑功能受损有关。

■ 临床表现

□ 好哭、任性、固执、孤僻、脾气古怪、情感脆弱，易于激动，有的有快活感、情绪不稳定等，手足徐动型患儿较为常见。

□ 多数脑瘫患儿表现有活动过多，注意力分散，行为散乱等。偶见患儿用手猛击头部、下颌等自身伤害的"强迫"行为。

■ 治疗

□ 颈交感神经触激术。

□ 咀嚼肌刺激术。

施术方法：仰卧位，头扭向一侧，使患者张口，在颧弓下缘，下颚切迹之间的凹陷与下颌角前上方约一横指凹陷处，用 4 号针刀在凹陷处垂直刺入，快速摆动针体后退出针刀，用无菌纱布压迫止血。

□ 下颌舌骨肌神经触激术。

施术方法：仰卧位，颈后部放平枕使颈保持后伸位，用 4 号针刀在结喉上方，舌骨上缘凹陷处，向舌尖部刺入，摆动针体后退出，用无菌纱布压迫止血。

第十二节　脑瘫外科手术后的再处理

一、脑瘫外科手术的历史回顾

对于脑瘫的治疗，国内外的医学家多从本领域出发去研究和探讨，20 世纪 80 年代后期外科手术治疗在国内占有较大的比例。

■ 最早脑瘫外科手术的治疗，可追溯至 1843 年，Little 首先采取皮下切断延长术治疗马蹄足畸形获得良好效果而受到极大关注，开创了手术治疗脑性瘫痪的先河。

■ 1908 年 Foerster 采取脊神经后根切断术治疗双下肢痉挛，因术后患儿有感觉丧失，故该术式没有得到广泛推广。

■ 1912 年 Stoffel 改变 Foerster 的手术思路，将手术部位从脊神经后根改为周围神经分支，对小腿三头肌痉挛的患儿进行了胫神经的腓肠肌神经肌支的部分切断。

■ 1914 年 Selig 提出了应用闭孔神经肌支切断术来治疗内收肌痉挛、髋关节内收的患儿。以上这一时期主要采取神经切断的方法来消除脑瘫儿的肌痉挛。

■ 1923 年 Silfuerskiold 采取肌腱移位术治疗马蹄足畸形获得了确切的效果。此后许多专家报告了大量的技术改良和新术式，以期解决或改善脑瘫儿的肢体功能障碍。

■ 1933 年 Chandler 提出了膝韧带远移术以治疗可被动伸直膝关节但主动伸膝关节功能障碍的患儿。

■ 1952 年 Eggers 等提出了腘绳肌止点上移，以改善关节的屈肌挛缩。

■ 1978 年意大利学者 Fasano 首先报道采用术中电刺激法行选择性脊神经后根切断术，在彻底解除痉挛的同时成功地保留了肢体的感觉，并经术后随访发现，相当部分病例有明显的功能改善，故又称之为功能性神经后根切断术（FPR）。

■ 20 世纪 80 年代后期国内徐林等即开始有关 SPR 的基础研究，并于 1990 年首先报道 SPR 治疗脑瘫痉挛的经验。

■ 2000 年北京中日友好医院脑神经外科同日本东京女子医科大学神经外科合作，在国内率先开展了"选择性周围神经显微缩小术"治疗小儿脑瘫、脑和脊髓肿瘤及损伤、多发性硬化等颅脑脊髓疾患引起的四肢痉挛状态，取得了解除痉挛的疗效。

■ 2002 年 10 月 12 日中国中央电视台新闻 30 分和新闻早 8 点栏目分别对 SPR 治疗脑瘫进行了专题报道。

■ 随着脑瘫外科手术治疗在全国各地迅速开展，手术适应证在医疗市场的刚性需求下被盲目扩大化，同时围手术康复未引起医者和患者的重视，致使部分术后患者原有的功能障碍发生了新的变化。

二、脑瘫外科手术后的针刀微创手术再治疗机制

■ 外科手术在全国各地展开后，在部分非适应证脑瘫患者中出现了"太过"和"不及"的现象，临床表现为术后肌张力低下、脊柱失稳行走左右摇摆，术后痉挛未完全解除，肌张力仍高。

■ 脑瘫针刀微创治疗着眼于肢体力平衡的重建，针刀通过触激神经、刺激肌肉、切割松解肌腱韧带达到"泻其有余、补其不足"的作用。

■ 针刀神经触激术能够触激外科手术被选择性切断后的残存神经。研究已经证实神经之间有着相互交通的神经纤维存在，平时这种纤维神经的活动被其主干神经所掩盖。通过针刀对残存神经的强烈触激，被掩盖的神经活动被激活并释放出神经递质，起到"补其不足"的生理效应。

■ 通过针刀对萎软肌肉的刺激，使该肌肉产生应激反应和逃避反应，即部分或全部肌肉出现了收缩和耦联效应，通过肌肉对此效应的记忆和重复，能够帮

助该肌肉和肌肉群恢复功能,也能加强神经触激形成的效应,对肌肉功能恢复形成了正性的叠加效应,改善和恢复萎软肌肉的形态结构和生理功能。

■ 通过针刀对外科手术后残存的肌痉挛、肌挛缩、手术瘢痕进行切割松解,可减轻肌肉的单元力量,起到"泻其有余"、调节肢体力平衡的效果。

三、外科手术后残留症状分析

■ 手术后残留尖足、外翻、剪刀步

□ 术后仍尖足、外翻、剪刀步有再治疗指征,但由于手术对局部解剖组织的改变,使得手术区局部解剖结构出现了变异,导致了局部力学的改变,出现新的力平衡失调,给再治疗的机制增加了新的内涵,这也是术后再治疗的差异所在。

□ 在患者的自愈过程中因为运动姿势的异常,随着时间的推移会适应这种新的肢体畸形,从而在临床中出现了千奇百怪的力平衡失调叠加畸形。

□ 针刀微创治疗脑瘫对"躯干左右摇摆"的认识:部分手术造成患者脊柱两侧软组织失调、造成骨盆倾斜,脊柱失稳,由于解剖结构的变化,表现为行走时左右摇摆。

□ 脊柱竖脊肌、髂肋肌深层肌肉是保持和协调身体姿势的肌肉,给脊柱以支撑和保护。正是这些肌肉使人体的平衡、坚固、稳定和直立成为可能。这些细小的半棘肌、多裂肌、横突间肌、棘间肌、回旋肌,起着稳定和支撑作用。如果手术破坏了这些肌群的内环境必导致左右摇摆的异常姿势的出现,为了维持这种新的代偿运动模式,这是人体进行自我调节的结果。

□ 重要提示

◇ 针刀微创治疗脑瘫提出了"围手术期康复",针对"摇摆不定"的康复治疗应用了"核心控制论",重点训练腹部的横向腹肌,腰部深层肌肉及盆肌,强化对人体运动的核心训练。

■ 外科术后腰以下软瘫,无力行走,足外翻、跗外翻、膝反张。

□ 术后残留症状分析

◇ 部分非适应证脑瘫患者在选择性的切断部分神经或者转移某些肌肉组织等手术过程中,使得本来应该能够体现机体自身防御性反应的解剖结构丧失或者部分丧失,而患者在运动中为了维持身体的运动功能,就需要动员肌肉为关节提供动力,但是支配该群肌肉的神经被切断了,或者该肌肉被转移了,导致该肌肉无法提供动力,使之失去了运动的功能,在短时间内,表面上是抑制了该群肌肉的严重痉挛问题,似乎临床表现得到了改善,但是随着时间的推移,该群肌肉因为失去动力无法进行合理科学的运动,出现了虽有形体而功能低下。由于该群肌肉的功能低下,导致与其拮抗的肌肉群也出现了功能低下的问题。由于筋伤骨必动,在症状表现上除有行走软弱无力外,同时还有骨关节的异常形态改变。

◇　膝反张的分析：脑瘫尖足患者，踝关节不能通过背伸（跟腱挛缩）来缓冲身体的重力，这个压力由膝关节接受；膝关节由于承受了重力，使已肌力低下的腘绳肌更为痉挛或挛缩，再加上腰脊神经切断手术后，自身的肌力、肌张力进一步受到的影响，（多是腘绳肌肌力低，股四头肌肌张力高）肌力更加低下，形成了膝反张；术后较早或不正确站立、行走训练，膝关节受压，腘绳肌肌力越来越低，膝反张越来越重。

◇　针刀微创治疗脑瘫理论认为：痉挛属于人体自我保护性的反应，是脑损伤后在外周的具体表达，当有寒冷情绪紧张等外源性刺激时，脑瘫机体会主动调节使痉挛加重，以缓解外源性刺激对脑组织的影响。

◇　针刀治疗脑瘫痉挛、挛缩、畸形不是祛除什么组织，而是利用人体的自御能力和本能反应来调整它，当针刀作用于人体后，通过针的刺激作用进行双向调节，"太过"者使能量释放，"不及"者使能量补充，对人体神经递质（如多巴胺类）起到量的调节和释放，用中医学观点来看就是调整阴阳，损其有余，补其不足，使人体达到阴平阳秘，精神乃治的最佳状态。

第
十
六
章

针刀意外及预防

第一节 医疗事故、纠纷常见原因

■ 针刀闭合术前体检未能将原有疾病检查出来,或检查出来而未记录,或未引起重视。

□ 颈、腰椎病常引起脊神经受压,造成相应神经支配区域的肌肉萎缩,如针刀闭合术前未查出或不记录,术后发现肌肉萎缩或经肌电图检查神经损伤性肌肉萎缩,病人误解为针刀闭合术所致,而引发医疗纠纷。

■ 心、脑血管性疾病术前未能明确诊断或未记录未告知,或未对原有疾病加用预防、控制病情的药物,一旦在治疗过程中发病,病家不知情,易发生医疗纠纷。

■ 肘、膝、踝关节腔积液、滑膜炎、滑囊炎或化脓感染,针刀术后时有渗液顺针刀孔外溢,甚者形成窦道,术前未告知,病家不知情,误认为针刀术后感染而引发纠纷。

■ 针刀治疗过程中出现的意外病例

□ 齐某,男,62 岁,主因腰椎间盘突出症住院治疗。既往身体健康,无心脏病史。12 日 9 时行针刀闭合术治疗症状缓解。当日 21 时 10 分出现心悸、出汗,心脏听诊心率快、不规整,BP 160/100mmHg,心电图示:房颤,心率平均 150 次/分;给予心律平 70mg 缓慢静推。观察心率变慢,但仍有不规整。因该病初发者(在 24 ~ 48 小时内称为急性房颤)通常在短时间内自行终止,所以未对其进行其他治疗。注意观察病情无变化。13 日 8 时复做心电图为正常心电图。

□ 宋某,男,82 岁,有高血压、心脏病、脑梗死病史。因膝关节骨性关节炎住院治疗。在治疗过程中因与老伴"生气",夜间未休息好,次日起床后感觉心悸、无力,测血压 130/80mmHg,在测血压时听到心率不规整,随做心电图示:房颤。给予胺碘酮缓慢静推,复做心电图房颤缓解。

□ 王某,女,74 岁,因腰椎管狭窄症入院。16 日 9 时行针刀脊神经刺激术,术后腰腿痛症状缓解。次日凌晨 1 时出现口角麻木、右上、下肢无力,随请神经内科会诊做 CT 检查:脑萎缩、未见出血、梗死病灶。初步诊断为:脑梗死。转神经内科治疗。

第二节 针刀意外及预防

一、出 血

■ 定点因素:在定点处常有血管通过,针刀刺伤血管引起出血。

□ 四肢部易出现血肿

□ 可因颈、胸、腹部大出血而死亡。

□ 在肌肉丰厚的部位、臀部深部的血管损伤后有时不易发现。

□ 血管因素:某些原因导致血管本身发生病变,如动脉硬化、血管弹性下降、管壁变脆受到意外刺激后易于破裂。

■ 血液因素:某些血液性疾病,常出血不止。

■ 操作因素:

□ 针刀失宜:针刀锋角未加修磨过于锋利,在摆动针刀体时误伤血管。

□ 加压失误:未能加压分离或用针刀锋压出凹陷不正确的加压。

□ 针刀过深:进针时一味追求达骨面或操作不当,均可刺伤血管。

□ 刺激过重:反复纵、横向摆动针刀也会加重刺伤血管的机会。

□ 针刀后拔罐:当伤及小血管给予按压一般不会造成出血,但此时拔火罐会加重出血,形成血肿。

■ 表现及处理

□ 表浅血管损伤:浅部细小的动静脉被损伤后,可从针刀孔直接流出或溢出;出血少者形成皮下淤斑。局部肿胀疼痛,皮肤呈现青紫色。处理:出针后即刻压迫针刀孔,血管丰富的部位按压时间要稍长些。

□ 肌层血管:位于四肢肌肉深部的血管,刺伤后易形成血肿。当遇较粗大的动脉血管则出血量较大,可出现相应的压迫症状如疼痛、活动受限等。处理可先冷敷或加压止血,48 小时后改用热敷能促进淤血吸收。

□ 胸腹部血管:刺伤胸腹部血管,血液可流入胸或腹腔形成内出血。对出血较多、出血不止者,应进行手术治疗。

二、晕　　厥

■ 临床表现

□ 轻度:头晕、恶心、面色苍白、出冷汗或伴短暂意识丧失。

□ 重度:突然意识丧失、四肢厥冷、大汗淋漓、面色灰白、唇甲青紫、双目上视、二便失禁。

■ 发生原因:素体虚弱加之恐惧,精神过于紧张。

□ 饥饿、疲劳、大汗出、腹泻、大出血后或月经期。

□ 体位:坐位尤其是正坐位。

□ 刺激量过大,施术时过度摆动针刀或连续在一点反复切割。

□ 在四肢关节处施术。

■ 预防措施

□ 术前注意病人的体质、神志,术中观察针刀刺入后耐受性,尤其是首次接受针刀治疗而精神紧张者。

□ 选择舒适体位,最好是卧位。

□ 施术时随时观察病人神色、询问病人的感觉,观其色,听其音。

□ 一次施术的部位不宜太多,手法不宜太重。

□ 不宜在过冷或过热或饥饿、疲劳时行针刀闭合术。

■ 处理方法

□ 首先退出针刀至皮外。

□ 在空气流通处平卧,双腿抬高,头位稍低。

□ 松开衣带,注意保温,可给予温开水饮用。

□ 重症者首先建立静脉通道,并对症治疗。

附 篇

病历书写及格式

概　　论

病历的书写质量既反映医疗质量,也反映医者基本功和医疗作风,同时能为医疗纠纷提供法律依据。

■ 国务院颁发的《医疗事故处理条例》和最高人民法院《关于民事诉讼证据的若干规定》是依法行医法典。规定中第四条第八款指出:"因治疗行为引起的侵权诉讼,由医疗机构就医疗行为与损害结果不存在因果关系及不存在医疗过错承担举证责任。"由医疗行为引起侵权诉讼施行举证,如果医疗举证不能证明自己医疗行为无过错或与损害后果无因果关系,法院则将依法推定,医方将承担不利的后果。

■ 针刀闭合外科术与其开放外科术更具相当风险。病历这种特殊的医疗文书,在某种程度上承担着法律文书的责任。

■ 针刀医学闭合外科、疼痛科是一门新兴综合学科,病因复杂、病种繁多,涉及临床各科。从事疼痛或针刀医学专业的医师首先要具备执业医师资格。然后才是疼痛、针刀医师,也就是说必须是医学专业的复合型人才,能懂得多学科知识。

■ 到目前为止,有关针刀医学病历的书写尚未形成独立的统一格式。多采用其他学科病历模式书写,但由于疼痛科、针刀医学闭合外科有其独特的要求,病历的书写必须反映其特点。要求内容详细、准确、精练、语言通顺、字迹清楚。

■ 专科病历的书写要特别注重主诉、现病史和局部检查,反映出针刀闭合外科特点。

■ 采用多种检查手段以明确诊断。

■ 治疗部位的记录不能用"痛点"、"骨面"、"哪里痛扎哪里"。

□ 定点部位要记录:解剖层次、肌组织起止点、神经支配区域。

□ 操作技巧手法要记录:是"刀"的切割还是"针"的触激都要求记录详细。

■ 遵照病历书写基本规范(卫医发〔2002〕190 号)、基本要求,并符合针刀闭合外科特殊项目要求。

针刀闭合外科病历书写

一、主　诉

■ 应用最简练的语言高度概括最突出的症状、功能障碍或感觉障碍,出现的时间、部位、性质、特点、发生的方式、经过。

□ 一般用症状学名词,不能用诊断或检查、检验结果代替症状。

　　□ 主诉多于一项时,应分别按发生时间先后顺序列出,但一般不超过 3 个。

　　□ 主诉是医者检查的方向,寻找病灶的依据。

　　□ 往往病人开口第一句诉说的症状最重要。

　　■ 以功能障碍为主诉。

　　□ 多见关节周围软组织损伤、粘连、关节微移位。

　　□ 同时或先后出现四肢神经症状者,以运动障碍为主多为颈椎病,以感觉障碍较重多为椎管狭窄症,且症状多于体征。

　　□ 运动和感觉障碍同时存在,应想到脊髓病变,须注意定位、定性。

　　■ 腰背痛及活动受限。

　　□ 青少年男性多考虑强直性脊柱炎,女性应考虑致密性髂骨炎、类风湿性关节炎。

　　□ 青壮年男性多考虑腰椎间盘突出症,老年多考虑骨质疏松症,同时应想到肿瘤之可能。

二、现 病 史

　　■ 围绕主诉叙述疼痛、麻木、功能障碍、经过、演变、治疗过程。

　　□ 将有利于诊断、鉴别诊断的内容依序记录。如:现在的主要症状、体征、曾作过哪些检查、有无异常,接受过什么治疗,疗效如何。

　　□ 对发病时间、经过、现状详细记录。

　　□ 记录病人的要求目的、目前医疗条件能够达到或解决的问题。

　　■ 疾病的发生:是新发还是旧病复发,发生的时间、过程、有无诱因。

　　■ 部位:有无放射痛及放射范围,有无游走性疼痛。

　　■ 程度:分一般、能够忍受或剧烈疼痛。

　　■ 性质:胀痛、酸痛、刺痛、烧灼痛、窜麻痛、跳痛等。

　　■ 规律:昼夜变化、持续痛、阵发痛、持续时间与发作频率、逐渐减轻或进行性加重。

　　■ 体位:有无强迫体位、其体征。

　　■ 因素与气候、活动、休息、姿势(坐、半弯腰、侧卧)与精神有无关系。

三、既 往 史

　　包括既往一般健康状况、疾病、传染病史、预防接种史、手术外伤史、输血史、药物过敏史等。

四、个 人 史

　　包括出生地、劳动条件、嗜好、职业性质、生活习惯,月经史、婚育史。注意详细记录与诊断鉴别诊断相关的内容。

五、家 族 史

包括父母、姐妹、配偶及子女的健康情况。

六、心 理 状 态

掌握病人心理活动,了解有否心理障碍、心理负担,可为针对性的心理治疗奠定基础。

七、体 格 检 查

■ 包括临床体格检查全部内容,重点检查并记录阳性体征,与主诉有关的常规检查不能漏项。

■ 神经、肌肉是检查的重要部分。

□ 包括对病人的步态分析,肌力测定和关节活动度测定等。

□ 重点突出软组织损伤及病变部位、神经损伤节段、功能障碍、感觉障碍的记录和评价。

■ 对疼痛的部位、程度、性质需描述清楚。

■ 特殊检查、阳性体征应描写详细。

八、专 科 情 况

是本专业重点记录的内容,见专科检查。

九、辅 助 检 查

■ 包括影像检查、实验室检查、超声检查、其他检查等。

□ 可为疾病的诊断、鉴别诊断、治疗、预后提供科学的依据。

□ 记录与本专业相关的检查及其结果。如在其他医疗机构所做的检查应注明该机构名称。

十、诊 断

■ 是经临床综合分析后作出的结论,不能用影像诊断替代,如腰椎间盘突出、退行性骨关节病等。

■ 将确定的或可能性最大的疾病按主次列出,临床诊断的书写要符合国际疾病分类的基本原则和要求,并能体现针刀医学的特殊要求。如:面肌痉挛、足内翻畸形、梨状肌损伤等。

十一、处 理 意 见

■ 记录需做的检查项目

■ 针刀治疗

□ 部位多是肌肉起止点、神经根、干或神经走行穿出组织的部位。

□ 骨关节及关节周围组织。

□ 其他部位。

■ 针药治疗

□ 阻滞部位。

□ 药品名称。

□ 剂量。

■ 心理治疗

□ 通过各种技术和方法,运用语言与非语言的方式来影响病人的心理状态。

□ 通过支持、解释、说明、理解和同情来改变病人的心理行为问题,以达到减轻痛苦、缓解负性情绪的目的。

■ 药物治疗

所用药品名称、剂量、具体用法等。

■ 出具诊断证明或其他证明材料时要将内容记录在病历里。

■ 向病人交代注意事项,包括休息方式、复诊日期等。

■ 门诊或住院病历、病程记录、手术记录、住院记录等,各项记录结束时,签署医生全名,字迹清楚易辨。

各种记录基本格式

遵照病历书写规范(全国病案质量监控委员会 2003 年 1 月)格式要求,并体现针刀医学病历特点书写。

一、针刀闭合外科门诊病历记录格式

就诊日期:　　　　科室:

姓名:　　年龄:　　性别:　　联系地址及电话:

主诉:

现病史:

既往史、个人史、家族史:

查体和专科情况:

辅助检查结果:

原有疾病诊断:

影像诊断:

西医诊断:

中医诊断：

针刀医学诊断：

处理意见：

医师签字：

二、针刀闭合外科入院病历记录格式

入院日期：

记录日期：

姓名：　　年龄：　　性别：　　职业：　　婚姻：　　民族：

籍贯：　　病史陈述者：

联系地址及电话：

主诉：

现病史：

既往史：

个人史：

月经婚育史：

家族史：

体格检查：

体温（T）：　　脉搏（P）：　　呼吸（R）：　　血压（BP）：

一般情况：

神志、体位、步态、面容、发育、营养。皮肤、黏膜、淋巴结、头、颈、胸、腹部、脊柱、四肢、神经系统等。

专科检查：

辅助检查：

入院（初步）诊断：

住院医师签名：

三、首次病程记录格式

时间：　　年　月　日　时　分

首次病程记录：

病例特点：（包括主要症状、体征和有关辅助检查）。

诊断：

诊断依据：

鉴别诊断：

诊疗计划：

病情分析：（包括现在功能障碍程度,有无肌肉萎缩及今后可能出现的后果等）。

医师签名:

四、手术记录的书写要求及格式

■ 针刀闭合手术前小结

　　年　　月　　日　　时　　分

姓名:　　性别:　　年龄:　　入院日期:

简要病情:

术前诊断及依据:

手术名称、目的:

注意事项:

手术日期:

医师签名:

■ 针刀闭合手术记录

姓名:　　　　性别:　　年龄:

日期:

术前诊断:

手术名称:

手术过程:体位;治疗部位。

术中注射药物名称、剂量。

术中意外:(应详细记录其抢救措施与过程,如晕针、断针、出血、血肿等处理措施与过程)。

术者签名:

■ 针刀闭合手术后病程记录

施行手术的日期、时间:

手术的名称部位:

术后病人的情况:

■ 提示

□ 对病人交待术后注意事项及术后反应的应对措施。

□ 对术前、术中、术后的详细记录不但可提高医者专业技术水平,一旦出现医疗纠纷,还能为自己举证提供充分依据。

■ 出院记录

姓名:　　　　性别:　　年龄:

入院日期:　　　　出院日期:　　　住院天数:

入院情况:

入院诊断:

诊疗经过:

出院诊断：

出院情况：

□ 出院时尚有的症状、体征、功能评价。影像、化验异常结果。

□ 应注意与入院时病历记录的功能障碍、症状、体征相呼应。

□ 根据《临床诊断、治愈、好转标准》评定治疗效果。

出院医嘱：

□ 注意事项、功能锻炼方法、工作或休息。

□ 复查时间，带回药物种类、剂量和用法。

医师签名：

五、针刀闭合外科手术知情同意书

姓名：　　性别：　　民族：　　年龄：

婚否：　　职业：

工作单位：　　　　　　　　联系电话：

籍贯：

手术日期：

术前诊断：

手术名称：

■ 针刀闭合手术中可能发生的意外

□ 术中晕针、断针、滞针或神经、血管及硬脊膜的意外损伤。

□ 术后可能并发椎管内外感染，脑脊液外溢、神经损伤。

□ 术后整骨复位可能发生的骨关节损伤。

□ 椎动脉型颈椎病可能诱发脑卒中。

□ 在治疗过程中心脑血管疾病的复发或加重。

■ 针刀闭合术后，可能出现以下几种结果

□ 临床治愈。

□ 临床症状和体征消失或好转。

□ 疗效不明显。

□ 个别病人病情未能控制或加重。

上述情况已明知，同意针刀闭合外科手术。

病人本人签名：

医师签名：

注：应当由病人本人签署同意书。病人不具备完全民事行为能力时，应当由其法定代理人签字；病人因病无法签字时，应当由其近亲属签字，没有近亲属的由其关系人签字。

参 考 文 献

1. 石美鑫,熊汝成,李鸿儒,等.实用外科学[M].北京:人民卫生出版社,1992

2. 王忠诚.神经外科学[M].北京:人民卫生出版社,1983

3. 柏树令.系统解剖学[M].北京:人民卫生出版社,2002

4. 任月林,任旭飞.针刀医学与软组织损伤疼痛[J].中国中西医结合风湿病杂志,1998,7(3):3

5. 杨克勤.骨科手册[M].上海:上海科学技术出版社,1983

6. 郭效东.骨伤科临床检查方法[M].北京:人民卫生出版社,1990

7. 山东中医学院,河北医学院,校释.黄帝内经素问校释[M].北京:人民卫生出版社,1982

8. 朱汉章.针刀医学原理[M].北京:人民卫生出版社,2002

9. 中华医学会.临床技术操作规范[M].北京:人民军医出版社,2004

10. 宋文阁,类维富.疼痛诊疗手册[M].济南:山东科学技术出版社,1993

11. 塞尔日·蒂克萨.触诊解剖图谱[M].楚宪襄,夏蓉,译.郑州:河南科学技术出版社,2001

12. 王维治.神经病学[M].北京:人民卫生出版社,2001

13. 朱兵.针灸的科学基础[M].青岛:青岛出版社,1997

14. 任月林.小针刀配合牵引手法治疗腰椎间盘突出症[J].中国骨伤,1991(6):6

15. 董先雨,刘玉芹.山东省医疗护理文书书写规范[M].济南:山东科学技术出版社,2003

16. 任月林,任旭飞,孔维宽,等.针刀椎管内刺激松解治疗根性腰椎间盘突出症的研究[J].中医药学刊,
    2002,20(7):152,157

17. 谌剑飞,魏稼.针治糖尿病的血浆胰岛素含量变化研究[J].中医杂志,1986(6):42

18. 任月林,任旭飞.三位一体疗法治疗Ⅱ型糖尿病临床研究[J].中华中西医结合杂志,2001(7):7

19. 李秋贵,贾太平,赵展荣,等.Ⅱ型糖尿病患者中医辨证分型与胰岛B细胞功能关系的研究[J].中医杂
    志,1998(7):428

20. 林兰,魏军平.第五次全国中西医结合糖尿病学术研讨会会议纪要[J].中国中西医结合杂志,2000,9
    (11):875-877

21. 杨兆民,鞠传军.实用针灸选穴手册[M].北京:金盾出版社,1990

22. 朱汉章.针刀医学[M].北京:中国中医药出版社,2004

23. 宣蛰人.软组织外科理论与实践[M].北京:人民军医出版社,1994

24. 王兆铭.中国中西医结合实用风湿病学[M].北京:中医古籍出版社,1997

25. 宋文阁,类维富.临床疼痛鉴别诊断学[M].济南:济南出版社,1992

26. 韩济生.神经科学原理[M].北京:北京医科大学出版社,1999

52检